Hormone – ihr Einfluss auf mein Leben

Harald J. Schneider · Nicola Jacobi · Joscha Thyen

Hormone – ihr Einfluss auf mein Leben

Wie kleine Moleküle Liebe, Gewicht, Stimmung und vieles mehr steuern

Mit einem Geleitwort von
Günter Stalla

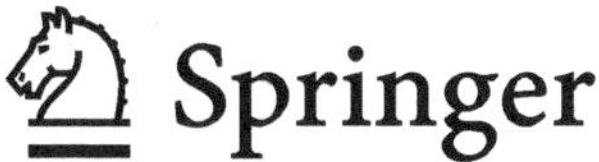

Springer

Harald J. Schneider
München, Deutschland

Nicola Jacobi
Passau, Deutschland

Joscha Thyen
München, Deutschland

Geleitwort von
Günter Stalla
Medicover
München, Deutschland

ISBN 978-3-662-58977-9   ISBN 978-3-662-58978-6   (eBook)
https://doi.org/10.1007/978-3-662-58978-6

Die Deutsche Nationalbibliothek verzeichnet diese Publikation in der Deutschen Nationalbibliografie;
detaillierte bibliografische Daten sind im Internet über http://dnb.d-nb.de abrufbar.

Springer
© Springer-Verlag GmbH Deutschland, ein Teil von Springer Nature 2020

Das Werk einschließlich aller seiner Teile ist urheberrechtlich geschützt. Jede Verwertung, die nicht
ausdrücklich vom Urheberrechtsgesetz zugelassen ist, bedarf der vorherigen Zustimmung des Verlags. Das
gilt insbesondere für Vervielfältigungen, Bearbeitungen, Übersetzungen, Mikroverfilmungen und die
Einspeicherung und Verarbeitung in elektronischen Systemen.
Die Wiedergabe von allgemein beschreibenden Bezeichnungen, Marken, Unternehmensnamen etc. in
diesem Werk bedeutet nicht, dass diese frei durch jedermann benutzt werden dürfen. Die Berechtigung zur
Benutzung unterliegt, auch ohne gesonderten Hinweis hierzu, den Regeln des Markenrechts. Die Rechte
des jeweiligen Zeicheninhabers sind zu beachten.
Der Verlag, die Autoren und die Herausgeber gehen davon aus, dass die Angaben und Informationen in
diesem Werk zum Zeitpunkt der Veröffentlichung vollständig und korrekt sind. Weder der Verlag, noch
die Autoren oder die Herausgeber übernehmen, ausdrücklich oder implizit, Gewähr für den Inhalt des
Werkes, etwaige Fehler oder Äußerungen. Der Verlag bleibt im Hinblick auf geografische Zuordnungen
und Gebietsbezeichnungen in veröffentlichten Karten und Institutionsadressen neutral.

Umschlagabbildung und Illustrationen © Schneider, Jacobi, Thyen
Schrift Illustrationen: Drafting Table, Autor: Daniel Zadorozny

Springer ist ein Imprint der eingetragenen Gesellschaft Springer-Verlag GmbH, DE und ist ein Teil von
Springer Nature.
Die Anschrift der Gesellschaft ist: Heidelberger Platz 3, 14197 Berlin, Germany

Geleitwort

Hormone können Vieles: Sie beeinflussen unser Leben von der Wiege bis zum Tod; sie steuern, wie wir wachsen genauso wie die Sexualität, und sie bestimmen, wie wir auf Stress reagieren. Man spricht von der „Macht der Hormone" und stellt sich immer wieder die Frage: „Liegt's an den Hormonen?" Manche preisen Hormone als „Wundermittel" an, die sogar dem natürlichen Altern wie ein „Jungbrunnen" entgegenwirken sollen; andere wiederum verteufeln sie als Gefahr für das Leben und unsere Gesundheit. Richtig ist: Viele reden von Hormonen, wissen aber letztlich wenig Bescheid, was Hormone sind und wie sie wirken.

In ihrem Buch „Hormone – ihr Einfluss auf mein Leben" bekämpfen Schneider, Jacobi und Thyen dieses Unwissen mit Leib und Seele und kommen dabei dem Wesen der Hormone auf die Spur. Die Autoren bringen ihren Leserinnen und Lesern die Faszination dieses vielschichtigen Systems näher und erklären anschaulich, welche Rolle Hormone in verschiedenen Abschnitten unseres Lebens für Körper und Geist spielen. Aus diesem Wissen heraus leuchtet ein, welche Auswirkungen es haben kann, wenn Hormone aus dem Gleichgewicht geraten, und wie Hormonstörungen behandelt werden. Wenn es um die Behandlung mit Hormonen geht, schaffen es die Autoren, Hormone nicht als „Wundermittel" gegen alle möglichen Gesundheitsprobleme darzustellen und gleichzeitig der verbreiteten Angst vor Hormonen entgegenzuwirken. Sie zeigen, dass Hormone durchaus gezielt und sinnvoll bei bestimmten Krankheiten eingesetzt werden können – oder sogar müssen.

Als Arzt, der selbst seit Jahrzehnten Patientinnen und Patienten mit Hormonerkrankungen täglich in seiner Praxis behandelt, habe ich mir schon seit langem ein vergleichbares Buch gewünscht. Patientinnen und Patienten finden hier gut recherchierte, medizinisch fundierte und objektive Antworten auf ihre Fragen. Letztlich möchte ich dieses Buch aber auch jedem als Lektüre ans Herz legen, der sich für die faszinierende Welt des menschlichen Körpers und seiner Leistungen interessiert.

Günter Stalla
Präsident der Deutschen Gesellschaft für Endokrinologie

Vorwort

Hormone – mich als Arzt faszinieren diese kleinen und doch so mächtigen Stoffe schon seit meinem Studium. Genau deshalb bin ich Spezialist für dieses Fachgebiet geworden. Doch obwohl ich mich schon so lange mit ihnen beschäftige, erfahre ich selbst immer wieder Neues und Spannendes durch aktuelle Forschungsergebnisse, durch Kollegen und vor allem durch meine Patientinnen und Patienten. Es gibt so viele verschiedene Dinge, die Hormone in uns auslösen, so viele Situationen, in denen sie eine Rolle spielen, so viele Vorgänge, die ohne sie nicht möglich wären. Sie kommunizieren mit anderen Organen, Stoffen und Regionen und halten so unser System am Laufen. Dieses präzise Zusammenspiel beeindruckt mich immer wieder.

Ein Buch über Hormone – die Idee dazu trage ich als Endokrinologe schon lange mit mir herum. Konkret ist sie geworden, als mich meine Co-Autorin und gute Freundin Nicola Jacobi eines Tages wegen eines Interviews für die Süddeutsche Zeitung anrief. Thema: Hormone. Sie stellte die Fragen, ich antwortete. Ihre Anfrage weckte das brachliegende Buchprojekt auf, denn sie zeigte mir, dass Interesse an einem Buch besteht, das sich nicht an Ärztinnen und Ärzte, an Wissenschaftlerinnen und Wissenschaftler richtet, sondern vor allem an ein interessiertes gemischtes Publikum.

Hormone – beruflich spielten Hormone für mich als Journalistin bis zu diesem Interview kaum eine Rolle. In meinem Privatleben dagegen taten sie das schon seit langem. Allerdings wusste ich lange Zeit nicht, dass die Botenstoffe etwas damit zu tun haben, dass ich diese paar ärgerlichen Kilos zu viel einfach nicht loswurde. Als vor der ersten Schwangerschaft meine Hormone gemessen wurden, änderte sich das. Ich erfuhr, dass meine Schilddrüse zu wenig Hormone produzierte, die erste Schwangerschaft deswegen auf sich hatte warten lassen und dass auch das Gewicht damit zusammenhing. Ich ließ mich behandeln, von einem guten Freund, den ich schon sehr lange kannte: Harald Schneider. Nach der Geburt meines ersten Kindes purzelten die Kilos von selbst.

Ein Buch über Hormone – diese Idee entstand aus so vielen Zufällen, die aber irgendwie zusammenpassten und sich zu einem gemeinsamen Projekt zusammenfügten. Harald Schneider, der Facharzt mit dem Fachwissen auf der einen Seite, ich, die Journalistin mit einem großen Faible fürs geschriebene Wort auf der anderen. Er, der Arzt, der mich wegen einer hormonellen Störung behandelte, ich seine Patientin. Wir beide als Freunde, die wissen, dass sie sich verstehen und miteinander auskommen.

Bis aus der Idee dieses Buch werden konnte wie es ist, fehlte allerdings noch der dritte Part: die Bilder. Wir haben Joscha Thyen gefunden. Sie ist diejenige, die aus Worten Bilder entstehen lässt, die schwierige Zusammenhänge mit Illustrationen verständlich macht, die mit ihren Grafiken die Inhalte anschaulich erklärt. Sie ist diejenige, die dem Buch seine Optik gegeben hat.

Wir hoffen, Ihnen mit unserem Buch zeigen zu können, wie faszinierend die Welt in unserem Körper ist und wie sehr so kleine Stoffe wie Hormone unser Leben beeinflussen.

Prof. Dr. med. Harald J. Schneider
Nicola Jacobi

P.S. Alle Angaben und Ratschläge in diesem Buch wurden von Autoren und Verlag sorgfältig geprüft. Trotzdem kann weder vom Verlag noch von den Autoren eine Gewähr oder Garantie in irgendeiner Form für deren Richtigkeit übernommen werden. Auf keinen Fall ersetzen sie einen ärztlichen Rat und einen Gang zum Arzt. Daher ist jegliche Haftung der Autoren beziehungsweise des Verlages für Personen-, Sach- und Vermögensschäden ausgeschlossen. Bei gesundheitlichen Beschwerden suchen Sie bitte eine Ärztin oder einen Arzt auf!

Übersicht über die wichtigsten Hormone und ihre Wirkung

Die gängigsten Bezeichnungen werden zuerst genannt. Dies kann entweder der ausgeschriebene Name oder eine Abkürzung sein.

Hormon	Synonym/ Abkürzung	Ursprungsort	Hauptwirkung	Wirkort
ACTH	Adrenocorti-cotropes Hormon	Hypophyse	Freisetzung von Cortisol	Nebenniere
Adiureti-sches Hormon	ADH	Hypophysen-hinterlappen	Wasserrückresorption	Niere
Adrenalin		Nebennieren-mark	Flucht und Kampf-reaktion	Herz, Gefäße, Gehirn, Muskeln, Schweißdrüsen
Aldoste-ron		Nebennieren-rinde	Blutdrucksteigerung, Zurückhaltung von Natrium	Niere, Arterien
Cholezy-stokinin	CCK	Dünndarm	Sättigung	Hypothalamus
Cortisol		Nebennieren-rinde	Immunsuppression, Blutdruck und – Zuckersteigerung, Muskel- und Knochenabbau	u. a. Muskeln, Fettgewebe, Knochen, Gehirn
CRH	Corticotro-pin Releasing Hormon	Hypothala-mus	Freisetzung von ACTH	Hypophyse
DHEA	Dehydroepi-androsteron	Nebennieren-rinde	Vorläuferhormon von männlichen und weiblichen Ge-schlechtshormonen	Gehirn, verschie-dene Organe
Dopamin		Nebennieren-mark	Flucht und Kampf-reaktion	Herz, Gefäße, Gehirn, Muskeln
FSH	folikelstimu-lierendes Hormon	Hypophyse	Frauen: Reifung der Eibläschen; Männer: Spermien-bildung	Hoden, Eierstöcke
GHRH	Growth Hormone Releasing Hormon	Hypothala-mus	Freisetzung von Wachstumshormon	Hypophyse

Übersicht über die wichtigsten Hormone und ihre Wirkung

Hormon	Synonym/ Abkürzung	Ursprungsort	Hauptwirkung	Wirkort
Glukagon		Bauchspeicheldrüse	Blutzuckersteigerung	Leber, Muskeln
Glukagon-Like-Peptid 1	GLP1	Dünndarm	Sättigung	Hypothalamus
GnRH	Gonadotropin Releasing Hormon	Hypothalamus	Freisetzung von LH und FSH	Hypophyse
Ghrelin		Magen	Nahrungsaufnahme	Hypothalamus
HCG	Humanes Choriongonadotropin	Plazenta	Einnistung des Fötus in der Schwangerschaft	Uterus
IGF 1	Insulin-like-growth-factor 1; Insulinartiger Wachstumsfaktor 1	Leber	Knochen und Muskelwachstum	Knochen, Muskeln
Insulin		Bauchspeicheldrüse	Blutzuckersenkung; Fettaufbau	Muskeln, Leber, Fettgewebe
Leptin		Fettgewebe	Sättigung	Hypothalamus
LH	Luteinisierendes Hormon	Hypophyse	Freisetzung von Geschlechtshormonen	Eierstöcke/Hoden
Melatonin		Zirbeldrüse	Schlafförderung	Gehirn
Noradrenalin		Nebennierenmark	Flucht und Kampfreaktion	Herz, Gefäße, Gehirn, Muskeln, Schweißdrüsen
Oxytozin		Hypophysenhinterlappen	Milchbildung, Bonding, „Kuschelhormon“	Brustdrüsen, Gehirn
Pankreatisches Polypeptid	PP	Bauchspeicheldrüse	Sättigung	Hypothalamus
Peptid YY	PYY	Untere Darmabschnitte	Sättigung	Hypothalamus
Prolaktin	PRL	Hypophyse	Milcheinschuss, Wirkung beim Orgasmus	Brustdrüsen, Gehirn
Östradiol	Estradiol; E2	Eierstöcke	Zyklusregulation, Aufrechterhaltung der Sexualfunktion	Gebärmutter, Gehirn

Hormon	Synonym/ Abkürzung	Ursprungsort	Hauptwirkung	Wirkort
Parathor-mon	PTH	Nebenschild-drüsen	Calciumaufnahme im Magen-Darm-Trakt, Calciumfreisetzung aus dem Knochen	Magen-Darm-Trakt, Knochen
Progeste-ron		Eierstöcke	Vorbereitung auf Einnistung des befruchteten Eis	Uterus
Testoste-ron		Hoden	Vermännlichung	Gehirn, Genitale, Muskeln, Knochen
Thyroxin	T4, Levothyro-xin, L-Thyroxin, LT4	Schilddrüse	Stoffwechselaktivie-rung	Herz, Knochen, Muskeln, Fettgewebe
TRH	Thyreotropin Releasing Hormon	Hypothala-mus	Freisetzung von TSH	Hypophyse
Trijodthy-ronin	T3	Schilddrüse	Stoffwechselaktivie-rung	Herz, Knochen, Muskeln, Fettgewebe
TSH	Thyreoidea stimulieren-des Hormon	Hypophyse	Freisetzung der Schilddrüsenhormone Thyroxin und Triiodthyronin	Schilddrüse
Vita-min-D3	Calcitriol	Haut, Leber, Niere	Aufnahme von Calcium über den Magen-Darm-Trakt, vermehrte Ausschei-dung über den Urin	Magen-Darm-Trakt, Niere
Wachs-tumshor-mon	Growth Hormon, GH-RH	Hypophyse	Knochen und Muskelwachstum, Freisetzung von IGF 1	Knochen, Muskeln, Leber

Danksagung

Zu allererst möchten wir uns bei unseren Ehepartnern Ruth und Jan bedanken. Sie mussten uns nicht nur über viele Stunden, in denen wir an diesem Buch gearbeitet haben, entbehren, sondern haben uns dabei mit ihrem Input, ihren Fragen und ihren Ideen unterstützt. Danke für eure Liebe.

Ein großes Danke geht auch an unsere Kinder, die uns schreiben haben lassen, auch wenn sie nicht immer verstanden haben, was wir da eigentlich schreiben. Ihr seid die allerbesten!

Außerdem gibt es noch viele sehr kluge Menschen, jeweils absolute Expertinnen und Experten auf ihrem Gebiet, die Teile dieses Buches mit großer Sorgfalt kritisch gelesen und diese sozusagen auf „Hypophyse und Nebennieren" geprüft haben.

Diese sind (in alphabetischer Reihenfolge):

Dr. med. Michael Dressel, Passau

Dipl. Biologin Stephanie Dressel, Passau

Dr. Katrin Echtler, Passau

Dipl. Psych. Jan Jacobi, Passau

Privat Dozentin Dr. med. Caroline Jung-Sievers, München

Privat Dozent Dr. med. Markus Reinholz, München

Professor Dr. med. Heinrich Schmidt, München

Professor Dr. med. Sebastian Schmid, Lübeck

Professor Dr. med. Christian Seifarth, Regensburg, München

Privat Dozent Dr. George Vlotides, Ingolstadt, München

Ihnen gebührt unser besonderer Dank!

Inhaltsverzeichnis

1   **Einleitung** 1

I   **Wo Hormone entstehen und wie sie wirken – Organe und Wirkweisen des Hormonsystems**

2   **Der erste Mensch und die Hormone** 7
   Werkzeug als Knackpunkt 8
   Die Steinzeit – bis heute entscheidend 9
   Luca is born – die Entstehung des Lebens 9
   Die Geburtsstunde der Hormone 10
   Vom Hahn zum Mensch: Geschichte der Hormonforschung ... 11
   Versuch an der Bauchspeicheldrüse 11
   Tierhoden zur Potenzsteigerung 11
   Kastrierte Hähne 11
   Das erste Hormon wird entdeckt: Adrenalin 12
   Kurz zusammengefasst 13

3   **Die Boten des Körper – wie Hormone funktionieren und wie wir durch Hormone funktionieren** 15
   Postboten im Blut 16
   Die wichtigsten Hormondrüsen 16
   Das Schlüssel-Schloss-Prinzip 17
   Die Gruppen der Hormone 18
   Hand in Hand mit den Nerven 18

4   **Die Hypophyse – Dirigent im Orchester der Hormone** 19
   Befehlsgeber: der Hypophysenvorderlappen 21
   Der Regelkreislauf der Hypophyse 21
   Wachsen und gedeihen 21
   Der Speicher: der Hypophysenhinterlappen 22
   Kurz zusammengefasst 22

5   **Die Schilddrüse – der Motor unserer Körpers** 23
   Hormone für fast alles 24
   Überall mit im Spiel 24
   Motor Schilddrüse 25
   Die Schilddrüse und das Jod 25
   Kurz zusammengefasst 26

6   **Die Nebenschilddrüse und das Sonnenhormon Vitamin D – für starke Knochen und ein starkes Immunsystem** 27
   Vitamin D – Vitamin oder Hormon? 28
   Sonne, bitte 28

Aus Cholesterin wird Vitamin D 28
Parathormon – der Vitamin D-Partner aus der Nebenschilddrüse 30
Gemeinsam für starke Knochen 30
Gestörtes Gleichgewicht 30
Zu wenig Parathormon 31
Zu viel Parathormon 31
Zu wenig Vitamin D 32
Die Folgen eines leichten Mangels an Vitamin D 32
Vitamin D und seine Wirkungsvielfalt 32
Vitamin D als Therapie 33
Vitamin D gegen Erkältung 33
Kurz zusammengefasst 34

7   Die Bauchspeicheldrüse – die Blutzucker-Zentrale 35
Enzyme für den Darm 36
Hormone für's Blut 37
Insulin als Zuckerbremse 38
Insulin und Glukagon 38
Insulin als Wachstumsgenerator 38
Insulinspray zum Schutz vor Nervenkrankheiten? 39
Kurz zusammengefasst 40

8   Die Nebennieren – die Wiege der Kampf- und Fluchthormone 41
Bereit zur Flucht und zum Kampf 42
Das Nebennierenmark 42
Adrenalin – das Hormon für den Kick 43
Noradrenalin und Dopamin 44
Die Nebennierenrinde 45
Steroidhormone 45
Cortisol – das Stresshormon 47
Aldosteron – der Blutdruckregulator 47
Vorläufer der Geschlechtshormone 48
Kurz zusammengefasst 48

9   Der kleine große Unterschied – Eierstöcke und Hoden 49
Das System Mann 50
Die Steuerung von Testosteron 50
Das System Frau 51
Ein Trick der Natur 52
Zwischen den Geschlechtern 53
Kurz zusammengefasst 53

10   Die Zirbeldrüse – Melatonin für einen gesunden Schlaf 55
Licht an! Licht aus! 56
Unterstützung für das Immunsystem 56
Melatonin stärkt die Abwehr 56
Melatonin und das Alter 57

Therapie mit Melatonin 57

Kurz zusammengefasst 57

II Wie Hormone unser Leben beeinflussen – Die wichtigsten Phasen des Lebens und ihre Hormone

11 Schwangerschaft – in anderen Umständen 61

Bereit für das Baby 62

Entscheidende Phase: die ersten zwölf Wochen 63

Ausnahmezustand Schwangerschaft 63

Hormone im Umbruch 64

Cortisol 64

Wachstumshormon 64

Prolaktin 64

Oxytocin 64

Von Essgelüsten und Glücksgefühlen 65

Schwanger mit Hormonstörung 65

12 Neues Leben entsteht – vom Embryo zum Kind 67

Vor der Geburt 68

Die embryonale Phase 68

Die ersten Hormondrüsen 68

Mädchen oder Junge 69

Nach der Geburt 69

Die ersten Monate und Jahre 69

Wachsen, wachsen, wachsen 69

13 Die Pubertät – Körper und Psyche in Aufruhr 71

Vor der Pubertät 72

In der Pubertät 72

Zeitpunkt der Pubertät 73

Die ersten Anzeichen 73

Pubertät der Psyche 75

In der Vorpubertät 75

Kurz zusammengefasst 76

14 Hormone und die Liebe 77

Testosteron und Östrogene 78

Hormone beim Verlieben 78

Cortisol höher, Testosteron höher 79

Testosteron und die Männer 79

Liebe ist Stress 79

Kuscheln für den Arterhalt 80

Das Kuschelhormon Oxytocin 80

Oxytocin für mehr Treue 80

Hormone bei der Liebe 81

Der Immer-Könner 81

Das Experiment 82

Die Bestätigung 82

Prolaktin – Gradmesser für den Orgasmus 82

Kurz zusammengefasst 83

15   Hormone und die Psyche 85

Die Stresshormonachse und die Neurotransmitter 86

Die Hypothalamus-Hypophysen-Nebennieren-Achse 86

Depressionen als Folge von zu viel Cortisol 87

Neurotransmitter als Boten im Gehirn 87

GABA – der Relax-Neurotransmitter 87

Steroidhormone: Neurosteroide und neuroaktive Steroide 87

Therapieansatz 88

Geschlechtshormone und die Psyche 88

Wachstumshormone 89

Schilddrüsenhormone 89

Kurz zusammengefasst 90

16   Die Pille – und andere hormonelle Verhütungsmethoden 91

Wie die Pille wirkt 92

Künstliche Hormone: die Inhaltsstoffe der Pille 92

Nebenwirkungen 92

Erhöhtes Thromboserisiko 92

Die Pille und die Stimmung 93

Die Pille und das Gewicht 93

Andere Nebenwirkungen 93

Alternative Verhütungsmittel 93

Die Pille als Therapie 94

Kurz zusammengefasst 94

**17   Unser Körpergewicht – warum abnehmen so schwierig ist
und wie es doch gelingen kann** 95

Kalorien und Kilos 96

Welches Körpergewicht ist normal? 96

Die Sättigungs- und Hungerhormone 97

Hunger 97

Nahrung und Sättigung 99

Langfristige Gewichtskontrolle 100

Belohnung 101

Wie setzt sich unser Essen zusammen? 101

Studie zur Ernährung 102

Die Hormone und der Jojo-Effekt 103

Studie mit Übergewichtigen 103

Reserven für schlechtere Zeiten 103

System zur Erhaltung der Pfunde 103

Der Steinzeitmensch in uns 104

Den Körper wieder in die Balance bringen 104

Die eigene Physiologie beachten 104

Intervallfasten: echte Hoffnung oder bloß ein Hype? 105

Bewegen, bewegen, bewegen 106

Der AHA-Effekt: Ab Heute Anders 107

Medikamente zur Unterstützung 107

Kurz zusammengefasst: Tipps für eine langfristige Gewichtsabnahme 108

18   Hormone im Alter 109

Die Zeit des Alterns 110

Hormone im Umbruch 110

Weniger Wachstumshormone 110

Wachstumshormone aus der Spritze? 111

Weniger Hormone aus der Nebenniere 111

Stress im Alter 112

Veränderungen der Organe 112

19   Die Wechseljahre – der weibliche Körper im Wandel 113

Wechseljahre, Klimakterium, Menopause 114

Phasen der Wechseljahre 114

Die typischen Beschwerden 114

Dauer der Wechseljahre 115

Behandlung und Therapie 115

Hormonersatztherapie 115

Risiko einer Hormontherapie 115

Alternativen zu Hormonersatztherapie 116

Wechseljahre und Gewicht 117

20   Männer im Wechsel? 119

Weniger Testosteron 120

Die Hintergründe des sinkenden Testosteronspiegels 120

Begleiterkrankungen des Alters 121

Kurz zusammengefasst: kein Ende des Mannes 121

III   Wenn ein Fehler im Hormonsystem krank macht – Hormonstörungen und ihre Behandlungsmöglichkeiten

21   Schilddrüsenunterfunktion: Hashimoto-Thyreoiditis – wenn unser Körper sich selbst behindert 125

Fehlgeleitetes Immunsystem 126

Zu wenige Hormone 127

Chronisch heißt lebenslang 128

Diagnose und Therapie 129

Die Schilddrüse im Ultraschall 129

L-Thyroxin aus dem Labor 129

Selbst ist der Mensch 129

Gut eingestellt 130

Gute Werte, aber kein gutes Gefühl 130
Andere Ursachen der Schilddrüsenunterfunktion 131
Vorsicht, Nebenschilddrüsen... 131
Kurz zusammengefasst 132

22   Schilddrüsenüberfunktion.. 133
Ursachen: Entzündungen und Knoten 134
Morbus Basedow... 134
Ein heißer Schilddrüsenknoten oder eine Schilddrüsenautonomie 134
Eine zerstörende Entzündung der Schilddrüse 135
Eine Hashimoto-Thyreoiditis 135
Ein TSHom 135
Falsche Dosis 135
Morbus Basedow 135
Typisch: hervortretende Augen 136
Diagnose 136
Therapie 138

23   Störungen der Nebenschilddrüsen 139
Parathormonmangel... 140
Zu wenig Calcium 140
Zu viel Parathormon 140
Primär und sekundär 141
Behandlung – beobachten oder beheben? 141

24   PCO-Syndrom und Co.: zu viel Testosteron bei der Frau 143
PCO – zu viel Mann in der Frau... 144
Die Rotterdam-Kriterien 144
Die Nebenkriterien 144
Behandlung des PCO-Syndroms: Der Kinderwunsch entscheidet 144
Weitere Ursachen von zu viel Testosteron bei der Frau 145

25   Geschlechtshormonmangel bei der Frau 147
Hitzewallungen und Stimmungsschwankungen 148
Ursachen eines Geschlechtshormonmangels 148
Behandlung des Geschlechtshormonmangels 149

26   Testosteronmangel beim Mann.. 151
Hintergründe und Ursachen.. 152
Die Gene als Ursache 153
Die Hoden als Ursache.. 153
Individuelle Therapie 154
Mögliche Nebenwirkungen 154
Behandlung bei Kinderwunsch 154
Kurz zusammengefasst 155

27 Diabetes mellitus – Zucker im Überfluss 157

Die Gefahr von zu viel Zucker 158

Zuckerüberschuss oder Diabetes 158

Die Folgen des Diabetes 159

Die Nerven 159

Die Gefäße 159

Diabetes mellitus Typ I 160

Symptome bei Diabetes mellitus Typ I 160

Therapie: Insulin 160

Wann und wie viel spritzen? 161

Künstliche Bauchspeicheldrüse? 162

Diabetes mellitus Typ II – eine Wohlstandskrankheit 162

Volkskrankheit Diabetes Typ II 162

Therapie – gesünder leben und Medikamente 163

Weitere Diabetes-Formen 163

Diabetes und andere Hormone 164

Kurz zusammengefasst 164

28 Im Unterzucker – wenn dem Körper Zucker fehlt 165

Wenn Zucker fehlt 166

Unterzuckerung bei Diabetes 166

Unterzuckerung ohne Diabetes 167

Ursachen – Insulin und andere Hormone 167

Diagnose – der Hungertest 168

Behandlung – je nach Ursache 168

29 Osteoporose – wenn Knochen zu leicht brechen 169

Die Hormone und die Knochen 170

Osteoporose als Volkskrankheit 170

Knochenschwund in den Wechseljahren 170

Chronische Schmerzen 171

Osteoporose vorbeugen 172

Wann zum Arzt? Wie behandeln? 173

Kurz zusammengefasst 174

30 Hypophyseninsuffizienz 177

Ursachen der Hypophyseninsuffizienz 178

Folgen und betroffenen Hormone 178

Die Kaskade des Hormonausfalls 179

Wachstumshormonmangel 179

Ausfall von LH und FSH 180

Der Ausfall von TSH 180

Mangel an ACTH 180

Prolaktinmangel 181

Diagnose und Therapie 181

Kurz zusammengefasst 181

31   Hypophysentumore 183
Harmlose Knoten 184
Zu wenig Raum für die Hypophyse 184
Kurz zusammengefasst 185

32   Prolaktinom und Prolaktinüberschuss 187
Prolaktin 188
Die Folgen von zu viel Prolaktin 188
Prolaktinom – ein Tumor in der Hypophyse 188
Prolaktin und Dopamin 188
Behandlung: Meistens helfen Medikamente 189
Bei Hyperprolaktinämie 189
Behandlung des Prolaktinoms 189

33   Im falschen Geschlecht: Transsexualität 191
Transsexualität 192
Transvestiten 193
Transgender 193
Intersexualität 193
Divers 193
Im neuen Geschlecht 194
Hormontherapie 194
Operation 194

34   Akromegalie – Riesen gibt es wirklich 197
Menschliche Riesen 199
Die Rekordhalter 200
Bekannte Riesen 200
Normal groß 200
Schmerzhafte Begleiterscheinungen 200
Diagnose und Therapie 201

35   Cushing-Syndrom – die Stresshormone spielen verrückt 203
Cortisol im Übermaß 204
Symptome: Mondgesicht und Büffelnacken 205
Wirkung auf's Gehirn 206
Ursachen des Cushing-Syndroms 207
Gutartige Geschwüre 207
Diagnose und Therapie 209
Schwierigkeit der Diagnose 209
Aufwändige Testreihen 209
Operation 209
Pseudo-Cushing – das falsche Cushing-Syndrom 210
Ähnliches Aussehen, aber kein Cushing 210
Kurz zusammengefasst 210

36 Das Conn-Syndrom 211
Die Entdeckung der Krankheit 212
Dem Kalium auf der Spur 212
Der Blutdruck steigt 212
Diagnose des Conn-Syndroms 213
Der Quotiententest 213
Kochsalzbelastungstest 213
CT und MRT 213
Noch mehr Diagnostik 214

37 Das Phäochromozytom 217
Nebenniere und Nervengeflecht 218
Kampf- und Fluchthormone im Überfluss 218
Diagnose: Tests und Bilder 219
Nachweis in Blut und Urin 219
Klarheit durch Bilder 219
Therapie: Medikamente und Operation 219
Häufigkeit und Dunkelziffer 220

38 Morbus Addison – wenn die Nebenniere schlapp macht 221
Symptome 222
Die Haut 223
Weitere Symptome 224
Addison-Krise 224
Therapie: Cortisol je nach Bedarf 225
Kein Morbus Addison – andere Gründe für eine schwache Nebenniere ... 225
Kortison in Medikamenten 225
Andere Hormone aus der Nebenniere 226

IV Was Patientinnen und Patienten fragen – Häufige Themen aus der Praxis

39 Ich habe Pickel und Akne – ungeliebte Mitesser 229
Vom Mitesser zum Pickel zur Akne 230
Der Aufbau unserer Haut 230
Akne und Hormone 232
Akne in der Pubertät 232
Akne im Erwachsenenalter 232
Was hilft bei Akne? 232
Fazit 233

40 Die Tage vor den Tagen – das Prämenstruelle Syndrom 235
Die Ursache des prämenstruellen Syndroms 236
Auswirkung auf bestehende Krankheiten 236
Therapiemöglichkeiten 237
Sanfte Heilmethoden 237
Antibabypille 237

Antidepressiva 237
Fazit 237

41   Meine Periode bleibt aus 239
Ursachen für einen gestörten Zyklus 240
Einflüsse von außen 240
Stress, Anstrengung, Untergewicht 240
Unerfüllter Kinderwunsch 241
Folgen der ausbleibenden Periode 241
Hormonelle Störungen 241
Andere Ursachen 241
Fazit 242

42   Ich habe Probleme beim Sex – sexuelle Funktionsstörungen 243
Probleme beim Mann 244
Probleme bei der Frau 244
Ursachen 244
Psychische Hintergründe 244
Organische Ursachen 245
Hormonelle Ursachen 245
Fazit 246

43   Ich habe einen Männerbusen – Gynäkomastie 247
Brustdrüsen beim Mann 248
Brüste in der Pubertät 248
Was noch dahinter stecken kann 248
Risikofaktoren 249
Zum Arzt 249
Fazit 249

44   Mein Blutdruck stimmt nicht 251
Bluthochdruck (Hypertonie) 252
Ursachen des Bluthochdrucks 253
Hormonelle Ursachen für Bluthochdruck 253
Niedriger Blutdruck (Hypotonie) 254
Ursachen für zu niedrigen Blutdruck 254
Fazit 254

45   Mein Herz rast 257
Psychische und physische Ursachen 258
Hormonelle Ursachen 258
Fazit 258

46   Ich habe zu wenige Haare, ich habe zu viele Haare 259
Haare – eine never ending story 260

Effluvium und Alopezie 260

Haarausfall bei Männern: die Glatze 261

Diffuser Haarausfall 261

Wenn die Haare nur an manchen Stellen ausfallen 261

Therapiemöglichkeiten 262

Fazit **262**

47 Ich schwitze zu viel, bin ich krank? 263

Ursachen – Hormone und anderes 264

Die Wechseljahre 264

Schilddrüsenüberfunktion 264

Andere hormonelle Ursachen 264

Nicht hormonelle Ursachen 265

Zum Arzt 265

Fazit **265**

48 Ich bin dauernd müde 267

Müdigkeit wegen Schlafmangels 268

Schlafapnoe-Syndrom 268

Müdigkeit ohne Schlafmangel 268

Eine Schilddrüsenunterfunktion 268

Ein Testosteronmangel beim Mann 269

Ein Cortisolmangel 269

Weitere Ursachen 269

Gesund schlafen 269

Wie viel Schlaf ist normal? 269

Wie viel Schlaf ist gesund? 269

Zu wenig Schlaf macht dick 270

Fazit **270**

49 Ich nehme ständig zu 271

Blick zurück in die Steinzeit 272

Gründe für eine Gewichtszunahme 272

Alter 272

Stress 272

Rauchen 273

Krankheiten 273

Der Einfluss von Medikamenten 273

Fazit **275**

50 Ich nehme ungewollt ab 277

Krankhafte Ursachen 278

Erkrankungen des Magen-Darm-Trakts 278

Psychische und neurologische Störungen 278

Krebserkrankungen 279

Hormonelle Ursachen 279
Fazit **279**

51   Mein Kind ist zu klein – mein Kind ist zu groß 281
Körpergröße – Was ist normal? 283
Wenn ein Kind zu klein ist 283
Die Gene als Ursache 283
Die Hormone als Ursache 284
Wenn ein Kind zu groß ist 285
Die Gene als Ursache 286
Die Hormone als Ursache 286
Zum Arzt 287
**Wie wächst mein Kind wieder? Wie hört es auf zu wachsen? Die
Behandlungsmöglichkeiten** **287**
Fazit **288**

52   Ich habe immer Durst 289
Der Flüssigkeitshaushalt des Körpers 290
In Ruhe und in Bewegung 290
Bei Krankheit 290
Diagnose 291
Zuckertest 291
Durstversuch 291
ADH-Messung 291
Fazit 291

53   Blick in die Zukunft 293

Serviceteil
Weiterführende Literatur 298
Stichwortverzeichnis 305

Über die Autoren

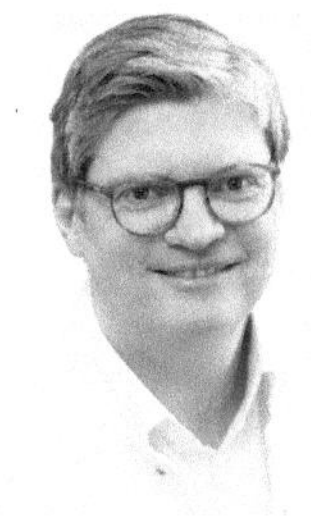

Prof. Harald J. Schneider
ist Facharzt für Innere Medizin und Endokrinologie. In seiner Gemeinschaftspraxis mit Standorten in München, Landshut, Regensburg und Ingolstadt, die er mit zwei Kollegen führt, behandelt er täglich Patientinnen und Patienten mit den unterschiedlichsten Hormonproblemen. Er lehrt zudem als Professor an der Ludwig-Maximilians-Universität München. Harald Schneider ist Autor von fast 100 wissenschaftlichen Fachpublikationen und Koautor mehrerer medizinischer Fachbücher. Er lebt mit seiner Familie in München.
▶ www.endokrinologie.bayern
twitter: @ProfHSchneider

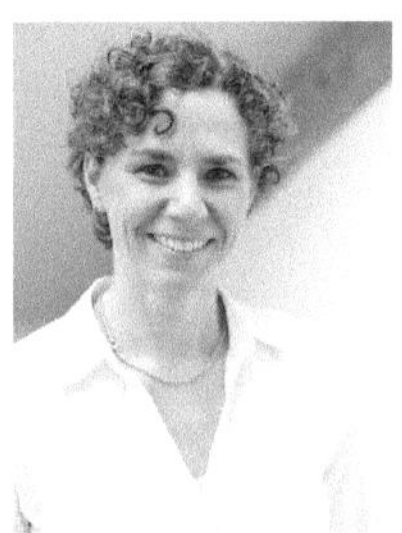

Nicola Jacobi
ist Journalistin und Autorin. Sie arbeitet in der Abteilung Forschungskommunikation an der Universität Passau und ist seit vielen Jahren freiberuflich für verschiedene Medien tätig. Ihre Schwerpunktthemen sind Soziales, Medizin und Freizeit. Nicola Jacobi lebt mit Mann, vier Kindern und Hund in Passau.
▶ www.nicola-jacobi.de

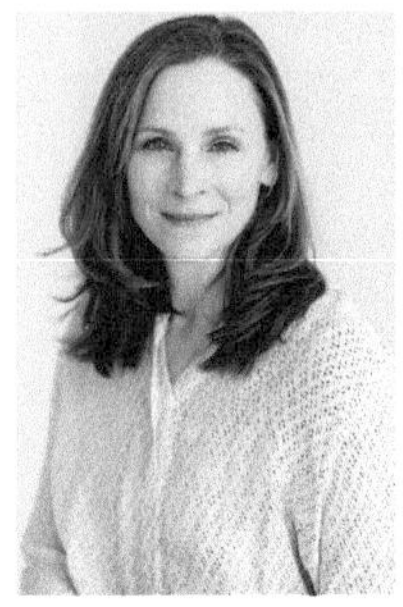

Joscha Thyen
ist Architektin. Sie ist derzeit nach Abschluss zusätzlicher Ausbildungen (MD.H München, Kurt Wolf Design) selbständig im Bereich Grafikdesign tätig. Für unterschiedlichste Kunden gestaltet sie Corporate Designs, Geschäftsausstattungen sowie Layouts für vielerlei Printmedien. Joscha Thyen lebt mit Mann und zwei Kindern in München.

Einleitung

© Springer-Verlag GmbH Deutschland, ein Teil von Springer Nature 2020
H. J. Schneider et al., *Hormone – ihr Einfluss auf mein Leben*,
https://doi.org/10.1007/978-3-662-58978-6_1

Die Hormone sind's – in der Schwangerschaft, in den Wechseljahren, in den Tagen vor den Tagen und in der Pubertät sowieso. In der Liebe nicht zu vergessen. Sie sind der Grund für so manch wunderliches Verhalten. Und meistens, wenn von ihnen die Rede ist, heißt es, sie spielen verrückt. Tatsächlich aber spielen sie gar nicht verrückt, sondern eine immens wichtige Rolle in unserem Leben. Nicht nur, wenn ein Kind zur Welt kommt oder ein Kind zum Erwachsenen wird, sondern immer, jeden Tag, jede Sekunde. Hormone sind die Botenstoffe unseres Körpers, sie bestimmen maßgeblich, was mit uns passiert. Sie sind in ihrer Wirkungsweise perfekt aufeinander abgestimmt und nur, wenn sie tun, was sie tun sollen, funktioniert unser Körper, wie er soll. Sie können einen verrückt machen, verrückt aber sind sie nicht.

Nur: Es ist oft schwierig herauszufinden, wann und ob es wirklich die Hormone sind, die im Körper für Unruhe sorgen. Passt irgendetwas im Hormonhaushalt nicht zusammen, sind die Symptome meist nicht eindeutig und könnten auch ganz andere Ursachen haben. Häufig wird nach diesen Ursachen eher geforscht als nach einem Defekt der Hormone. Einfach deswegen, weil oft das Wissen über Hormone und deren Wirkungen bei Behandelnden wie Behandelten zu gering ist, um auch in diese Richtung zu forschen.

Etwa 150 Hormone des menschlichen Organismus sind inzwischen so gut erforscht, dass man weiß, wo sie produziert werden und wie sie wirken. Allerdings vermutet die Wissenschaft, dass es noch viele unbekannte Hormone und hormonähnliche Substanzen gibt. Über Hormone können Zellen miteinander kommunizieren. Unser Körper besteht aus rund 100 Billionen Zellen, die sich untereinander abstimmen müssen, damit kein totales Chaos entsteht. Hierfür haben Zellen verschiedene Möglichkeiten. Benachbarte Zellen können zum Beispiel über direkte Kontakte Informationen austauschen, Nervenzellen über zum Teil meterlange Nervenstränge. Informationen zwischen Zellen, die nicht direkt benachbart oder miteinander verbunden sind, können jedoch nur über Hormone weitergegeben werden.

Wie genau, soll dieses Buch zeigen. Unser Anliegen ist es, Wissen anschaulich zu vermitteln und all denjenigen ein Nachschlagewerk an die Hand zu geben, die verstehen wollen, wie Hormone unser Leben beeinflussen. Wie sie funktionieren, wo sie entstehen und welche Krankheiten sie auslösen können. Es soll aber auch ein Handbuch sein für all jene, die Beschwerden haben und nach Anhaltspunkten und Informationen suchen, um ihren eigenen Körper besser zu verstehen.

Im ersten Teil des Buches geht es um das Hormonsystem des Menschen. In einzelnen Kapiteln erklären wir, wie Hormone wirken und welche Körperfunktionen sie steuern. Immer wieder werden Sie staunend feststellen, dass ohne Hormone im Grunde nichts geht, überall sind die kleinen Moleküle mit im Spiel. Außerdem lesen Sie im ersten Teil, wo welche Hormone entstehen und welche Funktionen sie haben. Die zwei wichtigsten Organe, die Hormone bilden, sind die Hypophyse (Hirnanhangsdrüse) und die Schilddrüse. Die Hypophyse ist die Dirigentin im Orchester, sie steuert den Kreislauf der Hormone maßgeblich. Die Schilddrüse ist der Motor unseres Stoffwechsels. Dazu kommen noch weitere hormonproduzierende Organe: die Nebenschilddrüse, die Nebennieren, die Eierstöcke und die Hoden, die Bauchspeicheldrüse und die Zirbeldrüse.

Der zweite Teil des Buches trägt den Titel „Wie Hormone unser Leben beeinflussen". Hier zeigen wir, wie verschiedene Hormone in bestimmten Situationen unseres Lebens zusammenspielen. Und Sie als Leserin oder Leser werden sehen, dass in allen Phasen, von der Schwangerschaft bis ins Alter, Hormone mit am Werk sind. Ob in der Liebe, beim Sex, in der Pubertät, in den Wechseljahren oder in irgendeiner anderen Phase des Lebens.

Im dritten Teil beschäftigen wir uns mit krankhaften Hormonstörungen. Teilweise klingen sie in den vorhergehenden Teilen bereits an, ausführlich erklärt und beschrieben, inklusive Diagnose-Verfahren, werden sie dann in diesem Teil. Er richtet sich vor allem an diejenigen Leser, die genauere Informationen zu einer Störung suchen und sich etwas intensiver mit dem Thema beschäftigen möchten. Folgende Störungen behandeln wir in einzelnen Kapiteln: Schilddrüsenunterfunktion, Schilddrüsenüberfunktion, Testosteronüberschuss bei der Frau, PCO und Co, Geschlechtshormonmangel bei der Frau, Testosteronmangel beim Mann, Diabetes, Unterzuckerungs-Syndrome, Osteoporose, Hypophysentumore und Hypophyseninsuffizienz, Prolaktinom und Prolaktinüberschuss, Transsexualität, Akromegalie, Cushing-Syndrom, Conn-Syndrom, Phäochromozytom und Morbus Addison.

Der dritte Teil orientiert sich an den Fragen, die uns in der Praxis begegnen. Wir haben verschiedene, teilweise alltägliche Problematiken ausgewählt, die von Patientinnen und Patienten häufig angesprochen werden und die vielleicht auch Sie als Leser oder Leserin an uns stellen würden. Es sind übliche Beschwerden, denen zum Teil eine hormonelle Störung, zum Teil aber auch ganz andere Ursachen zu Grunde liegen: Ich bin zu dick, ich bin zu dünn, mir fallen die Haare aus, ich schwitze zu viel, mein Kind ist zu klein, mein Kind ist zu groß, meine Periode bleibt aus, ich bin dauernd müde, ich habe zu wenige/zu viele Haare, ich habe Akne, ich leide in den Tagen vor den Tagen, es klappt nicht mit dem Sex, ich habe Probleme mit dem Blutdruck.

Wir haben das Buch so aufgebaut, dass es möglich ist, an jeder beliebigen Stelle einzusteigen oder auch nur einzelne Kapitel zu lesen. Natürlich wird es manchmal hilfreich sein, an einer anderen Stelle des Buches noch einmal genauer zu einem bestimmten Thema nachzulesen, um die Hintergründe zu verstehen. Wer aber nur punktuelle Informationen braucht, kann diese über das Stichwortverzeichnis ganz einfach finden. Am Ende des Buches stehen Ihnen medizinisch fundierte Tests zur Verfügung, die es ermöglichen, sich selbst und die eigenen Beschwerden etwas besser einordnen zu können. Dort haben wir auch weiterführende Literatur und Adressen zusammengestellt, die Sie als Betroffene interessieren könnten.

Mit diesem Buch möchten wir Ihnen einen Einblick geben in das faszinierende Zusammenspiel der Hormone in unserem Körper. Wie perfekt alles aufeinander abgestimmt und ineinander verzahnt ist, lässt uns selbst immer wieder staunen.

Wo Hormone entstehen und wie sie wirken – Organe und Wirkweisen des Hormonsystems

Inhaltsverzeichnis

Kapitel 2   Der erste Mensch und die Hormone – 7

Kapitel 3   Die Boten des Körper – wie Hormone funktionieren und wie wir durch Hormone funktionieren und wie wir durch Hormone funktionieren – 15

Kapitel 4   Die Hypophyse – Dirigent im Orchester der Hormone – 19

Kapitel 5   Die Schilddrüse – der Motor unserer Körpers – 23

Kapitel 6   Die Nebenschilddrüse und das Sonnenhormon Vitamin D – für starke Knochen und ein starkes Immunsystem – 27

Kapitel 7   Die Bauchspeicheldrüse – die Blutzucker-Zentrale – 35

Kapitel 8   Die Nebennieren – die Wiege der Kampf- und
             Fluchthormone – 41

Kapitel 9   Der kleine große Unterschied – Eierstöcke
             und Hoden – 49

Kapitel 10   Die Zirbeldrüse – Melatonin für einen
             gesunden Schlaf – 55

Der erste Mensch und die Hormone

Inhaltsverzeichnis

Werkzeug als Knackpunkt – 8

Die Steinzeit – bis heute entscheidend – 9
Luca is born – die Entstehung des Lebens – 9

Die Geburtsstunde der Hormone – 10

Vom Hahn zum Mensch: Geschichte der Hormonforschung – 11
Versuch an der Bauchspeicheldrüse – 11
Tierhoden zur Potenzsteigerung – 11
Kastrierte Hähne – 11
Das erste Hormon wird entdeckt: Adrenalin – 12

Kurz zusammengefasst – 13

© Springer-Verlag GmbH Deutschland, ein Teil von Springer Nature 2020
H. J. Schneider et al., *Hormone – ihr Einfluss auf mein Leben*,
https://doi.org/10.1007/978-3-662-58978-6_2

Ostafrika, vor 1,8 Millionen Jahren. Erstmalig wagte sich ein Wesen erstmals aus dem Schutz der Wälder und Buschlandschaften heraus und betrat die Savanne. Es war Homo erectus, der aufrechte Mensch – der erste Mensch.

Seine Vor- und Vorvorgänger, Australopitecus und Ardipitecus, hatten bereits ebenfalls zwei Hinterbeine, die ihnen erlaubten, kurze Strecken aufrecht zu gehen. Homo erectus jedoch besaß ein noch stärker aufgerichtetes Skelett. Es ermöglichte ihm, längere Strecken zu bewältigen und seine Hände frei zu benutzen. Noch entscheidender aber war: Er hatte ein deutlich größeres Gehirn – Voraussetzung dafür, aufwendigere Überlebensstrategien zu entwickeln und mit Feuer und Werkzeugen umgehen zu lernen.

Werkzeug als Knackpunkt

Homo erectus begann, Faustkeile herzustellen, die ihm bei der Verteidigung, bei der Jagd von Beutetieren und beim Auseinandernehmen der Beute halfen, um seinen steigenden Bedarf an Nahrung besser decken zu können. Denn das größere Gehirn bedeutete nicht nur strategische Vorteile, sondern auch einen deutlich höheren Energieverbrauch als die kleineren Gehirne der Vorgänger. Über mehr als eine Million Jahre blieben diese von Homo erectus hergestellten einfachen Werkzeuge fast unverändert. Archäologische Ausgrabungen beweisen das.

Der erste Mensch breitete sich zunächst über den afrikanischen und anschließend über die anderen Kontinente aus. Später ging aus Homo erectus sein Nachfolger Homo heidelbergensis und daraus wiederum vor etwa 200.000 bis 300.000 Jahren der Homo sapiens hervor, der moderne Mensch. Er entwickelte immer fortschrittlichere handwerkliche und intellektuelle Fähigkeiten und war in der Lage, komplexere Werkzeuge zu benutzen. Darin liegt der Ursprung unserer Kulturen.

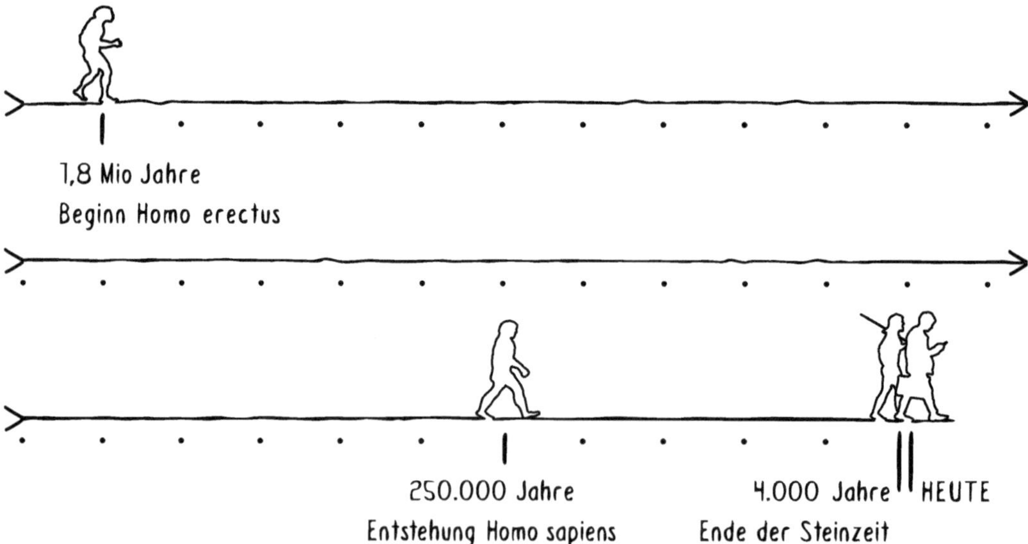

Die Steinzeit – bis heute entscheidend

In der Entwicklung des modernen Menschen spielt die Steinzeit eine zentrale Rolle. Im Vergleich zu den 4000 Jahren der Neuzeit umfasst sie einen unfassbar langen Zeitraum von 1,8 Millionen Jahren. Sie begann bereits vor der Entstehung von Homo Erectus und stellte die Umweltbedingungen dar, in denen sich der heutige Mensch entwickelte. In dieser Zeit erhielt der Mensch seinen genetischen Hintergrund. Vor allem die Entstehung des größeren Gehirns von Homo Erectus hatte weitreichende Folgen. Der Mensch brauchte ausreichend kalorienreiche Nahrung, um seinen Stoffwechsel aufrecht zu erhalten. Dazu musste er immer auf der Suche nach Beute sein, nach Tieren und Früchten. Doch die gab es nicht überall und jederzeit. Ernährung und Jagd bedeutete großen Aufwand – und viel Energieverbrauch. Auch zur Fortpflanzung brauchte der Mensch neben dem Sexualtrieb vor allem Energie. In Zeiten, in denen die Ressourcen knapp waren, verzichtete er daher auf die Fortpflanzung, das eigene Überleben ging vor.

Die Welt der Steinzeit war eine Welt voller Bedrohungen. Der Mensch musste sich zum Beispiel vor angreifenden Tieren oder feindlichen Sippen schützen. Er musste sich wehren können – auch dafür brauchte er Energie. Sein Körper musste in der Lage sein, im Falle einer bedrohlichen Situation schnell Ressourcen bereit zu stellen, den Stoffwechsel und das Herz-Kreislaufsystem hochzufahren, um dann, wenn notwendig, wegzulaufen oder kämpfen zu können.

Unter diesen Bedingungen entwickelte sich das Hormonsystem unseres heutigen Körpers – und baute Strategien auf, die diesen Lebensumständen angepasst waren. Entsprechend bereiteten hormonelle Mechanismen den Körper darauf auf verschiedene Situation: viel zu laufen und mit wenig Nahrung auszukommen; in Zeiten, in denen das Nahrungsangebot groß war, Reserven anzulegen; im Falle von Bedrohung Flucht- und Kampfhormone bereit zu stellen, die einen schnellen Zugriff auf die Energieressourcen auslösten; in Ruhephasen die Fortpflanzung und den Arterhalt zu ermöglichen; und in Phasen von Knappheit den Sexualtrieb zu reduzieren, um keine überlebenswichtige Energie zu verbrauchen.

An unserem Hormonsystem hat sich bis heute kaum etwas verändert. An der Welt, die uns umgibt, allerdings schon. Wir können in kürzester Zeit jeden Winkel der Erde erreichen, wir können vom Sofa aus mit den entlegensten Orten der Welt kommunizieren, wir können uns zum Mond fliegen lassen und möglicherweise bald auch zum Mars. Es gibt, zumindest in der westlichen Welt keinen Hunger mehr. Unser Körper und seine Funktionsweisen sind seit über 200.000 Jahren die gleichen, angepasst an ganz andere Bedingungen als unsere heutigen Lebensumstände. Dass das überhaupt funktioniert, ist fast ein Wunder. Manchmal aber zeigt sich diese Diskrepanz doch deutlich und der Steinzeitmensch in uns rebelliert gegen die Welt, in der wir leben …

Luca is born – die Entstehung des Lebens

Um wirklich zu verstehen, warum wir Menschen heute sind, wie wir sind, muss man noch ein Stück weiter zurück gehen in der Zeit. Heute vor 3,8 Milliarden Jahren irgendwo in der Tiefsee in 100 Grad heißen Hydrothermalquellen waren die Umstände besonders günstig für eine einmalige, die Welt verändernde Entwicklung: Luca entstand, unser „Last universal common ancestor", die erste Zelle, der Ursprung allen Lebens auf der Erde. Luca war ein winzig kleiner Einzeller ohne Zellkern, der sich an diesen Hydrothermalquellen von Kohlenstoff, Wasserstoff und Stickstoff ernährte. Sonnenlicht brauchte er zu diesem Zeitpunkt noch nicht um zu überleben. Luca vermehrte sich. Später spaltete er sich in weitere nachfolgende Einzeller auf, in Archaeen und in Bakterien.

Das gesamte Leben auf der Erde fand zu dieser Zeit unter Wasser statt. Es war eine riesige Spielwiese, in der diese primitiven Lebewesen alle möglichen chemischen Formen der Energiegewinnung ausprobieren konnten. Über 1,5 Milliarden Jahre war die gesamte Erde lediglich von Archaeen und Bakterien, auch Prokaryoten genannt, bewohnt. Irgendwann einmal entdeckten diese Einzeller, dass sie aus Wasser und Kohlendioxid kombiniert mit Sonnenlicht Energie und Zucker gewinnen konnten. Bei dieser chemischen Reaktion entstand Sauerstoff, praktisch als Abfallprodukt. Sie betrieben diesen Stoffwechsel so erfolgreich und schufen dabei ganz nebenbei unsere Atmosphäre: die Voraussetzung für das heutige Leben.

Erst 1,5 Milliarden Jahre später waren Archaeen und Bakterien nicht mehr ganz allein auf der Welt. Aus ihnen waren die sogenannten Eukaryoten hervorgegangen, komplexere Einzeller, deren Namen sich von ihrem Zellkern (griechisch „karyon": „Kern") herleitet. Im Zellkern befindet sich die Erbinformation. Eukaryoten waren wesentlich komplexer aufgebaut als ihre Vorfahren und hatten mehrere Organellen, die bereits spezielle Aufgaben in der Zelle übernahmen.

Die Geburtsstunde der Hormone

Prokaryoten waren zwar Einzeller, aber damals wie heute lebten und leben sie in oft riesigen Kolonien eng aneinander und müssen ihr gemeinsames Leben organisieren. Dass Zusammenleben auf engem Raum aber erfordert Koordination und Kommunikation, das wissen nicht nur Eizeller, das weiß jeder Schrebergartenbesitzer.

Deshalb haben sogar Bakterien Strategien entwickelt, sich aufeinander abzustimmen und miteinander zu kommunizieren, beispielsweise, um sich zu einem Bakterienfilm zusammenzuschließen oder um Stoffe abzusondern, die sie davor schützen, gefressen zu werden. Das ist die Geburtsstunde der Hormone.

Wie diese Kommunikation funktionierte und immer noch funktioniert, weiß man aus Forschungen an heutigen Bakterien: Sie sondern bestimmte Stoffe über die Zellmembran ab, die von den benachbarten Prokaryoten über ihre eigene Zellmembran aufgenommen werden. Rezeptoren erkennen diese Stoffe und reagieren dann spezifisch auf den Reiz, zum Beispiel indem sie aufeinander zuwandern, sich voneinander wegbewegen oder Abwehrstoffe freisetzen. Bei diesen Botenstoffen handelt es sich oft um Peptide, kurze Ketten aus Aminosäuren, den Bausteinen der Proteine (Eiweiße).

Die späteren Eukaryoten, die diese elegante Kommunikationsmethode mit Botenstoffen übernommen und verfeinert haben, entwickelten sich im Laufe der Zeit immer weiter. Die Zellen teilten sich, blieben aber zusammen und bildeten die ersten Mehrzeller. Die Mehrzeller wurden immer größer, ihre Struktur immer komplexer, bis irgendwann eine einfache Zellwand-zu-Zellwand-Interaktion über Botenstoffe nicht mehr ausreichte, um sich zu organisieren. Es entstanden spezialisierte Zellen und Organe, die nur für die Freisetzung von Botenstoffen zuständig waren. Die ersten Hormondrüsen waren geboren. Über einfache Flüssigkeitsbahnen und später über Blutkreisläufe konnten diese Botenstoffe Informationen in jeden Teil eines immer komplexer aufgebauten Körpers bringen. So kompliziert der menschliche Körper auch sein mag, das Prinzip ist bis heute gleich geblieben. Noch immer bestehen bei uns Menschen und bei allen anderen Mehrzellern viele Hormone aus dem gleichen Stoff wie vor Millionen von Jahren – aus Peptiden.

Vom Hahn zum Mensch: Geschichte der Hormonforschung

Bis die Wissenschaft allerdings herausfand, dass es solche Hormondrüsen gibt und wie sie arbeiten, wie elementar diese Botenstoffe für den Körper und das Leben des modernen Menschen sind, vergingen noch viele, viele Jahre, sogar Jahrtausende. Die Medizin musste ihr Wissen erst langsam aufbauen und Möglichkeiten entwickeln, um das Innere des Menschen genauer zu untersuchen, zu forschen, Fragen zu stellen und diese schließlich zu beantworten. Die Frage der Botenstoffe klärte sich erst in der Neuzeit – und noch immer wissen wir bei Weitem nicht alles über die Stoffe, die unser Leben so elementar mitbestimmen.

Versuch an der Bauchspeicheldrüse

Es dauerte bis zu Beginn des vergangenen Jahrhunderts, um genau zu sein bis zum Jahr 1902, bis der Beweis vorlag, dass es Hormone gibt. Zwar war längst bekannt, dass es neben dem Nervensystem Stoffe geben musste, die den Organismus beeinflussten. Wie genau das aber funktionierte, zeigten zwei Engländer in diesem Jahr 1902. Die beiden Physiologen Ernest Henry Starling (1866–1927) und William Maddock Bayliss (1860–1924) starteten einen wegweisenden Versuch, der schließlich dazu führte, die Existenz von Hormonen zu beweisen. Sie durchtrennten an einer Bauchspeicheldrüse alle Nerven, die zu diesem Organ führten und stellten fast wie erwartet fest: Sie arbeitete immer noch. Starling und Bayliss fanden heraus, dass die Schleimhaut des Dünndarms durch den Einfluss der Magensäure ein Sekret absonderte, das wiederum die Bauchspeicheldrüse dazu anregte, ihrerseits Verdauungsenzyme auszuschütten. Dieses Sekret nannten sie „Sekretin". Drei Jahre später schlägt Starling den Namen „Hormon" (von griechisch „hormao": „ich treibe an") vor als Bezeichnung für alle Substanzen, die durch besondere Drüsen in das Blut gelangen und andere Organe zur Aktivität anregen.

Tierhoden zur Potenzsteigerung

Der englische Versuch basierte auf einer langen Reihe vorausgegangener Vermutungen, Versuchen und Schlussfolgerungen verschiedenster Wissenschaftler.

Schon im Mittelalter wurden Tierorgane zur Behandlung von Krankheiten verwendet. In Werken wie dem Papyrus Ebers oder dem Corpus Hippocraticum lassen sich solche Passagen nachlesen, etwa über Tierhoden zur Steigerung der Potenz. Über die Jahrhunderte folgten weitere Veröffentlichungen, die den Weg ebneten zur Entdeckung der Hormone. So schrieb etwa der französische Physiker Théophile de Bordeu (1722–1776) sprach in seinen Schriften von den Sekretionen, die alle Organe des Körpers ins Blut abgeben. Carl Adolph von Basedow (1799–1854) beschrieb später als erster eine Krankheit, bei der die Menschen unter einem Kropf, „Glotzaugen" und Herzjagen litten. Dass die Schilddrüsenhormone dabei eine Rolle spielten, wusste er noch nicht. Heute trägt diese Erkrankung den Namen „Morbus Basedow".

Kastrierte Hähne

Einen wegweisenden Versuch startete kurze Zeit später der Göttinger Physiologe Arnold Adolph Berthold (1803–1861), der mit kastrierten Hähnen experimentierte. Er stellte die These auf „Wenn gewisse Drüsen ihre Sekrete unmittelbar an die Blutbahn abgeben und so im ganzen Organismus Wirkungen in Gang setzen, so müsste es eigentlich völlig gleich sein, an welcher Stelle des Körpers das betreffende Drüsensekret ‚eingesondert' wird" und erprobte sie in einem

Versuch: Er entfernte sechs Hähnen die Hoden und pflanzte sie an einer beliebigen Körperstelle wieder ein, etwa am Hals oder am Rücken. Diese Hähne verhielten sich daraufhin völlig normal. Sie krähten, rauften und attackierten die Hennen. Bei kastrierten Hähnen war das nicht der Fall. Damit bewies er, dass nicht, wie damals angenommen, das Nervensystem für die Verhaltensänderungen der kastrierten Tiere verantwortlich war, sondern die Entfernung der Drüsen. Er bestätigte damit die Thesen von Johannes Peter Müller (1801–1858). Dieser hatte zwischen Drüsen der Exkretion und der Sekretion unterschieden und zwischen Drüsen mit und ohne Ausführungszugang. Letztere bezeichnete er als „Blutgefäßdrüsen".

1855 läutete der Franzose Claude Bernard (1813–1878) mit seinen 18 Bänden wissenschaftlicher Erkenntnisse ein neues Zeitalter der Medizin ein. Er prägte den Begriff der „Inneren Sekretion": Alle Organe greifen durch die Abgabe von Stoffen an das Blut in die Vorgänge im Körper ein. Im gleichen Jahr entdeckte Thomas Addison (1793–1860), dass die „Bronze-Krankheit" (braune Hautfärbung, Verdauungsprobleme, Muskelschwäche, Müdigkeit, Mattigkeit) mit dem Versagen der Nebennieren zu tun haben muss. Nach ihm wurde diese Störung in den Nebennieren „Morbus Addison" benannt.

Das erste Hormon wird entdeckt: Adrenalin

Nach und nach entdeckten Forscher weitere Drüsen und Organe, erkannten die Zusammenhänge zwischen ihnen und bestimmten Störungen oder Krankheiten. Charles-Édouard Brown-Séquard (1817–1894) zeigte die Funktion der Nebennieren auf, der deutsche Pathologe Paul Langerhans (1847–1888) entdeckte 1867 die nach ihm benannten Langerhansschen Inseln der Bauchspeicheldrüse und die Langerhans-Zellen der Haut, Josef Moritz Schiff (1823–1896) wies in Tierversuchen nach, dass die Entfernung der Schilddrüse tödlich ist, nicht aber, wenn das Tier ein Schilddrüsen-Transplantat oder Injektionen von Schilddrüsen-Extrakt erhielt. Ivar Viktor Sandström (1852–1889) fand 1880 an der Rückseite der beiden Schilddrüsenflügel eines Nashorns je ein kleines, linsengroßes Körperchen: die Nebenschilddrüsen. In Experimenten mit Hunden zeigten Josef von Mering (1849–1908) und Oskar Minkowski (1858–1931) 1889 die Zusammenhänge von Bauchspeicheldrüse und Zuckerstoffwechsel. Der französische Nervenarzt Pierre Marie (1853–1940) entdeckte 1886, dass Akromegalie (ein Wachstumshormonüberschuss) durch eine Störung der Hypophyse zustande kommt. 1895 demonstrierte Robert T. Morris (1857–1945) die Funktionen der Eierstöcke. Er pflanzte einer Patientin, bei der die Geschlechtsreife ausgeblieben war, ein Stückchen Eierstockgewebe einer anderen Frau ein – der Start der Ovarialtransplantation (Transplantation von Eierstocksgewebe) am Menschen.

1901 wurde von dem japanischen Chemiker Takamine Jokichi (1854–1922) zum ersten Mal ein Hormon isoliert und dessen Struktur bestimmt: Adrenalin. Drei Jahre später gelang dem deutschen Chemiker Friedrich Stolz (1860–1936) die künstliche Herstellung von Adrenalin. Es war damit das erste synthetisch hergestellte Hormon. In kurzer Folge wurden nun immer mehr Hormone entdeckt: Thyroxin, Insulin, Cortison, die Geschlechtshormone und viele weitere.

Immer mehr Hormone und ihre Wirkweisen wurden entschlüsselt, immer neue Zusammenhänge entdeckt. Ein neues Arbeitsgebiet der Medizin und Biologie entwickelte sich, die Endokrinologie, die Lehre von den Hormonen. Ein paar wichtige Entdeckungen der Folgejahre: Der US-amerikanische Neurochirurg Harvey Williams Cushing beschrieb 1910 erstmals das später nach ihm benannte Cushing-Syndrom, eine übermäßigen Konzentration von Cortisol im Blut, das meistens durch einen gutartigen Tumor in der Hirnanhangsdrüse ausgelöst wird. 1922 entdeckte der japanische Pathologe und Chirurg Hakaru Hashimoto (1881–1934) die später nach ihm benannte „Hashimoto-Thyreoiditis", eine Unterfunktion der Schilddrüse. Auch das Conn-Syndrom trägt den Namen seines Entdeckers: Der amerikanische Endokrinologe Jerome W. Conn (1907–1994) beobachtete bei einer Patientin ein Adenom der Nebennierenrinde mit eigenständiger Aldosteronproduktion. Aldosteron ist ein wichtiger Baustein des Mineralstoffwechsels und hat daher großen Einfluss auf den Wasserhaushalt und den Blutdruck. Die Krankheit heißt daher auch „primärer Hyperaldosteronismus". All diese Erkrankungen werden in diesem Buch in eigenen Kapitel behandelt.

Viele Hormone unseres Körpers sind inzwischen entdeckt und erforscht. Viele weitere aber wohl noch nicht. Die Geschichte der Hormonforschung ist noch lange nicht zu Ende.

Kurz zusammengefasst

Bereits einfache Einzeller kommunizieren über Botenstoffe miteinander. Die meisten bestehen aus Peptiden, einfachen Aminosäureketten. Als aus Einzellern komplexere Mehrzeller entstanden, bildeten sich die ersten Hormondrüsen. Dass es diese Drüsen gibt und wie sie funktionieren, entdeckte die Wissenschaft erst zu Beginn des 20. Jahrhunderts. In der Die Steinzeit spielt in der Entwicklung des menschlichen Hormonsystems eine entscheidende Rolle bei der Definition der Funktionen. Sie sind an die damaligen Bedingungen angepasst (Bedrohung, mangelndes Nahrungsangebot, Arterhaltungsdruck) und haben sich bis heute kaum verändert. Unsere Lebensumstände dagegen schon. Genau dieser Gegensatz ist es, der heute mitunter zu Problemen führt.

Die Boten des Körper – wie Hormone funktionieren und wie wir durch Hormone funktionieren

Inhaltsverzeichnis

Postboten im Blut – 16

Die wichtigsten Hormondrüsen – 16
Das Schlüssel-Schloss-Prinzip – 17

Die Gruppen der Hormone – 18

Hand in Hand mit den Nerven – 18

© Springer-Verlag GmbH Deutschland, ein Teil von Springer Nature 2020
H. J. Schneider et al., *Hormone – ihr Einfluss auf mein Leben*,
https://doi.org/10.1007/978-3-662-58978-6_3

Unser Körper besteht aus 100 Billionen Zellen. Das ist eine gewaltige Zahl, eine Eins mit vierzehn Nullen. Jede dieser einzelnen Zellen trägt dazu bei, dass wir als Organismus funktionieren und uns im Leben zurecht finden. Dass wir morgens aufstehen, dass wir unsere Arbeit machen, dass wir uns freuen oder traurig sind, dass wir uns verlieben und manchmal auch, dass wir den Bus verpassen, weil wir verschlafen haben.

Die Zellen unseres Körper sind hoch spezialisiert. Sie sind an den verschiedensten Funktionsweisen beteiligt: Gehirnzellen am Denken und Fühlen, Muskelzellen an Anspannung und Entspannung der Muskeln und damit an unseren Bewegungen, Knochenzellen an der Stabilität unseres Körpers und Hormondrüsenzellen an der Bildung von Hormonen.

Damit diese 100 Billionen Zellen gemeinsam funktionieren, müssen sie miteinander im Kontakt treten. Aneinander angrenzende Zellen können über direkte Zell-zu-Zellkontakte kommunizieren, ähnlich, wie es Bakterien und Archaeen schon seit jeher tun.

Nur, wie unterhalten sich Zellen, wie geben sie Informationen weiter, woher weiß die Knochenzelle im großen Zeh, ob es gerade Zeit ist zu wachsen oder sich eher zurückzuhalten? Woher weiß das Herz, ob es schneller oder langsamer schlagen soll? Woher weiß die Eizelle, ob sie springen und sich bereit machen soll zur Befruchtung?

Postboten im Blut

Die Antwort ist ebenso einfach wie kompliziert. Der Körper braucht Boten, die von überall jeden anderen Ort in unserem Organismus erreichen können. Eine Art körpereigene Post. Diese Post sind unsere Hormone. Hormone sind kleine Moleküle, die in bestimmten spezialisierten Drüsen gebildet werden und über die Blutbahn jede Stelle des Körpers erreichen können. Man nennt diese Drüsen endokrine Drüsen, weil sie die Hormone nach innen, also in die Blutbahn ausschütten. Es gibt auch exokrine Drüsen, dazu gehören zum Beispiel die Schweiß- oder Speicheldrüsen, die Stoffe nach außen absondern. Von den endokrinen Drüsen leitet sich der Begriff Endokrinologie ab, die Lehre von den Hormonen.

Die wichtigsten Hormondrüsen

Hormondrüsen sitzen in allen Regionen unseres Körpers. Von oben nach unten: Im Kopf befinden sich der Hypothalamus, die Hypophyse (Hirnanhangsdrüse) und die Zirbeldrüse. Es folgen im Hals die Schilddrüse und die Nebenschilddrüsen. Im Bauchraum sitzen die Nebennieren und die Bauchspeicheldrüse und etwas weiter unten im Unterbauch die Eierstöcke beziehungsweise die Hoden. In diesem Buch erklären wir, wie diese Drüsen zusammenarbeiten und unsere Körperfunktionen steuern.

UNSER HORMONSYSTEM

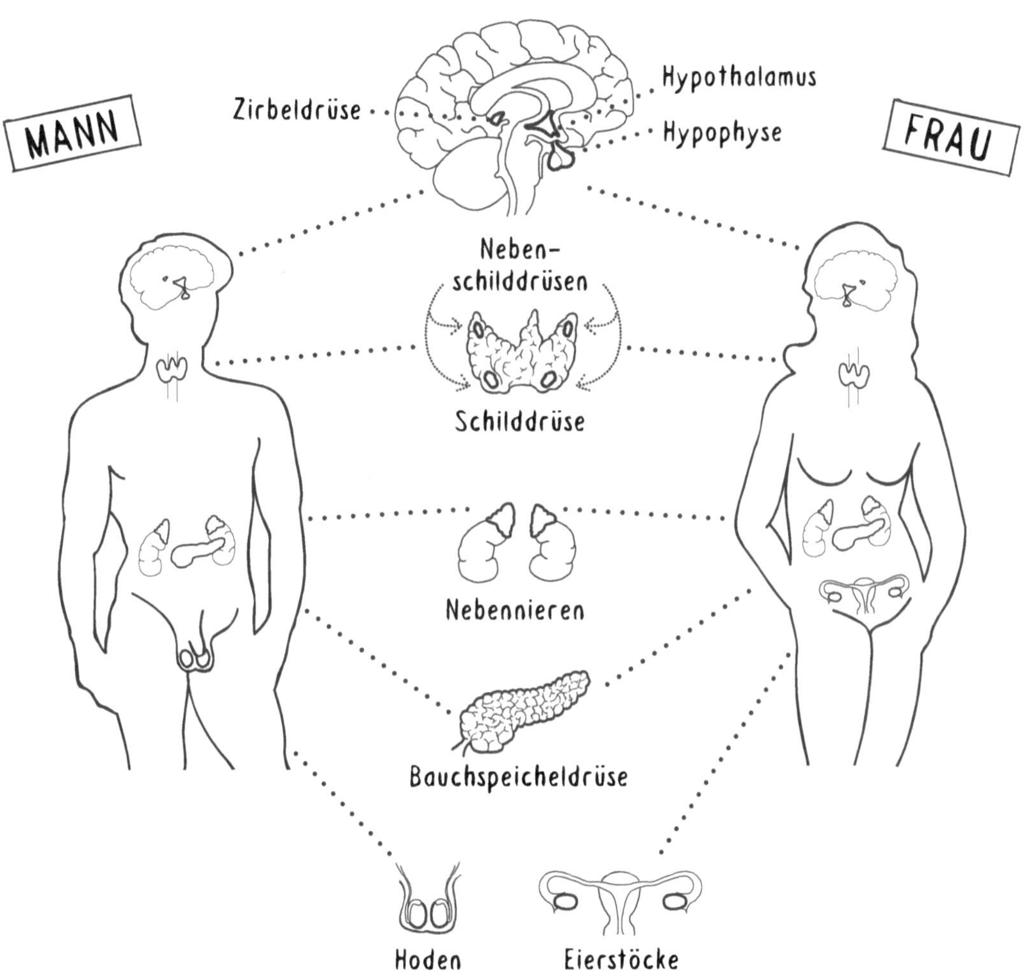

Das Schlüssel-Schloss-Prinzip

Hormone funktionieren wie ein hochspezifischer Schlüssel, der nur in ein einziges Schloss passt. Wird ein Hormon in die Blutbahn ausgeschüttet, muss es eine Zelle finden, die genau das passende Schloss für dieses Hormon besitzt. Ein solches Schloss nennt man Rezeptor. Hat es einen Rezeptor gefunden, kann es sich an diese Zelle binden und so seine spezifische Wirkung entfalten. Welche das ist, hängt von den jeweiligen Hormonen ab. Sie können vermehrtes Zellwachstum oder eine Wachstumshemmung auslösen, sie können die Bildung von bestimmten Eiweißen anregen oder die Produktion von anderen Hormonen steuern. Je mehr Hormone von einer Drüse ausgeschüttet werden, desto höher ist die Konzentration dieses Hormons im Blut. Und je mehr Hormone im Blut, desto mehr Rezeptoren werden besetzt und desto stärker ist die Wirkung.

Die Gruppen der Hormone

Die erste Gruppe sind Hormone, die ähnliche Molekülstrukturen, aber durch kleine Unterschiede in der Form stark unterschiedliche Wirkungen haben. Steroidhormone beispielsweise weisen alle eine Steroidgrundstruktur auf, die auf den Grundgerüst von Cholesterin basiert. Ihre Rezeptoren liegen in den Zellkernen, sodass sie in die Zellen hineinwandern müssen und ihre Wirkung im Zellkern entfalten. Neuere Forschungen zeigen, dass sie darüber hinaus oft eine zusätzliche Wirkung an der Zellwand haben. So können sie sehr vielfältig wirken. Zu den Steroidhormonen zählen unter anderem Cortisol, Östradiol, Progesteron, Testosteron und Vitamin D.

In der zweiten Gruppe werden die Peptidhormone zusammengefasst. Sie sind Hormone, die aus langen Aminosäureketten bestehen. Bedingt durch ihre Größe können sie nicht so leicht in die Zelle hineinwandern. Sie wirken auf Rezeptoren, die direkt an der Zellwand sitzen. Zu den Peptidhormonen gehören Hormone aus der Hypophyse wie TSH oder Wachstumshormon, das Nebenschilddrüsenhormon Parathormon oder Insulin.

Andere Hormone wie etwa die Schilddrüsenhormone bilden eine dritte Gruppe. Sie bestehen aus jodhaltigen Kohlenstoffringen oder sind Abwandlungen einzelner Aminosäuren. Dazu zählt zum Beispiel Adrenalin.

Hand in Hand mit den Nerven

Neben den Hormonen gibt es noch ein zweites Kommunikationssystem in unserem Körper: das Nervensystem. Über das Rückenmark und die peripheren Nerven ist unser Gehirn mit fast allen Teilen unseres Körpers verbunden. So kann das Gehirn direkt melden, ob sich beispielsweise ein Muskel zusammenziehen soll oder ob wir einen Fuß vor den anderen setzen müssen. Im Gegenzug erhält es über die Nervenbahnen Informationen darüber, ob uns kalt ist oder warm, ob wir Schmerzen haben oder uns wohlfühlen oder auch, dass wir mal dringend zur Toilette gehen sollten.

Obwohl diese beiden Systeme auf zwei unterschiedlichen Prinzipien der Informationsweitergabe beruhen, ergänzen sie sich auch. An den Nervenendigungen, also dort, wo sich zwei Nerven oder ein Nerv und eine Muskelzelle treffen, erfolgt die Übertragung zwischen den beiden mit Hilfe von sogenannten Neurotransmittern. Neurotransmitter sind kleine Moleküle, die aus den Nervenendigungen freigesetzt werden und über Rezeptoren an der angrenzenden Zelle aufgenommen werden. Sie wirken also ganz ähnlich wie Hormone. Der Unterschied ist nur, dass die Abstände, die Neurotransmitter überbrücken, nur ganz kurz sind. Während Hormone über die Blutbahn im ganzen Körper unterwegs sind, wirken Neurotransmitter nur im Zwischenraum zwischen zwei Nachbarzellen.

Einige Moleküle können auch beides sein, sowohl Neurotransmitter als auch Hormon, etwa Dopamin oder Adrenalin. Auch manche Drüsen sind an beiden Systemen beteiligt. Ein Beispiel: Das Nebennierenmark ist zum einen eine Hormondrüse, die ihre Hormone (Adrenalin und Noradrenalin) in die Blutbahn abgibt, zum anderen aber auch Teil des unseres Nervensystems.

So arbeiten Nerven und Hormone Hand in Hand, damit jede unserer 100 Billionen Zellen weiß, was sie zu tun hat und wo sie gebraucht wird.

Die Hypophyse – Dirigent im Orchester der Hormone

Inhaltsverzeichnis

Befehlsgeber: der Hypophysenvorderlappen – 21
Der Regelkreislauf der Hypophyse – 21
Wachsen und gedeihen – 21

Der Speicher: der Hypophysenhinterlappen – 22

Kurz zusammengefasst – 22

© Springer-Verlag GmbH Deutschland, ein Teil von Springer Nature 2020
H. J. Schneider et al., *Hormone – ihr Einfluss auf mein Leben*,
https://doi.org/10.1007/978-3-662-58978-6_4

Klein, aber mächtig. Gerade mal so groß wie eine Kidneybohne übernimmt die Hypophyse, auf deutsch Hirnanhangsdrüse, bei der Steuerung unseres Hormonhaushaltes und fast aller Körperfunktionen eine immens wichtige Rolle. Eine ganze Reihe unserer Hormondrüsen ist untereinander vernetzt. Die Hypophyse ist das zentrale Organ unseres Hormonsystems, sie steuert und dirigiert.

Die Hypophyse setzt sich aus zwei Teilen zusammen, dem Hypophysenvorderlappen und dem Hypophysenhinterlappen. Diese beiden Orte unterscheiden sich vor allem darin, dass im Hypophysenvorderlappen Hormone gebildet werden, die entweder direkt einzelne Körperfunktionen steuern oder aber die Freisetzung anderer Hormone im Körper regulieren. Der Hypophysenhinterlappen dagegen ist ein Speicherungsorgan und keine Drüse, in der Hormone gebildet werden. Er sammelt Hormone, die weiter übergeordnet, nämlich im Hypothalamus, entstehen und setzt sie bei Bedarf frei.

DIE REGULATION DER HYPOPHYSE

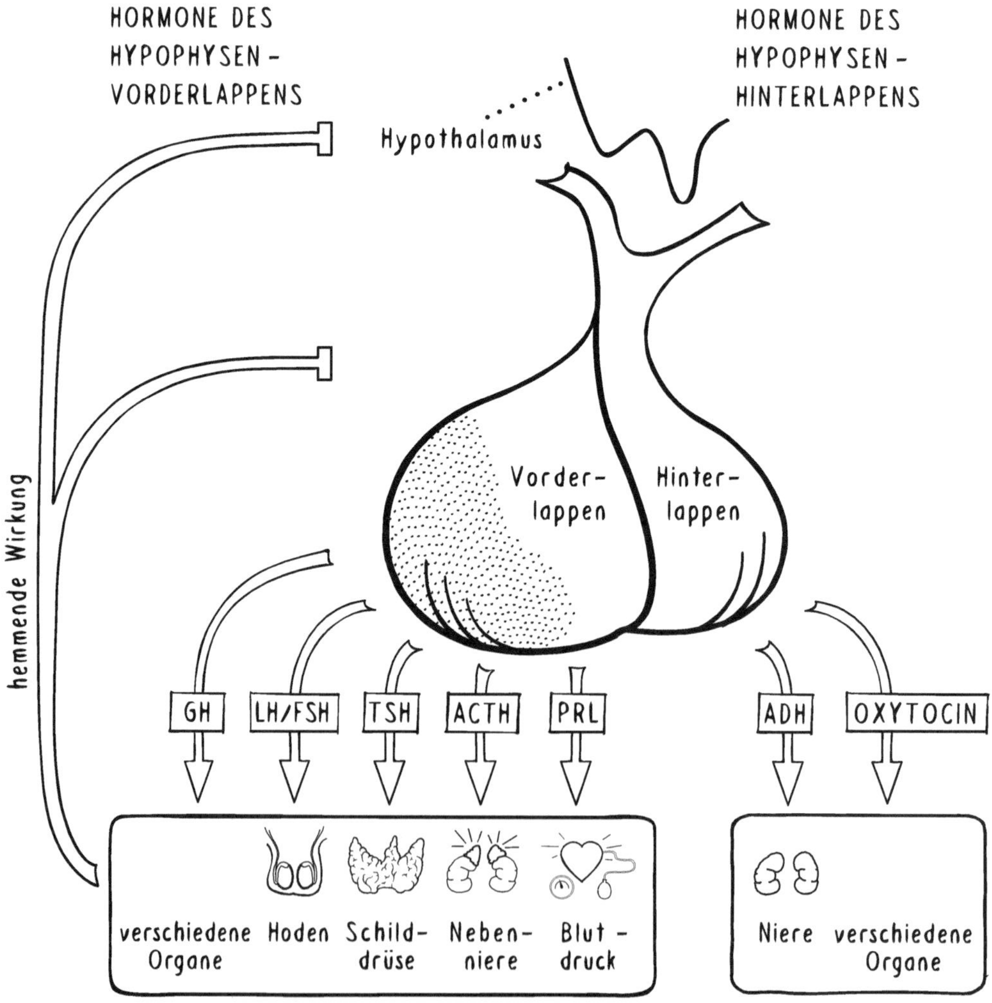

Befehlsgeber: der Hypophysenvorderlappen

Der Hypophysenvorderlappen hat Einfluss auf eine ganze Reihe von wichtigen Körperfunktionen: die Schilddrüse, die Nebennieren, die Geschlechtsorgane, das Wachstum, den Milcheinschuss bei der Schwangerschaft, die Brustentwicklung und die Vorbereitung der Brust auf die Milchproduktion. Ein Alleskönner? Eher ein geschickter Dirigent.

In diesem Teil der Hirnanhangsdrüse entstehen viele verschiedene Hormone. Der Hypophysenvorderlappen produziert – mit wenigen Ausnahmen – sogenannte glandotrope Hormone (von lat. „glandula": „Drüse"). Diese Hormone wirken auf andere Drüsen (wie zum Beispiel Nebennieren, Schilddrüse, Eierstöcke oder Hoden) und regen sie an, selbst Hormone zu bilden. Die Hormone aus diesen Drüsen sind sogenannte organotrope Hormone und beeinflussen verschiedene Organe direkt, zum Beispiel Herz, Gehirn, Leber oder Muskeln. Eine Ausnahme ist Prolaktin. Dieses Hormon ist ein organotropes Hormon, das im Hypophysenvorderlappen gebildet wird und seine Wirkung in den Brustdrüsen entfaltet.

Zentrale Aufgabe der Hypophyse ist es, das Zusammenspiel der verschiedenen Hormone zu steuern und zu regulieren.

Der Regelkreislauf der Hypophyse

Zwei Beispiele zeigen, wie diese gegenseitigen Wirkungen und Wirkungskreisläufe funktionieren. Das erste Beispiel betrifft die Achse Hypophyse-Schilddrüse: Die Hypophyse bildet das Thyreoidea-stimulierende Hormon (TSH), das für die Funktion der Schilddrüse verantwortlich ist. Merkt die Schilddrüse also, dass der TSH-Spiegel ansteigt, produziert sie mehr Schilddrüsenhormone. Die Hypophyse wiederum unterliegt wie fast alle Hormonsysteme in unserem Körper einer Rückkopplung. Das bedeutet, dass die Hypophyse selbst Rezeptoren für die Schilddrüsenhormone besitzt. Sobald sie also erkennt, dass sich die Schilddrüsenhormone vermehrt haben, drosselt sie die Produktion von TSH wieder. So sorgt dieser sich gegenseitig steuernde Regelkreislauf dafür, dass die Hormone im Lot bleiben.

Das zweite Beispiel zeigt das Zusammenspiel zwischen Hypophyse und Nebennierenrinde, die unter anderem das Stresshormon Cortisol produziert. Die Nebennierenrinde wartet auf die Signale des Steuerungshormons ACTH (Adrenocorticotropes Hormon) aus der Hypophyse. Wird ACTH vermehrt gebildet, reagiert die Nebenniere darauf mit einem Produktionsanstieg von Cortisol in der Nebenniere. Cortisol wiederum ist wichtig für die Freisetzung von Zucker und Energie, für die Unterdrückung von Immunprozessen und für den Anstieg des Blutdrucks. Auch hier entsteht also wieder ein Regelkreislauf.

Wachsen und gedeihen

Die Hypophyse setzt noch einige weitere Hormone frei. Eines davon ist das Wachstumshormon, das besonders im Kindesalter wichtig ist, um eine normale Körpergröße zu erreichen. Mangelt es an Wachstumshormonen, bleibt man kleinwüchsig. Werden zu viele produziert, kann es zu Riesenwuchs kommen. In weiteren Kapiteln gehen wir darauf noch näher ein.

Dass Wachstumshormone uns wachsen lassen, ist klar. Dass sie darüber hinaus aber noch viele weitere Funktionen haben, wissen die wenigsten. Natürlich beeinflussen sie vor allem das Knochen- und Muskelwachstum, sie wirken aber auch auf den Fett- und Zuckerstoffwechsel ein. Sie animieren in der Leber und in den Muskeln die Freisetzung von Folgehormonen wie zum Beispiel IGF-1 (Insulin-like Growth Factor 1). Gemeinsam mit ihnen sind sie an verschiedenen Wachstums- und Stoffwechselvorgängen beteiligt.

Ohne Hormone aus der Hypophyse gäbe es auch keine Babys. Durch die Freisetzung von LH und FSH (Luteinisierendes Hormon und Follikel stimulierendes Hormon) steuert sie die Fortpflanzungsfunktionen im Körper. Sie ist dafür verantwortlich, dass beim Mann in den Hoden Spermien und Testosteron gebildet werden und dass bei der Frau Follikel reifen, ein Eisprung stattfindet und sich der Körper auf die Entstehung neuen Lebens vorbereitet.

Der Speicher: der Hypophysenhinterlappen

Der Hypophysenhinterlappen ist eine Art Speicher, der Hormone verwaltet, die im darüber liegenden Hypothalamus gebildet werden. Er setzt zum Beispiel das Antidiuretisches Hormon (ADH) frei, das dafür sorgt, dass in der Niere der Harn ausreichend konzentriert wird. Wenn ADH fehlt, wird unkontrolliert Wasser ausgeschieden. Dieser große Wasserverlust kann lebensgefährlich sein. Denn er kann nur durch sehr hohe Trinkmengen von zehn oder mehr Litern pro Tag ausgeglichen werden, sonst droht inneres Verdursten.

Auch Oxytocin, das Kuschelhormon wie es oft genannt wird, kommt von hier. Es steigt bei Frauen zum Ende der Schwangerschaft und nach der Geburt an und spielt eine wichtige Rolle bei der Milchbildung und bei der Bindung zwischen Mutter und Kind. Lesen Sie dazu auch das ▶ Kap. 11.

Wie viel Trinken ist normal?

Die normale Trinkmenge eines Erwachsenen kann nach einer einfachen Formel berechnet werden: Körpergewicht in Kilogramm mal 0,03 = Trinkmenge in Litern. Damit liegt sie je nach Körpergewicht bei 1,5–2,5 Liter pro Tag. Zur Trinkmenge zählt jegliche Flüssigkeitsaufnahme, also auch Suppe, Flüssigkeit in Obst, Essen etc. Faktoren wie trockene Luft, Hitze und körperliche Anstrengungen oder Fieber können die Trinkmenge erhöhen. Wenn jemand aber über drei Liter pro Tag liegt oder über einen längeren Zeitraum sehr viel mehr trinkt als sonst üblich, ohne dass solche Faktoren vorliegen, sollte er oder sie dringend eine Ärztin oder einen Arzt aufsuchen.

Kurz zusammengefasst

Die Hypophyse ist der Dirigent im vielstimmigen Orchester der Hormone. Vom Orchesterpult aus leitet sie durch die genau dosierte Ausschüttung von Steuerungshormonen das Konzert der anderen Hormone und Körperfunktionen. Sie hält den Taktstock des Hormonsystems fest in der Hand und sorgt für ein harmonisches Zusammenspiel. Die Hypophyse besteht aus einem Hypophysenvorderlappen und einem Hypophysenhinterlappen. Beide arbeiten eng zusammen, übernehmen aber unterschiedliche Aufgaben. Der eine bildet selbst Hormone, der andere dient als Speicherungsorgan.

Die Schilddrüse – der Motor unserer Körpers

Inhaltsverzeichnis

Hormone für fast alles – 24
Überall mit im Spiel – 24
Motor Schilddrüse – 25

Die Schilddrüse und das Jod – 25

Kurz zusammengefasst – 26

© Springer-Verlag GmbH Deutschland, ein Teil von Springer Nature 2020
H. J. Schneider et al., *Hormone – ihr Einfluss auf mein Leben*,
https://doi.org/10.1007/978-3-662-58978-6_5

Klein, aber mit enormer Wirkung. Wie schon die Hypophyse ist auch die Schilddrüse mit nur 20 Gramm ein recht kleines Organ, ihre Auswirkungen auf unseren Körper aber sind erstaunlich groß. Sie liegt vor unserem Kehlkopf und hat die Form eines Schmetterlings mit zwei seitlichen Lappen und einem dazwischen liegendem Mittelteil, dem sogenannten Isthmus. In der Schilddrüse werden Hormone produziert, die nahezu an allen Organen unseres Körpers wirken. Sie dienen dazu, den Stoffwechsel aufrecht und die Energiebilanz ausgeglichen zu halten.

DIE HORMONE DER SCHILDDRÜSE

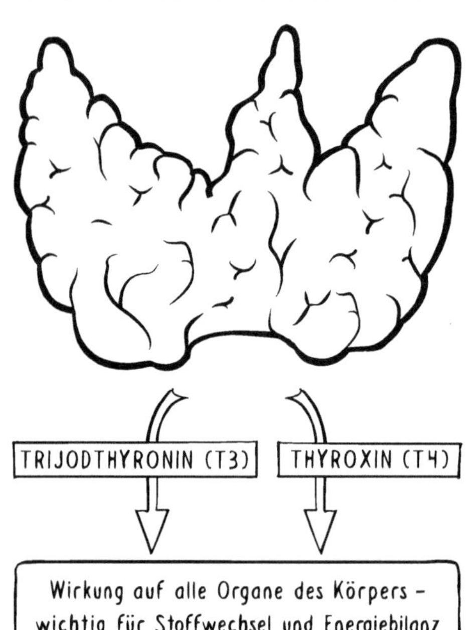

Hormone für fast alles

Die Schilddrüse produziert zwei Haupthormone, das Trijodthyronin, T3 genannt, und das Tetrajodthyronin, L-Thyroxin; Thyroxin oder kurz LT4 beziehungsweise T4 genannt. Etwa 95 Prozent der Schilddrüsenhormone werden als T4 freigesetzt, nur eine geringe Menge als T3. Dennoch ist T3 das wirksamere Hormon. T4 hat zwar auch eine schwache Wirkung auf die Schilddrüsenrezeptoren, aber hauptsächlich fungiert es als Depothormon, das im Blut in aktives T3 umgewandelt werden kann.

Der Großteil der Schilddrüsenhormone im Blut ist an Eiweiße gebunden, nur ein ganz kleiner Teil, etwa 0,3 Prozent, schwimmen frei im Blut und sind entsprechend wirksam. Mit Hormonmessverfahren kann man diese freien Schilddrüsenhormone und ihre Wirksamkeit messen. Schilddrüsenhormone wirken zum einen auf die Energiebilanz des Körpers, zum anderen spielen sie eine sehr wichtige Rolle bei der Entwicklung und dem Wachstum, vom Embryo bis zum heranwachsenden Kind. Besteht beispielsweise eine angeborene Schilddrüsenunterfunktion, kann diese, wenn sie nicht behandelt wird, Kleinwuchs und geistige Entwicklungsdefizite (Kretinismus) zur Folge haben. Vorbeugend werden daher heutzutage alle Neugeborenen auf eine Schilddrüsenunterfunktion gescreent.

Überall mit im Spiel

Schilddrüsenhormone sind in unserem Körper allgegenwärtig. Am Herzen führen sie dazu, dass es schneller und stärker schlägt und dass die Erregungsleitung (die Weiterleitung einer Erregung in Nerven- oder Muskelzellen) verkürzt wird. An den Nerven bewirken sie, dass die Leitgeschwindigkeit zunimmt. Entsprechend kann ein Mangel an Schilddrüsenhormonen zu eingeschränkter Nervenleitung, ein Schilddrüsenüberschuss dagegen zu verstärkten Reflexen oder auch zu Schlafstörungen führen. Durch Schilddrüsenhormone nimmt außerdem die Reizbarkeit der Muskeln zu, auch der Knochenumsatz wird gesteigert. Die Folge ist, dass Knochen verstärkt abgebaut werden, Osteoporose kann entstehen. Lesen Sie dazu auch das ▶ Kap. 29 im dritten Teil dieses Buches.

Vor allem am Energiehaushalt unseres Körpers sind die Hormone aus der Schilddrüse maßgeblich beteiligt. Sie erhöhen den Energieumsatz auf vielfältige Weise: Sie bilden vermehrt Zucker, aus dem der Körper seine Energie speist, sie reduzieren die Insulinempfindlichkeit, sodass weniger Zucker abgebaut wird, sie steigern den Fettabbau und erhöhen die Körpertemperatur.

Darüber hinaus regen sie den Stoffwechsel der Glukosamine an, der Grundsubstanzen unseres Bindegewebes. Bei einem Schilddrüsenhormonmangel können sich diese Substanzen anreichern. Das Bindegewebe schwillt dann teigig an zu einem sogenannten Myxödem an.

Motor Schilddrüse

Man kann sich die Schilddrüse wie einen Motor vorstellen, der unseren Körper am Laufen hält. Entscheidend ist, dass man den richtigen Gang einlegt. Fährt man zu langsam im hohen Gang, kann man nicht beschleunigen und ist zu träge. Legt man dagegen bei hoher Geschwindigkeit einen zu niedrigen Gang ein, kommt man zwar gut und schnell voran, auf die Dauer aber geht der Motor kaputt. Zu viele Schilddrüsenhormone sind vergleichbar mit einer Fahrt bei hohem Tempo und kleinem Gang: Der Motor heult und wird heiß, man ist schnell und kann gut überholen. Auf lange Sicht aber macht Motor schlapp und die Karosserie ächzt. Übersetzt auf unseren Körper heißt das: Der Stoffwechsel läuft auf Hochtouren, langfristig leiden aber Herz, Knochen und Muskeln.

Die meisten Patientinnen und Patienten, die selbst zu wenig Schilddrüsenhormone produzieren und sie medikamentös einnehmen müssen, fühlen sich bei gut eingestellten Schilddrüsenwerten am wohlsten. Einigen jedoch geht es bei einer leichten Überfunktion am besten, möglicherweise, weil sie sich an den beschleunigten Stoffwechsel gewöhnt haben. Dennoch ist es bis auf bestimmte medizinisch begründete Ausnahmen sinnvoll, die Schilddrüse wieder auf Normalwerte zu korrigieren.

Die Schilddrüse und das Jod

Jod ist ein entscheidender Teil der Schilddrüsenhormonmoleküle. Für eine normale Funktion der Schilddrüse ist eine ausreichende Jodversorgung unabdingbar. Mangelt es an Jod, versucht die Schilddrüse, diesem Mangel entgegen zu wirken, indem sie sich vergrößert und Knoten bildet. Mögliche Folge ist die Bildung eines sogenannten Kropfes. Zu viel Jod dagegen hat ebenfalls negative Auswirkungen: Eine dauerhafte Jod-Übersubstitution erhöht das Risiko einer entzündlichen Schilddrüsenerkrankung. Bei Patienten und Patientinnen, die eine solche Erkrankung, beispielsweise eine Hashimoto-Thyreoiditis haben, sollte daher kein jodhaltiges Schilddrüsenhormonpräparat verabreicht werden. Die Zufuhr von Jod in normalen Maßen, zum Beispiel durch jodiertes Speisesalz, stellt kein Problem dar, solange keine schwere Schilddrüsenüberfunktion vorliegt. Im Zweifel sollte man dies mit seinem Arzt oder seiner Ärztin besprechen.

In Ausnahmesituationen wie etwa einer Schwangerschaft ist der Jodbedarf grundsätzlich höher. Deshalb sollten auch Hashimoto-Patientinnen in einer Schwangerschaft zusätzlich Jod einnehmen. In diesem Fall überwiegt die Notwendigkeit der Jodversorgung des Fötus die eventuelle ungünstige Krankheitsbeeinflussung der Mutter.

Kurz zusammengefasst

Die Schilddrüse ist der Motor unseres Hormonsystems. Hier werden Hormone produziert, die an vielen verschiedenen Organen unseres Körpers wirken. Sie halten den Stoffwechsel aufrecht, sie sorgen für eine ausgeglichene die Energiebilanz und sie spielen eine wichtige Rolle beim Wachstum. Genau deshalb ist ein Screening der Schilddrüse bei Neugeborenen inzwischen Standard.

Die Nebenschilddrüse und das Sonnenhormon Vitamin D – für starke Knochen und ein starkes Immunsystem

Inhaltsverzeichnis

Vitamin D – Vitamin oder Hormon? – 28
Sonne, bitte – 28
Aus Cholesterin wird Vitamin D – 28

**Parathormon – der Vitamin D-Partner aus der Nebenschild-
drüse – 30**
Gemeinsam für starke Knochen – 30
Gestörtes Gleichgewicht – 30
Zu wenig Parathormon – 31
Zu viel Parathormon – 31
Zu wenig Vitamin D – 32
Die Folgen eines leichten Mangels an Vitamin D – 32

Vitamin D und seine Wirkungsvielfalt – 32

Vitamin D als Therapie – 33
Vitamin D gegen Erkältung – 33

Kurz zusammengefasst – 34

© Springer-Verlag GmbH Deutschland, ein Teil von Springer Nature 2020
H. J. Schneider et al., *Hormone – ihr Einfluss auf mein Leben*,
https://doi.org/10.1007/978-3-662-58978-6_6

Vitamin D ist ein Dauerthema, wenn es um unsere Gesundheit geht. Es ist eines dieser Hormone, die oft und immer wieder im Gespräch sind. Über das in Zeitschriften geschrieben und untereinander diskutiert wird. Auch deswegen, weil sehr viele Menschen Vitamin D täglich einnehmen, zusätzlich zu dem, was ihr Körper selbst produziert. Was ist dran an dem Hype um dieses Hormon? Wie wirkt Vitamin D und wie kann es uns tatsächlich helfen? Was sind die Folgen eines Vitamin D-Mangels und warum reden alle davon? Und was hat die Nebenschilddrüse damit zu tun? In diesem Kapitel klären wir genau diese Fragen.

Vitamin D – Vitamin oder Hormon?

Auch wenn der Name Vitamin irreführend ist, handelt es sich bei Vitamin D – wenn man ganz genau sein will bei aktivem Vitamin D – tatsächlich um ein echtes Hormon. Es müsste eigentlich Vitamin D-Hormon heißen. Ebenso wie die Geschlechtshormone und Cortisol ist Vitamin D ein sogenanntes Steroidhormon, also ein kleines Molekül, das aus Cholesterin gebildet wird. Die Besonderheit solcher Steroidhormone ist, dass sie nicht wie viele andere Hormone ihre Wirkung an der Zellwand, sondern im Zellkern entfalten.

Sonne, bitte

Bis unser Körper genügend aktives Vitamin D zur Verfügung hat, müssen eine ganze Reihe von Organen aktiv werden: Haut, Leber und Niere. Aber wir brauchen dazu auch Hilfe von außen. Wir brauchen die richtige Nahrung und wir brauchen vor allem eins: die Sonne. Zehn Prozent unseres Bedarfs an Vitamin D können wir über die Nahrung decken, mit Nahrungsmitteln, die eben Vita-

min D enthalten. Das sind unter anderem fetthaltiger Fisch, Eigelb, Leber und angereicherte Margarine. Den Rest des Vitamin D-Bedarfs muss unser Körper selbst bilden. Er tut das über die Haut. Wie gut und wie viel er bilden kann, hängt entscheidend vom Faktor Sonne ab.

Wie viel Sonne brauchen wir?

In Ländern über dem 35. Breitengrad – Deutschland liegt etwa zwischen dem 48. und 54. Breitengrad – reicht die Sonneneinstrahlung von Oktober bis März nicht aus, um genügend Vitamin D zu produzieren. Die Fachgesellschaften gehen davon aus, dass man von April bis September mindestens zweimal pro Woche Arme und Kopf unbedeckt in der Mittagszeit fünf bis dreißig Minuten der Sonne aussetzen muss, um genügend Vitamin-D zu bilden. Je dunkler die Haut, desto mehr Sonneneinwirkung braucht man. Dass ein solches Sonnenbad in der Mittagshitze aber das Hautkrebsrisiko erhöhen kann, spricht dem entgegen. Auch Sonnencremes hemmen die UV-Wirkung und damit leider auch die Bildung von Vitamin D. Daher ist ein Vitamin-D-Mangel in Europa nicht selten.

Bewegung kann hier helfen: Etwa eine Stunde pro Tag kurbelt die Vitamin D-Produktion merklich an.

Aus Cholesterin wird Vitamin D

Wenn die UV-Strahlung und die Wärme der Sonne auf das in unserem Körper vorhandene Cholesterin treffen, setzen chemische Veränderungen ein. Aus Cholesterinabkömmlingen wird zunächst ein Vorläufervitamin (7-Hydroxyvitamin-D3) gebildet, das seinerseits über die Wärmewirkung in Vitamin D3 umgewandelt wird. Dieses Vitamin D ist jedoch noch nicht aktiv. Dafür sind Leber und Niere zuständig: Die Leber wandelt das noch nicht aktive Hormon in eine weitere Vorstufe, das Calcidiol (25-Hydroxyvitamin-D3) um. Dann greift die Niere ein und macht daraus das nun aktive Vitamin D, das Calcitriol (1,25-Hydroxyvitamin D3). Dieses Calcitriol ist das Hormon, das nun seine Wirksamkeit entfalten kann.

Calcitriol ist ein Hormon zum Staunen. Es hat eine enorme Wirkungsvielfalt, rund 200 verschiedene Wirkweisen sind bereits untersucht worden. Die wichtigste und am besten erforschte ist die Wirkung am Knochen. Sie hängt eng zusammen mit der Steuerung unseres Calciumspiegels im Blut. Für diese Aufgabe hat sich das Vitamin D-Hormon einen Partner gesucht: das Parathormon (PTH), das in der Nebenschilddrüse gebildet wird.

Die beiden Hormone teilen sich die Arbeit. Im engen Zusammenspiel sorgen sie dafür, dass unser Calciumspiegel im Blut im Normalbereich bleibt und erhalten so unsere Knochengesundheit.

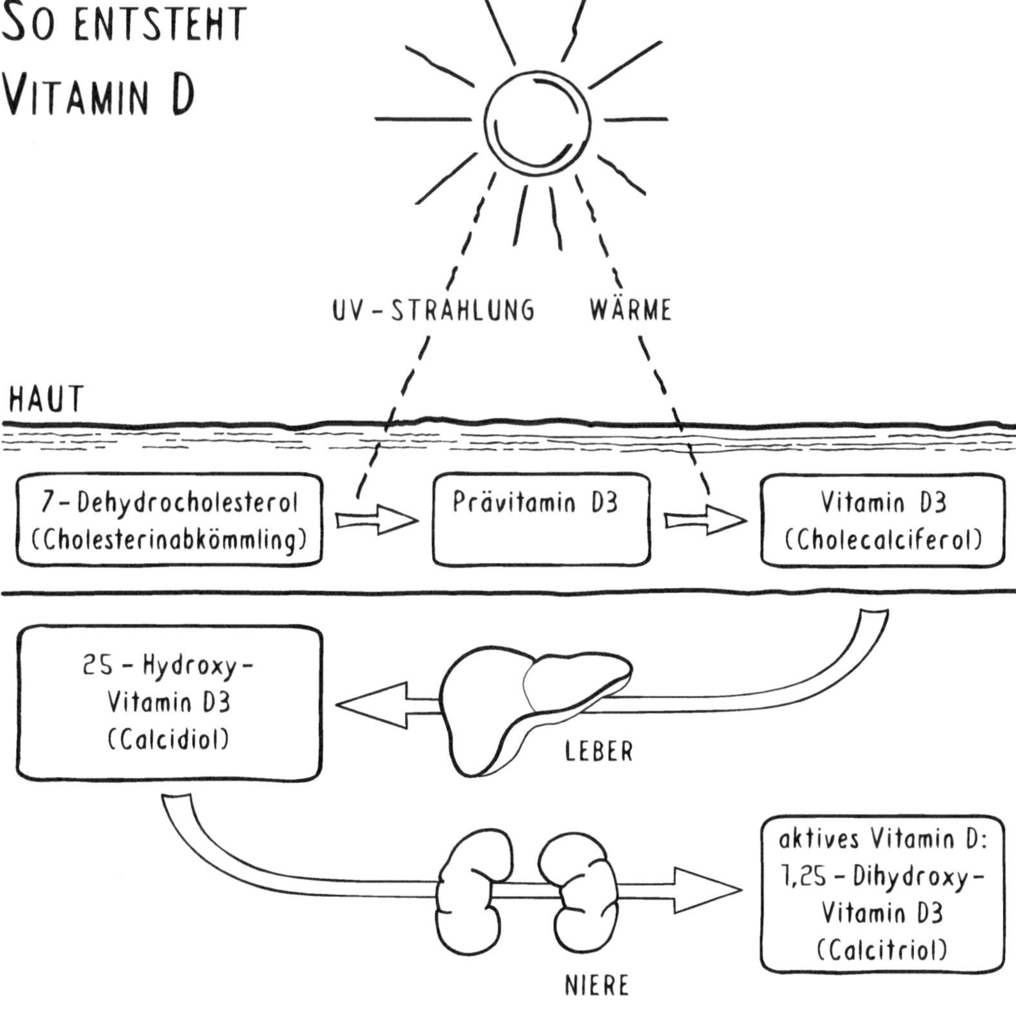

Parathormon – der Vitamin D-Partner aus der Nebenschilddrüse

Gemeinsam für starke Knochen

Unsere Knochen sind kein lebloses Gerüstsystem. Im Gegenteil, sie sind ein hoch aktives Organ, das einem ständigen Kreislauf aus Abbau und Aufbau unterliegt. Nur so bleiben unsere Knochen stark genug, um uns zu stützen und zu unterstützen.

Beim Aufbau sind permanent kleine Zellen, die Osteoblasten, am Werk, die vor allem Calcium und Phosphat in die Knochen einbauen. Die chemische Verbindung der beiden, Calciumphosphat, ist sozusagen der Zement, der unsere Knochen härtet und stabil hält. Neben den Osteoplasten gibt es sogenannte Osteoklasten. Sie kümmern sich um den Knochenabbau und sorgen dafür, dass Auf- und Abbau in einer ständigen Balance bleiben. Vitamin D und sein Partner Parathormon arbeiten gemeinsam daran, genügend Calcium und Phosphat für die Knochen bereit zu stellen und den ständigen Ab- und Aufbau der Knochen im richtigen Maß zu steuern. Sie helfen dabei, Calcium aus dem Darm ins Blut aufzunehmen.

Außerdem bewirken sie gemeinsam, dass mehr Calcium aus der Niere wieder zurück ins Blut gelangt (Rückresorption) oder anders herum gesagt: Sie hemmen die Ausscheidung von Calcium im Urin.

Neben Calcium spielt beim Thema Knochengesundheit ein weiterer Stoff eine große Rolle: Phosphat, das Salz der Phosphorsäure. Zusammen mit Calcium bildet es Calciumphosphat und ist ein wichtiger Bestandteil von Knochen und Zähnen.

So wie sie bei der Ausscheidung von Calcium an einem Strang ziehen, arbeiten die beiden Hormone Vitamin D und Parathormon bei der Ausscheidung von Phosphat gegeneinander. Während Vitamin D sie hemmt, regt Parathormon sie an. Das hat natürlich einen Grund. Vitamin D aktiviert die knochenaufbauenden Osteoblasten und damit den Einbau von Calcium und Phosphat in den Knochen. Parathormon hingegen unterstützt die knochenabbauende Funktion der Osteoklasten und damit die Freisetzung von Calcium und Phosphat aus den Knochen. Im Gegensatz zu den Osteoblasten sind Osteoklasten Zellen, die der Körper dazu braucht, Knochen abzubauen und zu demineralisieren. Somit halten die beiden Hormone die Knochen in Balance – sie arbeiten zwar gegeneinander, aber dennoch miteinander.

Gestörtes Gleichgewicht

Mangelt es dem Körper an Vitamin D, sinkt der Calciumspiegel. Als Reaktion darauf steigen die Parathormonwerte an. Daraus kann ein sogenannter sekundärer Hyperparathyreoidismus, eine erhöhte Konzentration von Parathormon im Blut, entstehen. Folge ist, dass vermehrt Knochen abgebaut und nicht ausreichend wieder aufgebaut wird. Das Gleichgewicht, die Balance, ist gestört. In Tabelle ist das Zusammenspiel von Parathormon und dem aktiven Vitamin D Calcitriol noch einmal zusammengefasst.

DIE EFFEKTE VON VITAMIN D UND PARATHORMON

	AKTIVES VITAMIN D (Calcitriol)		PARATHORMON	
DARM	Ca – Aufnahme	↗	Ca – Aufnahme	↗
NIERE	Ca – Ausscheidung	↘	Ca – Ausscheidung	↘
	Phosphatausscheidung	↘	Phosphatausscheidung	↗
			Calcitriolbildung	↗
KNOCHEN	Calciumeinbau (Aktivierung der Knochen-Aufbauzellen Osteoklasten)		Calciumfreisetzung (Aktivierung der Knochen-Abbauzellen Osteoblasten)	
BLUT	Calciumspiegel	↗	Calciumspiegel	↗

Zu wenig Parathormon

Anders als Vitamin D ist Parathormon kein Steroidhormon. Es wird in den vier Nebenschilddrüsen unseres Körpers gebildet. Diese kleinen Organe sind nur wenige Millimeter groß und liegen hinter der Schilddrüse verteilt.

Produzieren die Nebenschilddrüsen nicht genug Parathormon, bedeutet das, dass die kleinen sehr empfindlichen Organe nicht richtig arbeiten, möglicherweise weil sie bei einer Operation an der Schilddrüse verletzt wurden oder ein Autoimmunprozess die Funktion der Nebenschilddrüsen einschränkt.

Einen Parathormon-Mangel spürt man nicht direkt. Meist macht er sich durch einen Mangel an Calcium bemerkbar. Da Calcium nicht nur als Baustoff für die Knochen fungiert, sondern auch für die Erregbarkeit der Nerven und Muskeln eine Rolle spielt, führt zu wenig Calcium dazu, dass Betroffene an den Händen, im Gesicht vor allem um den Mund herum ein Kribbeln spüren. Calcium-Tabletten schlucken als Therapie reicht in einem solchen Fall leider nicht aus, um den Mangel zu beheben. Denn die Hormone, die notwenig sind, um Calcium aus der Nahrung oder Tabletten in den Körper aufgenommen zu können, fehlen. Das zugeführte Calcium wird dann einfach wieder ausgeschieden.

Parathormon selbst lässt sich nicht ohne Weiteres ersetzen, sein Partner, das aktive Vitamin D aber schon. Diese Tatsache machen sich Ärzte zu Nutze und behandeln einen Mangel an Parathormon (Hyperparathyreoidismus) in der Regel mit Calcitriol oder verwandten Medikamenten. Da Calcitriol aber hoch wirksam ist, müssen die Patientinnen und Patienten engmaschig kontrolliert und die Dosis immer wieder angepasst werden, um einen optimalen Calcium-Spiegel zu erreichen.

Zu viel Parathormon

Ist im Körper dagegen zu viel Parathormon unterwegs, hat dieses Ungleichgewicht ebenfalls Folgen. „Stein-, Bein-, Magenpein" – so merken sich Studierende der Medizin die Symptome, die diese Dysbalance herbeiführen kann. „Steinpein" meint Nierensteine: Denn der hohe Parathormon-Spiegel führt dazu, dass auch der Calcium-Spiegel steigt, um das Gleichgewicht wieder herzustellen. Wegen der hohen Menge an Calcium können im Urin Calciumkristalle entstehen und schmerzhafte Nierensteine verursachen. „Beinpein" weist auf Knochenprobleme hin: Da im Blut sowohl zu viel Calcium als auch zu viel Parathormon vorhanden ist, wird vermehrt Knochen abgebaut – Osteoporose entsteht. Mit „Magenpein" sind Magengeschwüre gemeint, eine weitere mögliche Folge. Auch psychische Erkrankungen wie Depressionen können die Folge von dieser Überversorgung sein.

Welche Therapie die richtige ist, hängt von der Ursache und vom Zustand jedes einzelnen ab. Je nachdem können Medikamente oder auch eine Operation helfen.

Zu wenig Vitamin D

Nicht alles, was nach Vitamin D-Mangel aussieht, ist auch tatsächlich einer. Gerade Vitamin D wird häufig für alles Mögliche verantwortlich gemacht, für das es oft gar nicht verantwortlich ist. Überprüft werden muss es trotzdem. Denn es gibt natürlich Erkrankungen, die sich ganz eindeutig auf einen Mangel an diesem Hormon zurückführen lassen.

Ein ausgeprägter Mangel kann schwerwiegende Folgen haben, besonders für Kinder. Eine besonders schlimme ist die Rachitis. Zu wenig Vitamin D hat zu wenig Calcium und zu wenig Phosphat zur Folge. Den Knochen fehlt dann ausreichend Zement, sie werden weich und verformen sich: Fehlstellungen, Beinverkrümmungen oder der typische Rachitis-Rosenkranz prägen das Erscheinungsbild. Rosenkranz deshalb, weil an den Wachstumsfugen der Rippen des Brustkorbs perlschnurartige Auftreibungen auftreten, die einer solchen Gebetskette sehr ähneln.

Tritt die Rachitis erst im Erwachsenenalter auf, spricht man nicht von Rachitis, sondern von Osteomalazie. Auch hier kommt es zu Knochenerweichungen, aber statt Knochenverformungen leiden die Patientinnen und Patienten eher unter dumpfen Knochenschmerzen und häufigeren Knochenbrüchen.

In entwickelten Ländern sind solche Fälle inzwischen selten, da ein Mangel leicht durch eine ausreichende Gabe von Vitamin D behandelt werden kann. Vor allem Säuglinge, die der Sonne noch kaum ausgesetzt sind, erhalten daher in den ersten Monaten oft Vitamin D in Tabletten-Form. In Entwicklungsländern dagegen ist das Risiko einer Rachitis oder Osteomalazie höher. Zu wenig Sonne auf der Haut, mangelhafte Ernährung oder nicht behandelte Leber-, Nieren-, Gallen- oder Darmerkrankungen sind mögliche Ursachen dafür.

Die Folgen eines leichten Mangels an Vitamin D

Fast die Hälfte der Bevölkerung in mittleren Breitengraden hat einen leichten Vitamin D-Mangel. Da wir uns viel in geschlossenen Räumen aufhalten und zu wenig Sonne abbekommen, produzieren wir zu wenig von diesem wichtigen Hormon. Ob dieser leicht erniedrigte Vitamin D-Spiegel tatsächlich mit künstlichem Vitamin D von außen ausgeglichen werden muss, darüber streiten die Experten.

Vitamin D und seine Wirkungsvielfalt

Vitamin D spielt für viele Funktionen in unserem Körper eine Rolle. Das ist wissenschaftlich erwiesen, wenn auch noch nicht alle Fragen bis ins letzte Detail geklärt sind. Wir wissen, dass das Hormon unser Immunsystem beeinflusst und dabei hilft, verschiedene Immunzellen zu aktivieren beziehungsweise Bakterien abzutöten. Es gibt außerdem einen Zusammenhang von Vitamin D-Mangel und verschiedenen anderen Erkrankungen, wie etwa die oben erwähnten Knochenerkrankungen Osteomalazie, Rachitis und Osteoporose, aber auch klassische Zivilisationskrankheiten wie Übergewicht, Diabetes mellitus Typ II, Bluthochdruck und Herzinsuffizienz. Wegen seiner positiven Wirkung auf das Immunsystem hängt ein Vitamin D-Mangel auch oft mit entzündlichen Erkrankungen zusammen. Dazu gehören zum Beispiel Multiple Sklerose, andere Autoimmunerkrankungen, Asthma Bronchiale oder Diabetes mellitus Typ I. Vitamin D scheint gerade bei der Veränderung von Autoimmunerkrankungen positive Effekte zu haben. Medizinische Forschungen zeigten auch eine Verbindung zwischen dem Mangel an Vitamin D und Krebserkrankungen auf.

Vitamin D-Mangel: Ursache für andere Erkrankungen?

Nicht jede Erkrankung, die zusammen mit einem Vitamin D-Mangel auftritt, ist auch durch diesen verursacht. Zwar ist ein Vitamin D-Mangel gehäuft eine Begleiterscheinung von vielen Erkrankungen. Ob wirklich ein kausaler Zusammenhang besteht, muss aber erst abgeklärt werden. Oft liegt die Ursache tatsächlich ganz woanders. Möglicherweise ist der Vitamin D-Mangel auch nicht die Auslöser, sondern die Folge einer Krankheit oder eines ungesunden Lebensstils.

Vitamin D als Therapie

Fehlt Vitamin D, wird Vitamin D gegeben. Könnte man meinen, aber so einfach ist es leider nicht. Ob eine Gabe von Vitamin D als Therapie geeignet ist, hängt ganz von der Erkrankung ab und davon, wie direkt der Zusammenhang zwischen der Krankheit und dem Hormonmangel ist. Sehr klar und eindeutig ist die Verbindung zwischen Vitamin D-Mangel und Osteomalazie und Rachitis. Hier hilft eine Gabe von Vitamin D. Ebenso ist es relativ unstrittig, dass ein Vitamin D-Mangel bei Osteoporose ausge-

glichen werden sollte, selbst wenn neuere Studien bei diesem Thema nicht ganz einheitlich sind.

Deutlich unklarer ist die Situation dagegen bei anderen Syndromen. Weder bei Zivilisationskrankheiten wie Diabetes und Herz-Kreislauferkrankungen noch bei Krebs- und Autoimmunkrankheiten konnten Studien belegen, dass die Gabe von Vitamin D hilft, Erkrankungen zu verhindern oder ihren Zustand zu verbessern.

Vitamin D gegen Erkältung

Eine gute Nachricht gibt es dafür für alle, die häufig erkältet sind: Eine große Meta-Analyse (eine wissenschaftliche Zusammenfassung aus vielen Einzelstudien, hier mit über 11.000 Teilnehmern), hat gezeigt, dass bei Menschen, die zu wenig Vitamin D haben, die Gabe des Hormons einen nachweisliche positiven Effekt hatte. Sie schnieften und husteten tatsächlich deutlich weniger häufig, insbesondere diejenigen, die anfangs sehr stark erniedrigte Vitamin D-Spiegel hatten. Am besten wirkten die Tabletten, wenn die Testpersonen sie täglich einnahmen und nicht einmal oder wenige Male wöchentlich.

Kann man zu viel Vitamin D einnehmen?

Ja! Besonders bei älteren Menschen ist Vorsicht geboten bei der Dosierung. In einer Studie zeigte sich, dass mehr Nebenwirkungen auftraten und Probanden öfter stürzten, wenn das Hormon in sogenannten Bolusgaben verabreicht wurde. Das heißt, wenn es in hohen Dosen (60.000 Internationale Einheiten oder mehr) nur einmal monatlich statt täglich in niedrigeren Dosen eingenommen wurde. Starke Vitamin D-Überdosierungen können auch andere Probleme wie zum Beispiel Nierenversagen zur Folge haben. Vor allem älteren Menschen sollten Überdosierungen vermeiden.

Die Empfehlungen verschiedener Fachgesellschaften lauten: Ein Vitamin D-Spiegel von zwanzig bis hundert Nanogramm/Milliliter ist normal. Ein Spiegel über dreißig Nanogramm/Milliliter ist optimal. Aber: In Studien sind bei Menschen, die durch die Einnahme von Vitamin D-Präparaten einen Spiegel von über fünfundvierzig Nanogramm/Milliliter erreichten, bereits Nebenwirkungen aufgetreten.

Kurz zusammengefasst

Vitamin D und das Parathormon spielen Hand in Hand und ergänzen sich bei der Erhaltung unseres Kalziumstoffwechsels und unserer Knochengesundheit. Eine ausreichende Vitamin D-Zufuhr ist nicht nur wichtig für die Knochen, sondern auch für unser Immunsystem wichtig. So hat man festgestellt, dass sich die Häufigkeit von Erkältungen reduzieren lässt, wenn ein bestehender Vitamin D-Mangels ausgeglichen wird.

Sehr viele Krankheiten wie Diabetes, Herz-Kreislauferkrankungen, Krebs und Autoimmunerkrankungen können mit einem Vitamin D-Mangel einhergehen. Das heißt aber nicht, dass der Vitamin D-Mangel unbedingt die Ursache dieser Erkrankungen ist.

Die Bauchspeicheldrüse – die Blutzucker-Zentrale

Inhaltsverzeichnis

Enzyme für den Darm – 36

Hormone für's Blut – 37
Insulin als Zuckerbremse – 38
Insulin und Glukagon – 38

Insulin als Wachstumsgenerator – 38
Insulinspray zum Schutz vor Nervenkrankheiten? – 39

Kurz zusammengefasst – 40

© Springer-Verlag GmbH Deutschland, ein Teil von Springer Nature 2020
H. J. Schneider et al., *Hormone – ihr Einfluss auf mein Leben*,
https://doi.org/10.1007/978-3-662-58978-6_7

Die Bauchspeicheldrüse ist ein zentrales Organ unseres Körpers. Sie liegt nicht nur sehr zentral, sie erfüllt auch eine zentrale Funktion. Das Pankreas, so die medizinische Bezeichnung (von griechisch „pánkreas": „pân" für „alles", „kréas" für „Fleisch"), spielt eine wichtige Rolle bei der Nahrungsaufnahme und der weiteren Verwertung unserer Nahrung.

Enzyme für den Darm

Die Bauchspeicheldrüse arbeitet gleichzeitig als exokrine und als endokrine Drüse. Exokrin bedeutet, dass Stoffe nach außen abgegeben werden. In diesem Fall ist mit „außen" unser Darm gemeint. Er liegt zwar im Inneren unseres Körpers, wird aber aus medizinischer Sicht als ein nach innen gestülptes Teil unseres Äußeren betrachtet. Als exokrine Drüse produziert die Bauchspeicheldrüse verschiedene Verdauungsenzyme, die in den Darm ausgeschüttet werden. Enzyme sind Proteine, die eine chemische Reaktion hervorrufen können. Sie helfen dabei, unsere Nahrung zu verdauen.

Ist diese Funktion der Bauchspeicheldrüse gestört, zum Beispiel nach einer Bauchspeicheldrüsenentzündung, müssen wir die Verdauungsenzyme in Form von Medikamenten einnehmen, damit wir unsere Nahrung überhaupt verdauen können.

Enzyme und Nahrungsintoleranzen

Die Bauchspeicheldrüse produziert wichtige Enzyme, die bei der Verdauung helfen. Sie werden in drei Gruppen unterteilt:
- Proteasen spalten Eiweiße auf: Hierzu gehören die Enzyme Trypsinogen, Chymotrypsinogen und Elastase.
- Lipase spaltet Fette auf.
- Alpha-Amylase spaltet Kohlenhydrate (Zucker) auf.

Daneben gibt es wichtige Verdauungsenzyme, die nicht in der Bauchspeicheldrüse, sondern in anderen Organen gebildet werden.

Das Enzym Laktase entsteht beispielsweise im Dünndarm. Es ist notwendig, um den Milchzucker Laktose abzubauen. Bei einem Mangel an Laktase entsteht eine Laktoseintoleranz, also eine Unverträglichkeit von Milchzucker. Diese ist genetisch bestimmt und kommt vor allem in Asien und Afrika sehr häufig vor. Dagegen sind nur 15 Prozent der erwachsenen Mitteleuropäer laktoseintolerant.

DIE BAUCHSPEICHELDRÜSE
Die Blutzucker-Zentrale

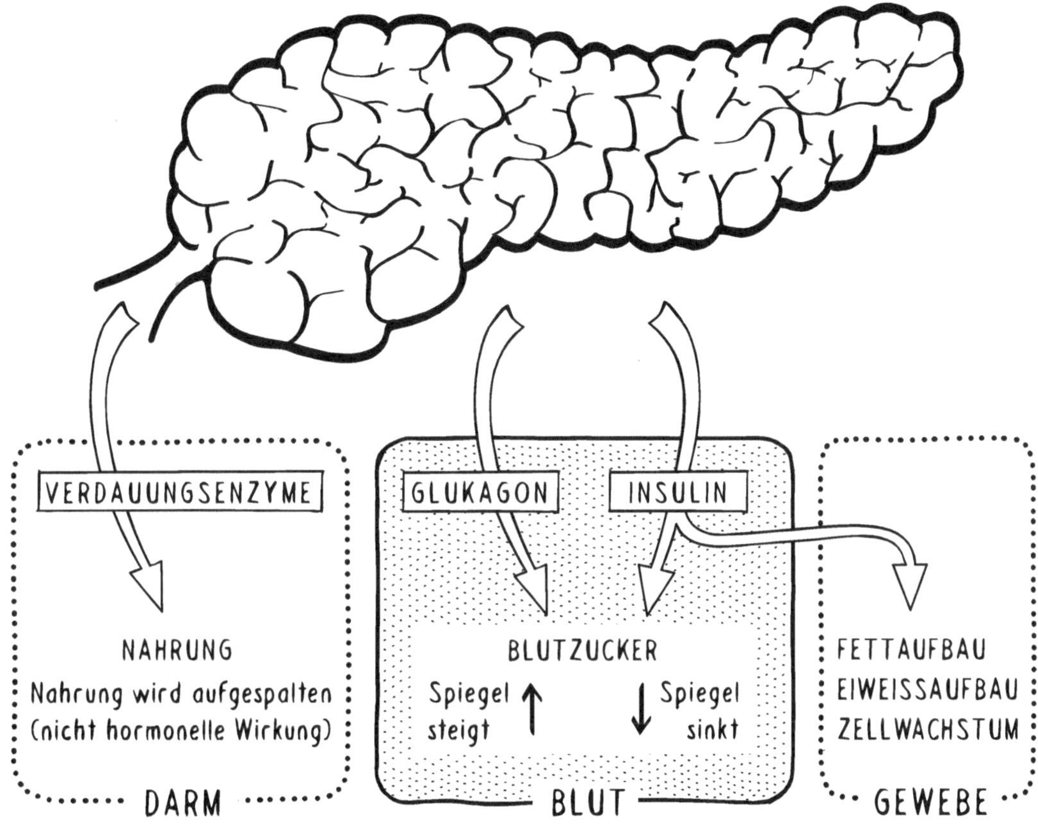

Hormone für's Blut

Ist die Nahrung verdaut, muss der Körper die enthaltenen Nährstoffe verarbeiten. Dabei hilft wieder die Bauchspeicheldrüse, diesmal aber in ihrer Funktion als endokrine Hormondrüse. Sie ist an allen Vorgängen beteiligt, die einsetzen, wenn Nährstoffe über den Darm ins Blut aufgenommen werden. Ihre wichtigste Funktion ist dabei die Steuerung des Blutzuckers.

Der Zucker aus unserer Nahrung gelangt über die Darmwand in den Blutkreislauf. Von dort muss er in seine Depots in den Muskeln, in der Leber und in den Fettzellen abtransportiert werden, denn zu viel Zucker im Blut schädigt Gefäße und Nerven. Hier kommt die Bauchspeicheldrüse ins Spiel: Die hormonbildenden Zellen der Bauchspeicheldrüse werden Beta- und Alphazellen genannt. Die Betazellen produzieren Insulin. Sie reagieren hochempfindlich, wenn der Zucker im Blut ansteigt. Insulin senkt den Blutzuckerspiegel und hält ihn in der Norm.

Welche Blutzuckerspiegel sind normal?

Unsere Bauchspeicheldrüse achtet penibel darauf, dass die Blutzuckerwerte in einem bestimmten Rahmen bleiben. Nüchternwerte, das heißt die Werte im nüchternen Zustand ohne Nahrungsaufnahme, gelten zwischen 70–100 mg/dl (Milligramm pro Deziliter) als normal. Nach dem Essen liegt die Grenze des Normalwertes bei bis zu 160 mg/dl.

Insulin als Zuckerbremse

Steigt der Zuckergehalt im Blut zu stark an, kann er sich in Gefäßen und Nerven ablagern und Schäden hervorrufen. Damit das nicht passiert, brauchen wir das Hormon Insulin. Es senkt den Zuckerspiegel hauptsächlich dadurch, dass es Zucker nach der Nahrungsaufnahme in die Muskeln einlagert und in seinen Depots speichert.

Insulin und Glukagon

Damit der Zucker jedoch nicht zu schnell zu stark abfällt, hat die Bauchspeicheldrüse ein weiteres Hormon in petto: Glukagon. Es wird den Alphazellen der Bauchspeicheldrüse gebildet und sorgt dafür, dass der Zuckergehalt im Blut schnell wieder steigt. Auch in Fastenzeiten wird Glukagon aktiv. Es setzt Zucker aus dem Depot in der Leber frei, um Unterzuckerungen zu vermeiden.

Mit den beiden Hormonen Insulin und Glukagon hat die Bauchspeicheldrüse den Blutzucker gut im Griff. Sie kann ihn mit diesen beiden Zügeln sehr fein steuern und in einem engen Rahmen halten.

Dieser Rahmen ist wichtig, denn Zucker als Energieträger wird permanent gebraucht – von unseren Nervenzellen und von unseren Muskeln. Aber es gibt eine Hierarchie. Erst das Gehirn, dann die Muskeln. Die Nervenzellen im Gehirn sind darauf angewiesen, dass sie ständig mit Zucker versorgt werden. Weil sie lebenswichtige Funktionen des Körpers steuern, hat das Gehirn immer Vorrang und die Nervenzellen dort nehmen sich als erstes den Blutzucker, den sie benötigen. Ist diese Zufuhr unterbrochen, sind die Funktionen gestört: Konzentrationsstörungen bis hin zu Bewusstlosigkeit sind die Folgen. Hält der Unterzucker länger an, besteht sogar die Gefahr, dass sich eine dauerhafte Schädigung entwickelt.

Anders als die Muskeln brauchen die Nervenzellen in unserem Gehirn kein Insulin, um Zucker zu erhalten. Muskeln dagegen nehmen den Blutzucker insulingesteuert auf, das heißt: Ohne Insulin geht gar nichts.

Insulin als Wachstumsgenerator

Nicht nur für den Zuckerhaushalt unseres Körpers ist Insulin unabdingbar. Es ist darüber hinaus eines der wichtigsten Hormone für das Zellwachstum. Insulin wird nicht nur durch Zucker, sondern auch durch Aminosäuren stimuliert. Aminosäuren sind Bausteine von Eiweißen und dienen vor allem dem Aufbau von Körpergewebe. Essentielle Aminosäuren kann ein Organismus nicht selber herstellen, sie müssen mit der Nahrung aufgenommen werden.

Insulin regt den Aufbau von Eiweißen und Fetten und somit das Wachstum unserer Zellen an. Insulin verstärkt dabei die sogenannte Fettsäuresynthese, auch Lipogenese genannt. Gemeint ist damit der Einbau der Fette in die Fettspeicher. Die Lipogenese ist ein Stoffwechselprozess, bei dem Fettsäuren hergestellt und Fettdepots angelegt werden. Dies hat eine Beeinflussung unseres Körpergewichts zur Folge. Wenn wir viele Kohlenhydrate über die Nahrung aufnehmen, steigt der Insulinspiegel und verhindert, dass unsere Fettdepots abgebaut werden. Im ▶ Kap. 17 gehen wir näher darauf ein.

In unserem Nervensystem ist Insulin ebenfalls ein Wachstumsgenerator und baut Nervenzellen neu auf. In laufenden Studien wird derzeit beispielsweise getestet, ob Insulin möglicherweise das Fortschreiten einer Alzheimer-Krankheit verhindern kann. Auch zu anderen Medikamenten, die die Wirkung von Insulin verstärken und/oder eine Insulinresistenz hemmen, werden Untersuchungen durchgeführt. Sie sollen zeigen, ob sie zu Behandlung von Nerven-Leiden wie der Alzheimer- und Parkinson-Krankheit eingesetzt werden können.

Forscher gehen nämlich davon aus, dass verminderte Insulinspiegel und verminderte Insulinwirkung bei Erkrankungen des Nervensystems eine Rolle spielen. In der Medizinersprache werden diese Krankheiten neurodegenerativ genannt, weil sie das Nervensystem zerstören. Es liegt also nahe, Insulin zur Behandlung dieser Erkrankungen einzusetzen.

Insulinspray zum Schutz vor Nervenkrankheiten?

Doch wie kommt Insulin zu den betroffenen Nervenzellen ins Gehirn? Um dieses wichtigste Organ unseres Körpers zu schützen, können Stoffe aus unserem Kreislauf nicht einfach so ins Gehirn gelangen. Dafür gibt es eine Blut-Hirn-Schranke, die genau dies verhindert. Das zweite Problem: Würde man Insulin in die Blutbahn spritzen, würde das zu schweren Unterzuckerungen führen. Was also tun?

Forscher aus Seattle in den USA haben eine elegante, ursprünglich von Forschern aus Lübeck entwickelte Methode angewendet, um diese Probleme zu umgehen: Sie haben Insulin in ein Nasenspray gepackt. Über die Nasenschleimhaut kann das Hormon durch spezielle Blutbahnen und Riechnerven direkt ins Blut gelangen, ohne den Blutzuckerstoffwechsel zu beeinflussen.

Die Forscher haben die Wirkung der Nasensprays in einer Studie untersucht: Als Testpersonen dienten 104 Menschen mit milden kognitiven Einschränkungen (Einschränkungen des Kurzzeitgedächtnisses, die als Vorstufe einer Demenz gelten) oder einer bestehenden Alzheimer-Demenz. Über vier Monate lang bekamen sie entweder Insulin in zwei unterschiedlichen Dosierungen oder aber ein Placebo in Form von Kochsalzlösung als Nasenspray.

Die Ergebnisse, die mit standardisierten Tests ermittelt wurden, zeigten erstens, dass sich bei den Studienteilnehmerinnen und -teilnehmern, die eine geringere Insulin-Dosierung erhielten, das Gedächtnis verbesserte. Und zweitens, dass sich bei denjenigen, denen eine höhere Dosierung gegeben wurde, die allgemeine geistige Leistungsfähigkeit merklich steigerte im Vergleich zu denen, die mit Placebos behandelt wurden. Bei einem Teil der Probandinnen und Probanden wurden im Nervenwasser auch sogenannte Biomarker gemessen, die mit einer Alzheimer-Erkrankung einhergehen. Eine spezielle Bildgebungen (FDG-PET) wies nach, welche Hirnregionen besonders aktiviert waren.

Die Effekte von Insulin auf die Alzheimer-Biomarker waren nicht ganz eindeutig: Auf den ersten Blick konnte Insulin keine Verringerung der Marker erreichen. Eine genauere Interpretation der Ergebnisse aber ergab, dass nur bei den mit Insulin behandelten Patientinnen und Patienten die geistige Leistungsfähigkeit mit der Konzentration der Biomarker zusammenhing – ein indirekter Hinweis auf den Effekt von Insulin. In der FDG-PET-Bildgebung zeigte sich außerdem, dass durch die Insulingaben verhindert werden konnte, dass sich die Stoffwechselaktivität in den für die Alzheimer-Erkrankung relevanten Gehirnarealen verringerte.

Ist Insulin damit das neue Wundermittel gegen Alzheimer? Noch ist es wohl zu früh, das zu behaupten. Einige Folgestudien bestätigten diese positiven Ergebnisse, andere dagegen nicht. Auch waren die Effekte in manchen Studien zwar messbar, aber nur in sehr geringem Ausmaß. Unklarheit herrscht zudem noch bei möglichen Nebenwirkungen. Bisher gibt es keine Antwort darauf, was tatsächlich passiert, wenn man sich über Jahre Insulin in die Nase sprüht, und welche Langzeitnebenwirkungen das haben könnte.

Kurz zusammengefasst

Die Bauchspeicheldrüse, medizinisch Pankreas, spielt eine zentrale Rolle bei der Verdauung der Nahrung und der Umwandlung von Nährstoffen in Energie. Die Hormone der Bauchspeicheldrüse, Insulin und Glukagon, steuern den Blutzuckerspiegel. Insulin ist aber auch einer der wichtigsten Stoffe für das Zellwachstum. Es regt den Aufbau von Eiweißen, Fetten und Nervenzellen an.

Die Nebennieren – die Wiege der Kampf- und Fluchthormone

Inhaltsverzeichnis

Bereit zur Flucht und zum Kampf – 42

Das Nebennierenmark – 42
Adrenalin – das Hormon für den Kick – 43
Noradrenalin und Dopamin – 44

Die Nebennierenrinde – 45
Steroidhormone – 45
Cortisol – das Stresshormon – 47
Aldosteron – der Blutdruckregulator – 47
Vorläufer der Geschlechtshormone – 48

Kurz zusammengefasst – 48

© Springer-Verlag GmbH Deutschland, ein Teil von Springer Nature 2020
H. J. Schneider et al., *Hormone – ihr Einfluss auf mein Leben*,
https://doi.org/10.1007/978-3-662-58978-6_8

Wie kleine Hüte liegen die Nebennieren auf den beiden Nieren. Unscheinbare kleine Drüsen und dennoch essentiell zum Überleben. Hier entstehen so wichtige Botenstoffe wie Adrenalin, Dopamin oder Cortisol – auf sie kommt es an, wenn Gefahr droht.

Bereit zur Flucht und zum Kampf

Um zu erklären, welch vielfältige Funktionen die Nebenniere und die dort gebildeten Hormone haben, stellen Sie sich einmal folgende Situation vor: An einem nasskalten Abend sind Sie allein zu Fuß unterwegs. Die Gegend kommt Ihnen unheimlich vor und Sie möchten weg. Plötzlich hören Sie Schritte hinter sich. Ihr Herz schlägt schneller und beginnt zu pochen. Sie beschleunigen Ihren Gang. Die Schritte hinter Ihnen aber kommen immer näher. Sie bekommen Gänsehaut, Ihre Nackenhaare stellen sich auf. Sie schwitzen. Ihr Mund wird trocken, Ihre Kehle schnürt sich zu. Ihre Atemzüge werden immer kürzer. Sie gehen schneller, doch die Schritte nähern sich weiter. Dann fasst eine kalte Hand Ihre Schulter. Ihre Augen sind weit aufgerissen. Ihr Herz pocht bis zum Hals. Sie zittern und sind schweißgebadet. Panisch schießen Ihnen Gedanken durch den Kopf: Soll ich rennen? Soll ich mich wehren? Da hören Sie eine bekannte Stimme. „Du bist es! Bin ich froh, dich hier zu sehen!" Die Panik weicht, Sie entspannen sich langsam. Ihr Herz beruhigt sich nach und nach, die Hände werden ruhiger. Sie spüren förmlich, wie der Schreck langsam aus den Gliedern weicht.

All diese Reaktionen sind auf die Nebenniere zurückzuführen. Dieses kleine Organ wird aktiv in Situationen von Bedrohung oder Anspannung. Die Hormone, die hier produziert werden, machen den Körper bereit, bei Gefahr schnell zu reagieren. Die eine Option ist Flucht, die andere Kampf. Die Nebenniere sorgt dafür, dass unser Körper genügend Ressourcen zur Verfügung hat, um entweder zu rennen oder sich zu verteidigen.

Das Nebennierenmark

Der Mensch hat zwei Nebennieren, die aus je zwei Teilen bestehen: Nebennierenmark und Nebennierenrinde. Sieht man sich diese zwei Organe etwas genauer an, stellt man fest, dass sie entstehungsgeschichtlich völlig verschiedene Ursprünge haben. Streng genommen ist das Nebennierenmark keine Hormondrüse, sondern ein Teil unseres Nervensystems, des Sympatikus. Lesen Sie dazu Genaueres im Kasten auf der nächsten Seite.

Im Nebennierenmark sitzen Nervenendigungen, die Wirkstoffe freisetzen, sogenannte Neurotransmitter. Im Gegensatz zu Hormonen, die über die Blutbahn im Körper verteilt ihre Wirkung tun können, sind Neurotransmitter Botenstoffe, die den Kontakt zwischen Nervenendigungen herstellen und damit die Kommunikation zwischen Nervenzellen auf kürzesten Distanzen ermöglichen. Im Nebennierenmark jedoch funktionieren diese Neurotransmitter wie Hormone.

Die Hormone der Nebenniere

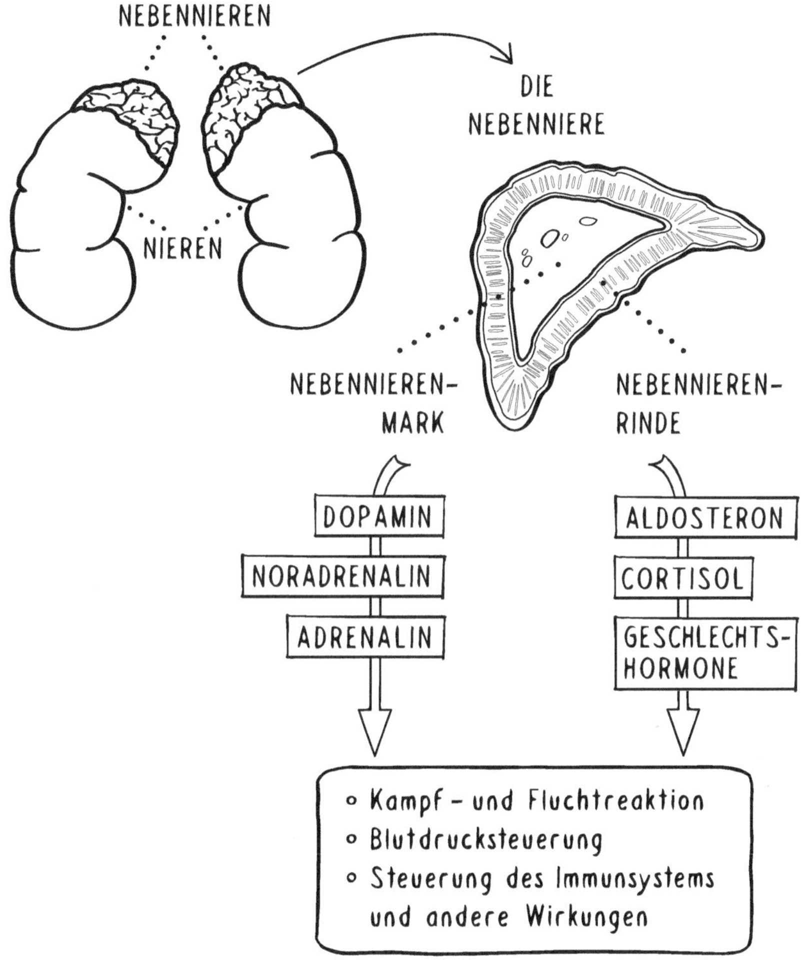

Adrenalin – das Hormon für den Kick

Das wichtigste und bekannteste Hormon des Nebennierenmarks ist Adrenalin. Jeder kennt den Namen, aber kaum jemand die Wirkweise. Adrenalin pusht, macht euphorisch, lässt uns Risiken eingehen. Es gibt uns einen Kick – doch wie? Wenn wir Adrenalin im Blut haben, passiert Folgendes:

1. Das Herz schlägt schneller und stärker. Dadurch wird mit jedem Herzschlag mehr Blut in unseren Körper gepumpt, so dass mehr Sauerstoff und mehr Energie zur Verfügung stehen.
2. Unsere Muskeln spannen sich an, die Muskelkraft und Ausdauer wird bis zum maximal Möglichen gesteigert. Immer wieder wird in Anekdoten berichtet, dass Menschen in Ausnahmesituationen

„übermenschliche" Kräfte entwickeln, zum Beispiel, dass eine Mutter alleine ein Auto anhebt, das ihr Kind überfahren hat. Hinter solchen Augenzeugenberichten mag auch Übertreibung stecken. Tatsache ist aber, dass Adrenalin in Situationen äußerster Anspannung Reserven in unseren Muskeln freisetzt, die in Ruhephasen nicht abgerufen werden können.

3. Die kleinen Haarfollikel auf unserer Haut wölben sich nach vorne, wir bekommen eine Gänsehaut und die Härchen stellen sich auf. Unsere Nackenhaare tun das Gleiche. Diese Reaktion ist ein Relikt aus der Steinzeit, der unseren Vorfahren damals (und Tieren noch heute) einen psychologischen Vorteil im Kampf verschafft: Wenn sich das Fell aufstellt, vergrößert sich das Körpervolumen und Mensch oder Tier wirk(t)en bedrohlicher.

4. Die Pupillen weiten sich und die Augenlider öffnen sich stärker. Mehr Licht kann auf unsere Netzhaut dringen. Gleichzeitig signalisieren unsere aufgerissenen Augen aber: „Ich bin angespannt und wach. Mit mir ist nicht zu spaßen."

5. Die äußeren Gefäße verengen sich und der Blutdruck steigt. Unsere Haut wird blass, gleichzeitig steht so aber mehr Blut für unsere zentralen Organe zur Verfügung.

6. Zucker wird vermehrt freigestellt. Er ist ein schneller Energielieferant für den Körper.

7. Die Bronchien weiten sich, sodass mehr Luft in die Lunge gelangt und wir mehr Sauerstoff zur Verfügung haben.

8. Die Schweißproduktion wird angeregt. Die Körperwärme, die durch die Aktivierung des gesamten Körpers entsteht, wird dadurch besser abgeleitet. Die Hautoberfläche wird zudem rutschiger, sodass uns ein möglicher Angreifer nicht mehr gut festhalten kann. Aber Schweiß setzt auch Pheromone (körpereigene Duftstoffe) frei. Man geht davon aus, dass auch sie Kampf- oder Fluchtbereitschaft signalisieren.

9. Die glatte Muskulatur, aus der beispielsweise Darmsystem oder Harnblase bestehen, entspannt sich. An den Schließmuskeln des Darms und der Blase jedoch steigt die Spannung. Der Speichelfluss nimmt ab. Diese Reaktionen verhindern, dass der Körper während einer Bedrohung unnötige Energie für Verdauung verbraucht – oder man gar dringend zur Toilette muss.

Manchmal macht man sich trotzdem sprichwörtlich „vor Angst in die Hose". Dann nämlich, wenn der Reiz auf unser limbisches System, das in unserem Gehirn für Emotionen zuständig ist, sehr stark ist. Bei extremer Belastung ist es so überreizt, dass es die willkürliche Anspannung des Schließmuskels trotz eines hohen Adrenalinspiegels außer Kraft setzt.

Noradrenalin und Dopamin

Neben Adrenalin werden im Nebennierenmark noch zwei weitere Hormone gebildet: Noradrenalin und Dopamin. Gemeinsam mit dem Adrenalin bilden sie die Gruppe der Katecholamine. Typisch für sie ist, dass sie sowohl als Hormone als auch als Neurotransmitter agieren können, in der Nebenniere haben sie die Funktion von Hormonen, im sympathischen Nervensystem werden sie als Neurotransmitter freigesetzt.

Noradrenalin ist, wie der Name schon vermuten lässt, dem Adrenalin in seiner Wirkung sehr ähnlich. Wird Noradrenalin ausgeschüttet, verengen sich die Blutgefäße und der Blutdruck steigt – wichtige Voraussetzungen für eine erfolgreiche Flucht- oder Kampfreaktion.

Dopamin ist ein Vorläufer-Hormon von Noradrenalin und wird zum Teil in Noradrenalin umgewandelt. Es entfaltet aber auch eigene Wirkungen im Körper. Es steuert erniedrigten Blutdruckwerten entgegen und steigert vor allem in der Niere die Durchblutung.

Unser Körper schüttet solche Katecholamine nur in bestimmten Situationen aus, bei Bedrohung, Angst, Unsicherheit, aber auch bei Schmerz. Manche Menschen suchen diesen sogenannten „Adrenalinkick" bewusst – wenn sie zum Beispiel auf einem Mountainbike waghalsige Abfahrten hinunter brettern oder mit einem Fallschirm aus dem Flugzeug springen, sich einen Horrorfilme ansehen oder sich in der Geisterbahn gruseln. Sie lieben dieses fast wohlige Gefühl einer gerade noch kontrollierbaren Angst und führen immer wieder Situationen herbei, die ihnen Adrenalin ins Blut schießen lassen.

Adrenalin und die Toilette

Wenn Sie mal ganz dringend müssen, aber gerade keine Toilette in der Nähe ist, versuchen Sie doch mal, Ihre Adrenalinausschüttung zu aktivieren. Adrenalin wird durch Erschrecken, Bedrohung, Aktivität oder Schmerzen freigesetzt. Also: Hüpfen sie herum, steigen Sie Treppen oder was Ihnen sonst noch an Turnübungen einfällt. Wenn das nicht geht, schlagen Sie mit der flachen Hand auf die Oberschenkel oder die Wangen. Sie werden merken, der Stuhldrang lässt nach. Ewig hält dieser Effekt natürlich nicht, aber kurzfristige Linderung verspricht er sehr wohl. Probieren Sie es aus!

Das gleiche machen übrigens auch Boxer vor einem Kampf: Sie lassen sich ohrfeigen, um Adrenalin freizusetzen und Energiereserven zu mobilisieren.

Von hektisch bis entspannt: Unser vegetatives Nervensystem
Viele Vorgänge in unserem Körper laufen ab, ohne dass wir sie in irgendeiner Art und Weise mit unserem Bewusstsein steuern. Das Herz schlägt, wir atmen, selbst wenn wir schlafen, unser Darm arbeitet rund um die Uhr. Dennoch läuft all das nicht völlig selbständig ab. Jede Menge Nerven und eine ganze Reihe von Hormonen sind daran beteiligt. Das Nervensystem, das diese Vorgänge steuert, nennt man vegetatives Nervensystem. Es besteht im Wesentlichen aus zwei Gegenspielern, die sich ergänzen und bedingen. Der eine heißt Sympathikus. Er ist der hektische Part der beiden. Der andere trägt den Namen Parasympathikus und ist der entspannte Bruder. Der Sympathikus tritt immer dann in Aktion, wenn etwas schnell gehen muss und wir viel Energie brauchen. Er besteht aus Nerven, aber auch die Nebennieren sind ein Teil davon. Sie setzen diejenigen Hormone frei, die unseren Körper aktivieren. Der Parasympathikus ist in den entspannten Phasen des Lebens an der Reihe. Nach dem Essen etwa, wenn der Körper Energie braucht, um die Nahrung zu verdauen, wird der Herzschlag langsamer, wir werden müde, wir können entspannen – und wir können entspannt auf die Toilette gehen. Beide Gegenspieler sind voneinander abhängig. Wir als Menschen brauchen beides, Phasen der Anspannung und Entspannung, Zeiten, in denen wir Stresssituationen meistern müssen und Zeiten der Ruhe. Nur so können wir uns weiterentwickeln.

Die Nebennierenrinde

Die Nebennierenrinde bildet eine Art Mantel um das Nebennierenmark herum und arbeitet eng mit ihm zusammen. Sie setzt sich aus drei Schichten zusammen und bildet über 40 Hormone. Einige von ihnen sind lebenswichtig, andere spielen eine Rolle bei der Feinabstimmung bestimmter Körperfunktionen. Und bei manchen weiß man bis heute nicht genau, was sie eigentlich tun.

Steroidhormone

Alle Hormone, die in der Nebennierenrinde gebildet werden, sind sogenannte Steroidhormone. Ihre Grundstruktur ähnelt sich stark. In der Abbildung nebenan sehen Sie, wie diese Struktur genau aussieht: Cholesterin, ein kristalliner, fettartiger Naturstoff, dient im Körper als Vorstufe für diese Steroidhormone. An dem Grundgerüst (Steran), das dem Cholesterin-Molekül zu Grunde liegt, hängen verschiedene Endigungen (sogenannte funktionelle Gruppen), die die unterschiedlichen Funktionen der Hormone determinieren.

Steroidhormone haben eine große Besonderheit: Sie entfalten ihre Wirkung nicht an der Zellwand wie viele andere Hormone, sondern im Zellkern. Weil sie fettlöslich sind, können sie durch die fetthaltigen Wände unserer Körperzellen wandern und bis in den Zellkern vordringen.

DER AUFBAU DER STEROIDHORMONE

Cortisol – das Stresshormon

In der Nebennierenrinde entsteht ein ähnlich gut bekanntes Hormon wie im Nebennierenmark: Cortisol. Es trägt auch den Namen Stresshormon, weil es eben in allen Situationen und Phasen aktiv wird, die belastend für uns sind, ob bei beruflichem, familiärem und psychischem Stress oder aber bei körperlicher Anstrengung, Krankheit oder Verletzungen.

All diese Dinge bedeuten für den Körper massiven Stress. Die Hypophyse schüttet dann das sogenannte Adrenocorticotrope Hormon ACTH aus, das seinerseits die Freisetzung von Cortisol stimuliert. Kommen Entzündungsfaktoren hinzu, die im Gewebe von Blutzellen ähnlich wie Hormone freigesetzt werden, regt das die Cortisolproduktion zusätzlich an.

Cortisol wird in der mittleren Schicht der Nebenniere, der Zona fasciculata, produziert und stellt schnelle Energiereserven bereit. Es baut Zucker aus unseren Reservedepots ab und vermindert so die Wirkung von Insulin. Damit steigt der Zuckerspiegel im Blut an und versorgt den Körper innerhalb kürzester Zeit mit neuer Energie. Cortisol bewirkt außerdem, ähnlich wie Adrenalin, dass sich die Gefäße verengen und der Blutdruck steigt. Der Körper ist in Habachtstellung. Mit Cortisol und Adrenalin im Blut sind wir bereit, unser Leben zu verteidigen.

■ Krank durch zu viel Cortisol

In akuten Phasen ist das Stresshormon überlebenswichtig. Auf die Dauer aber macht uns zu viel davon krank. Sind wir beruflich ständig überlastet oder überfordert oder ist der Cortisolspiegel aufgrund einer Krankheit (zum Beispiel bei einem Nebennierentumor) dauerhaft zu hoch, kann der Stress chronisch werden. Die möglichen Folgen sind vielfältig: Muskelmasse baut sich ab, Osteoporose kann entstehen, das Körperfett nimmt zu, Bluthochdruck, Diabetes und Depressionen können auftreten.

■ Cortisol als Entzündungshemmer

Cortisol ist aber nicht nur als Stresshormon bekannt, es hat noch eine andere, entscheidende Funktion: Es wirkt entzündungshemmend und unterdrückt das Immunsystem. Und es passt auf, dass der Körper bei akuten Erkrankungen nicht überreagiert. Bei Fieber oder Verletzungen setzt der Körper viele sogenannte Entzündungsmediatoren frei, um die Entzündung zu bekämpfen. Diese Stoffe bewirken aber auch, dass sich zum einen die Gefäße stark erweitern und der Blutdruck sehr schnell sehr stark abfällt, zum anderen, dass die Blutgerinnung und die Zuckerbereitstellung gestört sind. Diesen überschießenden Reaktionen wirkt Cortisol entgegen. Es hält auch in Phasen von Krankheit und Belastung unseren Körper im Gleichgewicht. Fehlt jedoch Cortisol, zum Beispiel aufgrund einer Nebennierenschwäche, kann es zu lebensbedrohlichen Krisen kommen. Mehr dazu erfahren Sie im Kapitel über Nebenniereninsuffizienz im dritten Teil dieses Buches.

■ Kortisonpräparate aus dem Labor

Wirkstoffe mit einer dem Cortisol sehr ähnlichen Wirkung lassen sich auch synthetisch herstellen. Diese nennt man Glukokortikoide oder umgangssprachlich schlicht Kortison. Die künstlich hergestellten Glukokortikoide sind oft sogar um ein Vielfaches wirksamer als Cortisol selbst und können so kurzfristig sehr effektiv Entzündungen bekämpfen. Die Medizin macht sich die entzündungshemmende Wirkung von Cortisol bei der Therapie von entzündlichen Krankheiten zu Nutze, vor allem bei Autoimmunerkrankungen wie Rheuma, Asthma oder entzündlichen Darmerkrankungen.

Aldosteron – der Blutdruckregulator

Cortisol ist aber nicht nur ein Stressblocker und Krisenmanager. Es arbeitet auch in Ruhephasen Hand in Hand mit einem anderen

Hormon aus der Nebennierenrinde, dem Aldosteron. Dieser Botenstoff wird in der äußersten Schicht der Nebennierenrinde, der Zona glomerulata, gebildet und hat entscheidenden Einfluss auf unseren Blutdruck. In unserer Niere sitzen nämlich empfindliche Zellen, die permanent messen, ob ausreichend Flüssigkeit durch sie fließt. Fließt zu wenig oder enthält die Flüssigkeit zu wenig Natrium (Kochsalz), versucht die Niere dem entgegen zu wirken. Sie stellt die Gefäße enger und führt dazu, dass der Druck in den Blutgefäßen steigt und das Blut schneller hindurchströmt. Die Niere steuert diese Reaktion über die Freisetzung von Renin. Das funktioniert so:

1. Steigt der Reningehalt im Blut an, werden andere Zwischenhormone gebildet, die ihrerseits die Produktion von Aldosteron anregen.
2. Aldosteron sorgt dafür, dass bei einem Abfall des Blutdrucks die Gefäße wieder eng werden und vor allem auch mehr Natrium aufgenommen wird.
3. Natrium ist eines der wichtigsten Salze unseres Körpers. Es saugt das Wasser in die Gefäße und sorgt so dafür, dass der Blutdruck nicht weiter abfällt.

Vorläufer der Geschlechtshormone

In der untersten Schicht der Nebennierenrinde, der Zona reticularis, werden Vorläuferhormone unserer Geschlechtshormone gebildet. Sie machen sich besonders dann bemerkbar, wenn durch bestimmte Krankheiten (spezielle Gendefekte, das Adreno-genitale Syndrom oder seltene Nebennierentumore) zu viele davon entstehen. Ein Überschuss an solchen Hormonen führt vor allem bei Frauen zu einem anderen Erscheinungsbild: Sie wirken sehr männlich, bekommen Pickel, einen Damenbart und eine tiefe Stimme.

Kurz zusammengefasst

Ohne Nebenniere hätte der Mensch nicht überlebt. Denn dort, in Nebennierenrinde und Nebennierenmark, entstehen die Hormone, die wir brauchen, um Gefahren zu begegnen, uns zu verteidigen oder zu flüchten. Das klingt ein bisschen wie Steinzeit und ist es auch zum Teil. Doch Adrenalin, Dopamin und Cortisol haben auch heute noch eine zentrale Funktion. Dass sie und wie sie wirken spüren wir zum Beispiel in Situationen, die uns Angst machen. Das Herz schlägt schneller, die Muskeln spannen sich an, die Haare stellen sich auf, die Pupillen weiten sich, wir beginnen zu schwitzen. Wir sind bereit zum Kampf – oder zur Flucht.

Die meisten kennen Cortisol aber wegen seiner entzündungshemmenden Wirkung und der medizinischen Anwendung von Kortison. Kortison ist ein Überbegriff für synthetisch hergestellte Glukokortikoide, die oft sehr viel potenter sind als natürliches Cortisol. Sie werden vor allem bei entzündlichen Erkrankungen, zum Beispiel bei Rheuma oder Asthma, eingesetzt.

Aldosteron, ein weiteres Hormon aus der Nebenniere, hat einen essentiellen Part bei der Regulation des Blutdrucks.

Der kleine große Unterschied – Eierstöcke und Hoden

Inhaltsverzeichnis

Das System Mann – 50
Die Steuerung von Testosteron – 50

Das System Frau – 51
Ein Trick der Natur – 52

Zwischen den Geschlechtern – 53

Kurz zusammengefasst – 53

© Springer-Verlag GmbH Deutschland, ein Teil von Springer Nature 2020
H. J. Schneider et al., *Hormone – ihr Einfluss auf mein Leben*,
https://doi.org/10.1007/978-3-662-58978-6_9

Mann? Frau? Weder noch oder beides? Entscheidend dafür sind die Eierstöcke und die Hoden. Sie bestimmen, zu welchem Geschlecht wir gehören und sind außerdem die zentralen Organe unserer Fortpflanzung. Hier werden die Hormone gebildet, die einerseits für unsere Geschlechtsidentität und andererseits für den Prozess der Fortpflanzung notwendig sind. Androgene wie Testosteron einerseits, Östrogene wie Östradiol andererseits. Sie sind elementar für unser gesamtes Selbstverständnis und Dasein.

In den Eierstöcken (Ovarien) werden die Eizellen gebildet, die eine Schwangerschaft möglich machen, in den Hoden die Spermien, die zur Befruchtung der Eizellen und zur Weitervermittlung des männlichen Erbgutes gebraucht werden. Sowohl die Eierstöcke als auch die Hoden werden durch die Hormone LH und FSH aus der Hypophyse gesteuert.

Die Funktionen beider Organe haben natürlich eine gewisse Ähnlichkeit. Die Prozesse, die dort ablaufen sind aber doch sehr verschieden.

Das System Mann

Sehen wir uns das System nach Geschlechtern getrennt genauer an. Um es nicht komplizierter als nötig zu machen, werfen wir zuerst einen Blick auf das – Entschuldigung Männer – das simplere biologische System, den Mann:

Bereits in der frühesten Phase der Embryonalentwicklung produzieren die Hoden des männlichen Embryos Testosteron. Testosteron und sein Abkömmling Dihydrotestosteron sind sogenannte Androgene. Sie führen dazu, dass sich im Embryo die Wolff'schen Gänge differenzieren, aus denen die Samenbläschen, die Samengefäße und die Nebenhoden entstehen. Dihydrotestosteron bewirkt, dass sich die Prostata, die Harnröhre im Penis und das Hodensäckchen entwickeln. Durch die Einwirkung von Androgenen entstehen also die männlichen Geschlechtsmerkmale bereits in der frühesten Entwicklungsphase.

Nach der Geburt bleiben die Testosteronspiegel beim männlichen Säugling noch einige Zeit erhöht und fallen nach etwa fünf bis zwölf Monaten auf nicht mehr messbare Werte ab. Erst zu Beginn der Pubertät tut sich wieder etwas im jungen männlichen Körper: Die Testosteronspiegel beginnen erneut zu steigen und führen zu den bekannten Veränderungen der Pubertät. Der Hodensack und der Penis entwickeln sich weiter, ebenso die Spermienvorstufen zu voll funktionsfähigen Spermien. Die Haare sprießen auch an anderen Stellen als nur am Kopf. Die Muskeln wachsen und Knochen bauen sich auf. Testosteron führt auch dazu, dass die Anzahl der roten Blutkörperchen ansteigt. Und es steigert die Libido und macht aus Männer manchmal aggressive Angeber. Warum das so ist, erklärt das ▶ Kap. 14 etwas genauer. Wir bleiben in diesem Kapitel zuerst einmal bei den Wechselwirkungen von Testosteron mit anderen Hormonen.

Die Steuerung von Testosteron

Testosteron wird in den Leydig-Zellen der Hoden gebildet. Gesteuert wird diese Bildung durch das Hormon LH aus der Hypophyse. Je mehr LH sie dort freisetzt, desto mehr Testosteron wird gebildet. LH wiederum wird durch GnHR gesteuert (Gonadotropin Releasing Hormon), das seinerseits durch Kisspeptin stimuliert wird, ein Eiweiß, das im Hypothalamus entsteht.

Damit der Hormonhaushalt im Gleichgewicht bleibt, gibt es bei Testosteron, wie bei fast allen Hormonen, das Prinzip der negativen Rückkopplung. In diesem Fall wirkt Testosteron hemmend auf alle oberen Ebenen der Freisetzung: Es hemmt die Freisetzung von Kisspeptin, GnRH und LH.

Diese negativen Rückkopplungsmechanismen sind notwendig, um eine Übersteuerung des Hormonsystems zu verhindern. Man kann sich das vorstellen wie bei einem Mikrofon, wenn der Sprecher zu nah am

Lautsprecher steht und das Mikrofon zusätzlich die Stimme aus dem Lautsprecher auffängt. Dann verstärken sich die Signale gegenseitig, werden verzerrt und es klirrt und quietscht. Ähnliches würde im Körper passieren, wenn die fein abgestimmte, negative Rückkopplung nicht vorhanden wäre.

Das System Frau

Oben war die Rede davon, dass der Mann das simplere System ist. Und ja, liebe Männer, medizinisch gesehen ist das tatsächlich so. Die Natur hat es so eingerichtet, dass die Standardeinstellung des Menschen weiblich ist. Ursprünglich sind alle Menschen Frauen, nur wenn Testosteron wirkt, entsteht ein Mann.

Bei der Frau ist die Interaktion zwischen den Geschlechtshormonen und den Hypophysenhormonen wesentlich komplizierter als beim Mann. Grundlegend dafür ist vor allem, dass sich bei Frauen im gebärfähigen Alter jeden Monat eine Eizelle auf eine mögliche Schwangerschaft vorbereitet. Das gelingt nur mit einer eng aufeinander abgestimmten Abfolge von hormonellen Veränderungen.

HORMONVERLAUF WÄHREND DES WEIBLICHEN ZYKLUS

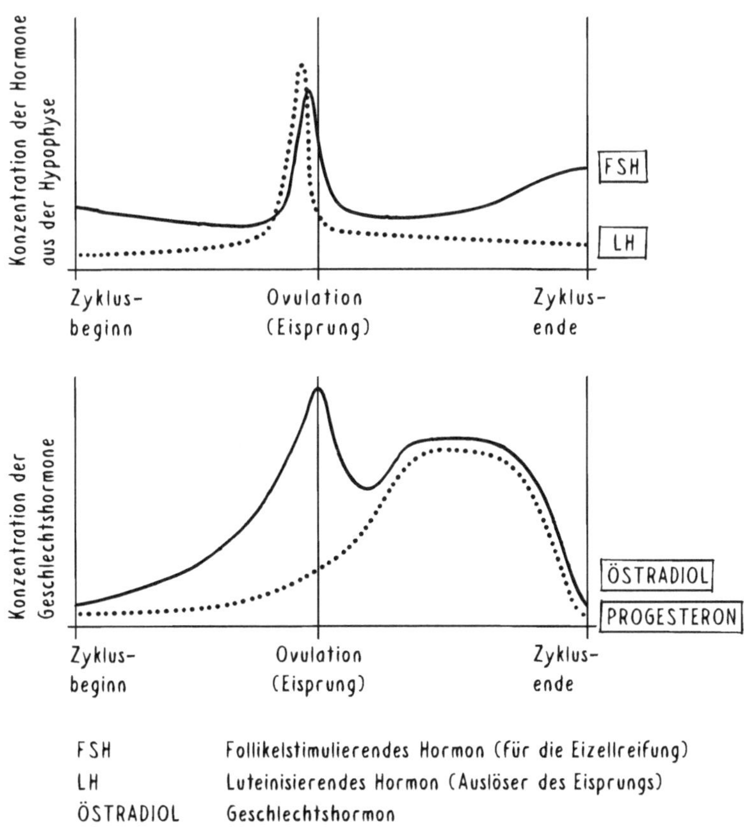

In der ersten Hälfte des Zyklus, der follikulären Phase, steigen die Hormone FSH und LH langsam an. FSH stimuliert die Reifung des Follikels, aus der später die Eizelle entspringt. LH wiederum führt dazu, dass Östradiol im Follikel gebildet wird. Östradiol ist eines der wichtigsten Östrogene, der weiblichen Geschlechtshormone. Der Follikel selbst bildet ein weiteres Hormon, das Inhibin. Sowohl Östradiol als auch Inhibin wirken wiederum hemmend auf die Freisetzung von LH und FSH. Wie schon bei Testosteron liegt hier wieder das bereits bekannte System der negativen Rückkopplung vor.

Kurz vor dem Eisprung aber passiert etwas Unerwartetes, etwas, das die grundlegenden Prinzipien der sonst geltenden hormonellen Regulation völlig auf den Kopf stellt: Östradiol beginnt stärker anzusteigen, sodass sich die negative Rückkopplungswirkung von Östradiol auf LH und FSH umdreht und es zu einer positiven Rückkopplung kommt. Das heißt: Östradiol hemmt nicht mehr die Freisetzung von LH und FSH, sondern steigert sie. Das führt dazu, dass der Follikel springt. Ein Eisprung findet statt. Der verbleibende Follikel wandelt sich in den sogenannten Gelbkörper um und setzt Progesteron, das sogenannte Gelbkörperhormon frei. Durch den Anstieg von Progesteron wird auch wieder mehr LH produziert. Danach dreht sich die positive Rückkopplung wieder um und das System der negativen Rückkopplung greift wieder. Aber wie gelingt dieser Wechsel?

Ein Trick der Natur

Die Natur hat sich dafür einen sehr raffinierten Mechanismus einfallen lassen. Für die negative Rückkopplung von Östradiol und Progesteron auf die Freisetzung von LH und FSH ist hauptsächlich der Hypothalamus verantwortlich. Hier wird das GnRH gebildet, das LH und FSH stimuliert. Die Freisetzung von GnRH wiederum wird durch ein Eiweiß, Kisspeptin, gesteuert. Dieses Kisspeptin entsteht jedoch an in zwei verschiedenen Stellen im Hypothalamus, die jeweils völlig unterschiedlich auf Östradiol und Progesteron (ein weiteres Östrogen) reagieren.

An der einen Stelle, im sogenannten Nucleus arcuatus, hemmen Östradiol und Progesteron die Freisetzung von Kisspeptin. Das heißt, wenn diese beiden Hormone hier wirken, wird weniger Kisspeptin und damit weniger GnRH und weniger LH und FSH gebildet. Es besteht also eine negative Rückkopplung. Der Nucleus arcuatus reagiert sehr empfindlich auf Progesteron und Östradiol, schon bei einem geringen Anstieg der Progesteron- und Östradiolspiegel wird die Kisspeptin-Freisetzung gestoppt.

Die zweite Stelle im Hypothalamus mit dem komplizierten Namen Nucleus anteroventralis periventricularis reagiert anders. Hier führen Östradiol und Progesteron zu einer vermehrten Bildung von Kisspeptin. Es besteht eine positive Rückkopplung. Der Grund dafür: Diese Stelle ist viel weniger empfindlich als der Nucleus arcuatus und spricht erst dann an, wenn Östradiol und Progesteron stärker angestiegen sind. Kurz vor dem Eisprung, wenn der Östradiolspiegel sehr hoch ist, übernimmt diese Stelle die Führung und kehrt das System um. Statt die Bildung von Kisspeptin zu drosseln, wird mehr davon produziert und damit die Ausschüttung von GnRH, LH und FSH angeregt. Das Schaubild oben gibt einen Überblick über die Mengen der jeweiligen Hormone während des weiblichen Zyklus.

Viele Frauen können den Eisprung spüren. Sie erkennen ihn am Monatsmittelschmerz, der mehrere Stunden dauern kann. Während des Eisprungs steigt durch die Progesteronwirkung die Körperkerntemperatur um etwa ein halbes Grad Celsius an. Diesen Temperaturanstieg kann man messen und zur Bestimmung der fruchtbaren Phase nützen. Dabei hilft auch die Beobachtung des Cervixschleims, der sich während des Eissprungs verändert und feine, fast spinnbare Fäden bildet. Diese Anzeichen der Fruchtbarkeit kann jede Frau relativ einfach selbst feststellen. Manche Frauen machen danach ihre Familienplanung, eine sichere Methode der Verhütung ist das allerdings nicht.

Die Follikelphase ist übrigens recht variabel. In den meisten Fällen findet der Eisprung zwischen dem 11. und 15. Zyklustag statt. Bei manchen Frauen aber auch früher oder später. Die zweite Zyklushälfte, die Gelbkörperphase, ist dagegen relativ stabil, sie dauert 12 bis 14 Tage. In den Kapiteln zu Schwangerschaft und PMS-Syndrom erfahren Sie noch mehr dazu.

Zwischen den Geschlechtern

Unsere Welt ist divers. Nicht alle Menschen sind eindeutig Mann oder Frau. Es gibt Menschen, die zwar biologisch eindeutig weiblich oder männlich sind, sich aber im falschen Geschlecht fühlen. Im ▶ Kap. 33 Transsexualität werden wir darauf näher eingehen. Auf der anderen Seite gibt es Menschen, deren körperliche Merkmale weder dem einen noch dem anderen Geschlecht zuzuordnen sind. In diesem Fall spricht man von Intersexualität.

Ein Beispiel für Intersexualität ist eine seltene Erkrankung, bei der zwar ein männlicher Chromosomensatz vorliegt, die Rezeptoren für Androgene aber nicht oder nur teilweise funktionieren. Genetisch handelt es sich bei diesen Patienten also um Jungen beziehungsweise Männer mit einem sogenannten Androgen-Insensitivitäts-Syndrom. Bei den Betroffenen sind die Hoden zwar in der Lage, Testosteron zu bilden, aber seine Wirkung ist nur eingeschränkt oder gar nicht vorhanden.

Die Folge sind eine Reihe von schwerwiegenden Veränderungen. Wenn die Wirksamkeit des Testosteron teilweise eingeschränkt ist (partielle Intensitivität), handelt es sich um eine Form von Intersexualität. Das heißt, der Penis ist möglicherweise nicht vollständig ausgebildet oder sehr klein und die Geschlechtsmerkmale zeigen je nach Ausprägung eher einen weiblichen oder einen männlichen Typus. Im Falle der vollen Ausprägung der Insensitivität ist der Patient zwar genetisch ein Mann mit normaler Testosteronproduktion, sieht aber aus wie eine Frau. Diese Menschen haben zwar Hoden, die jedoch verkümmert sind und auch im Erwachsenenalter noch nicht in den Hodensack hinab wandern. Sie haben keinen Penis, sondern eine Klitoris und eine Vagina ohne Uterus. Die Schambehaarung ist häufig nur gering oder gar nicht vorhanden. Ansonsten sehen sie aus wie normale Frauen und fühlen sich auch als Frauen.

Kurz zusammengefasst

In männlichen und weiblichen Geschlechtsorganen definiert sich unser Geschlecht: Mann, Frau oder beides. Hier entstehen die männlichen und weiblichen Geschlechtshormone: Androgene und Östrogene. Einer der wichtigsten Androgene ist Testosteron. In der frühen Entwicklungsphase des Embryos bestimmt es das Geschlecht des heranwachsenden Menschen. Ohne Testosteron im Mutterleib wird das Baby ein Mädchen.

Das Zusammenspiel der Geschlechtshormone bei der Frau ist um einiges komplizierter als beim Mann. Grund dafür ist der weibliche Zyklus, der jeden Monat verschiedene Phasen durchläuft. Ein ausgeklügeltes System aus Wirkung und Gegenwirkung, Anregung und Rückkopplung verschiedener Hormone macht es möglich.

Die Zirbeldrüse – Melatonin für einen gesunden Schlaf

Inhaltsverzeichnis

Licht an! Licht aus! – 56

Unterstützung für das Immunsystem – 56
Melatonin stärkt die Abwehr – 56
Melatonin und das Alter – 57

Therapie mit Melatonin – 57

Kurz zusammengefasst – 57

© Springer-Verlag GmbH Deutschland, ein Teil von Springer Nature 2020
H. J. Schneider et al., *Hormone – ihr Einfluss auf mein Leben*,
https://doi.org/10.1007/978-3-662-58978-6_10

Es galt als Wundermittel, das alles Mögliche vollbringen kann, vor allem, wenn es um Altern geht: Melatonin. Vor allem beim Thema Anti-Aging war es lange Zeit sehr gefragt und als möglicher Jungbrunnen im Gespräch. Zugegeben, Melatonin hat zwar viele wichtige Funktionen, aber die Lösung für alle Probleme des Alterns ist es nicht. Diese Hoffnung hat sich inzwischen als Irrglaube herausgestellt. Zeit also, einen unverstellten Blick auf dieses Hormon zu richten und zu sehen, was es wirklich kann.

Licht an! Licht aus!

Melatonin wird in der Zirbeldrüse gebildet, einem kleinen tropfenförmigen Organ, das im hinteren Teil unseres Kopfes unterhalb des Gehirns liegt. In kleineren Mengen wird es auch in anderen Organen, zum Beispiel im Darm, produziert. Ähnlich wie beim Hormon Vitamin D spielen bei der Steuerung von Melatonin bestimmte Faktoren von außen eine entscheidende Rolle. Bei Vitamin D ist es die Sonne, bei Melatonin das Licht. Fällt Licht auf die Netzhaut unserer Augen, sinkt der Melatonin-Spiegel. Ist es dagegen dunkel, steigert die Zirbeldrüse die Ausschüttung und das Hormon entfaltet seine Wirkung: Wir werden müde. Die Steuerung unseres Schlaf-Wachrhythmus ist die wichtigste Funktion. Melatonin ist dafür verantwortlich, den Lebensrhythmus unseres Körpers aus Wach- und Schlafphasen am Tag und in der Nacht zu koordinieren. Im Alter nimmt die Konzentration von Melatonin ab. Das ist einer von mehreren Gründen, warum viele ältere Menschen im Alter weniger schlafen.

Melatonin ist nicht das einzige Hormon in unserem Körper, das eine Rolle spielt beim Wechsel zwischen Wachen und Schlafen. Wie unser ganzer Organismus arbeiten in unserem Körper auch viele Zellen in Tag- und Nachtrhythmen. Melatonin hilft dabei, diese Phasen zu synchronisieren und die Arbeit der Zellen untereinander abzustimmen.

Unterstützung für das Immunsystem

Diese koordinierende Tätigkeit ist allerdings noch nicht alles, was Melatonin kann. Neben der Schlafregulation und Synchronisation des Tag- und Nachtrhythmus hat das Hormon auch einen ausgleichenden Effekt auf unser Immunsystem. Überall in unserem Körper befinden sich Melatonin-Rezeptoren. So kann es sowohl überschießende als auch fehlende Immunreaktionen abfedern. Das heißt, es kann das Immunsystem sowohl stärken, wenn es zu schwach ist, als auch hemmen, wenn es zu stark reagiert.

Melatonin stärkt die Abwehr

Melatonin wirkt außerdem antioxidativ. Der Begriff Oxidation bezeichnet eine chemische Reaktion, bei der ein Atom, ein Ion oder ein Molekül Elektronen abgibt. Klassisches Beispiel ist das Verrosten von Metallen. Dabei reagiert ein Metallatom mit einem Sauerstoffatom. Das Metall oxidiert, das sichtbare Resultat dieses Prozesses ist Rost. Antioxidativ sind chemische Verbindungen dann, wenn sie eine Oxidation anderer Substanzen verlangsamen oder verhindern. Auch in unserem Körper laufen solche Oxidationsprozesse ab. Man weiß, dass sogenannte freie Radikale, das heißt aggressive sauerstoffhaltige Moleküle, Alterungsprozesse und Krankheitsprozesse beschleunigen können. Melatonin fängt diese freien Radikale ab und wirkt damit diesen zerstörenden Prozessen entgegen.

Darüber hinaus hat Melatonin eine Wirkung auf unsere Nervenzellen. In Experimenten konnte gezeigt werden, dass es das Wachstum und Überleben von Nervenstammzellen begünstigen kann.

Melatonin und das Alter

Der Melatonin-Spiegel nimmt im Alter ab. Deshalb schlafen ältere Menschen weniger als junge. In Experimenten hat man außerdem festgestellt, dass das Hormon Krankheitsprozesse hemmt, die im Alter gehäuft auftreten. Aus diesen Ergebnissen ist der Ruf entstanden, Melatonin können Wunder wirken und Alterungsprozesse verlangsamen. Aber so einfach ist das leider nicht. In Studien über ältere Menschen ergab sich keinerlei Zusammenhang zwischen altersbedingten Gebrechen, Funktionseinschränkungen und dem Melatonin-Spiegel. Auch der körperliche Abbau im Alter ließ sich durch Melatonin-Gaben nicht verhindern. Die Zusammenhänge sind komplexer und müssen noch weiter untersucht werden. Ein Arbeitsauftrag an die Forschung!

Therapie mit Melatonin

Gegen das Altern kann Melatonin nicht helfen, bei Störungen des Tag- und Nachtrhythmus, des Schlaf-Wachrhythmus oder bei Schlafstörungen dagegen schon. Zur kurzfristigen Behandlung von Schlafstörungen bei Menschen über 55 Jahren ist Melatonin als Therapie zugelassen. Auch gegen einen Jetlag wirkt es kurzfristig. Über die längerfristige Wirkung und die Nebenwirkungen fehlen allerdings noch genauere Daten. Was man jedoch bereits weiß, ist, dass im Vergleich zu anderen Schlafmitteln teilweise weniger schwere Nebenwirkungen auftreten. Leichtere Nebenwirkungen wie Magenkrämpfe, Reizbarkeit, Schwindel und Kopfschmerzen gibt es aber doch. Dazu kann es das sexuelle Verlangen einschränken und möglicherweise die Träume beeinflussen.

Manche Probandinnen und Probanden in Studien erzählten von veränderten Träumen oder Albträumen. Auf keinen Fall sollten schwangere Frauen oder Frauen in der Stillphase Melatonin einnehmen, da für diese Personengruppe keine Daten vorliegen.

Wie bei jeder Therapie gilt auch hier: Sich immer mit einem Arzt oder einer Ärztin absprechen.

> **Den Melatonin-Spiegel natürlich ausgleichen**
>
> Lange Tageslichtphasen, aber auch Koffein, Energydrinks, Alkohol und Tabak wirken sich negativ auf die Höhe des Melatonin-Spiegels aus. Sie können ebenso wie zu viel Stress den Melatonin-Spiegel senken. Intensiver Sport am späten Abend hat eine ähnliche Wirkung. Wer also ausgewogen und gesund lebt, kann seinen Melatonin-Spiegel auf ganz natürliche Weise erhöhen.

Kurz zusammengefasst

Die Zirbeldrüse mit ihrem Hormon Melatonin ist ein Organ, über dessen Funktion die Medizin zwar schon eine ganze Menge weiß, aber noch lange nicht alles. Sicher ist, dass es entscheidend ist für einen geregelten Schlaf-Wach-Rhythmus und dass es unser Immunsystem positiv unterstützt. Ein Allheilmittel gegen Alterungsprozesse, wie man vermutet und gehofft hat, ist Melatonin aber nicht. Welche Rolle es im Alterungsprozess tatsächlich spielt, weiß bisher niemand so genau. Es bleibt also noch viel Arbeit, um die Zirbeldrüse wirklich zu verstehen.

Wie Hormone unser Leben beeinflussen – Die wichtigsten Phasen des Lebens und ihre Hormone

Inhaltsverzeichnis

Kapitel 11   Schwangerschaft – in anderen Umständen – 61

Kapitel 12   Neues Leben entsteht – vom Embryo zum Kind – 67

Kapitel 13   Die Pubertät – Körper und Psyche in Aufruhr – 71

Kapitel 14   Hormone und die Liebe – 77

Kapitel 15   Hormone und die Psyche – 85

Kapitel 16   Die Pille – und andere hormonelle Verhütungsmethoden – 91

Kapitel 17   Unser Körpergewicht – warum abnehmen so schwierig ist und wie es doch gelingen kann – 95

Kapitel 18 Hormone im Alter – 109

Kapitel 19 Die Wechseljahre – der weibliche Körper im Wandel – 113

Kapitel 20 Männer im Wechsel? – 119

Schwangerschaft – in anderen Umständen

Inhaltsverzeichnis

Bereit für das Baby – 62
Entscheidende Phase: die ersten zwölf Wochen – 63
Ausnahmezustand Schwangerschaft – 63

Hormone im Umbruch – 64
Cortisol – 64
Wachstumshormon – 64
Prolaktin – 64
Oxytocin – 64
Von Essgelüsten und Glücksgefühlen – 65

Schwanger mit Hormonstörung – 65

© Springer-Verlag GmbH Deutschland, ein Teil von Springer Nature 2020
H. J. Schneider et al., *Hormone – ihr Einfluss auf mein Leben*,
https://doi.org/10.1007/978-3-662-58978-6_11

Wer jemals bei einer Geburt dabei war, sei es bei der Geburt des eigenen Kindes oder als Ärztin, Arzt, Hebamme oder Geburtshelfer, der weiß: Wunder gibt es wirklich.

Um dieses Wunder des Lebens möglich zu machen, ist ein feinst abgestimmtes Zusammenspiel von Hormonen und Organsystemen notwendig. Die Schilddrüse, die Eierstöcke sind beteiligt ebenso wie ein bunter Blumenstrauß an Botenstoffen. So Vieles verändert sich, so Vieles muss sich verändern, um neues Leben möglich zu machen. Eine der wichtigsten Stellschrauben, an denen der Körper jetzt dreht, sind die Hormondrüsen der werdenden Mütter. Sie passen jetzt die Menge der Hormone, die sie ausschütten, an die neue Situation an. Aber das ist lange noch nicht alles. Während der Schwangerschaft entsteht im Körper der Frau ein völlig neues hormonproduzierendes Organ: die Plazenta. Und auch der Fötus selbst hat eigene Hormondrüsen, die seine Entwicklung, aber auch den mütterlichen Hormonhaushalt beeinflussen.

Bereit für das Baby

Aber fangen wir der Reihe nach an. Ab der Pubertät bereitet sich der weibliche Körper Monat für Monat aufs Neue darauf vor, schwanger zu werden und ein Kind auszutragen. Jeden Monat steigt zur Zyklusmitte LH und FSH an. Das wiederum hat zur Folge, dass Östrogen und Progesteron ausgeschüttet werden und ein Eisprung stattfindet. Wenn dieses Ei nicht befruchtet wird, baut sich die Gebärmutterschleimhaut, die sich bis dahin aufgebaut hat, um eine Einnistung einer befruchteten Eizelle vorzubereiten, wieder ab und wird am Ende eines Zyklus als Monatsblutung ausgeschieden.

Klappt es mit der Befruchtung einer Eizelle, herrscht Hochbetrieb im Hormonsystem, damit das Wunder des Lebens entstehen kann. Als erstes produziert das sogenannte corpus luteum, der Gelbkörper, vermehrt Progesteron. Das führt dazu, dass

sich die Gebärmutterschleimhaut auf eine Einnistung der befruchteten Eizelle vorbereitet und so die Weiterentwicklung des Embryos ermöglicht. Außerdem steigt der Östradiolspiegel, damit die Eileiter die Eizelle gut in die Gebärmutter weiterleiten können.

Hat sich die Eizelle eingenistet, entwickeln sich zwischen den geteilten Zellen der befruchteten Eizelle die Plazenta und der Fötus. Die Plazenta beginnt mit der Bildung eines neuen Hormons, das nur in der Schwangerschaft entsteht: Humanes Choriongonadotropin (HCG). Dieses HCG steigt in den ersten zehn Wochen der Schwangerschaft deutlich an, seine Konzentration im Blut verdoppelt sich in dieser Phase etwa alle 48 Stunden. HCG erhält die Funktion des corpus luteum aufrecht, so dass weiter Progesteron gebildet wird und die Schwangerschaft bestehen bleibt.

Mit dem Fötus wächst auch die Plazenta immer weiter und übernimmt viele hormonelle Funktionen. Ab der neunten Schwangerschaftswoche wird das meiste Progesteron dann aus der Plazenta und nicht mehr aus dem Gelbkörper gebildet. Diesen Zeitpunkt nennt man den luteoplazentaren Shift. In den folgenden Wochen stellt der Gelbkörper die Progesteronproduktion langsam ein, die Plazenta übernimmt diese Aufgabe nun komplett.

Wie funktioniert ein Schwangerschaftstest

Die allermeisten Schwangerschaftstests machen sich die Tatsache zunutze, dass das Hormon HCG nur in der Schwangerschaft gebildet wird. Im Urin lässt sich HCG gut nachweisen. Deshalb ist Urin immer ein wichtiger Indikator, wenn Frauen wissen wollen, ob sie schwanger sind oder nicht. Ein Tropfen Urin auf ein kleines Messstäbchen reicht aus, um zu wissen: Ja oder Nein. Das Messsystem erkennt mit einer chemischen Reaktion, ob HCG im Urin vorhanden ist. Wenn ja, verfärbt sich der

Balken mit Hilfe dieser chemischen Reaktion und der Schwangerschaftstest ist positiv. Ist kein HCG im Urin, bleibt der Balken blass und der Test ist negativ.

Entscheidende Phase: die ersten zwölf Wochen

Die ersten zwölf Wochen sind ganz entscheidend im Leben eines werdenden Menschen. In den ersten vier bis fünf Wochen sind alle Zellen noch pluripotent. So nennt man Zellen, die noch nicht differenziert sind, das heißt, sich in verschiedene Gewebe weiterentwickeln können. In dieser Phase, vor allem in den ersten zwei Wochen, ist eine Schädigung, zum Beispiel durch Gifte oder Infekte, für den Embryo fatal. Er stirbt ab. Man nennt es, so grausam es auch klingen mag, das Alles-oder-Nichts-Prinzip.

Nach dieser Zeit haben sich die Zellen bereits differenziert und die Organentwicklung beginnt. Eine Schädigung in dieser Phase kann zu Organschäden führen, was aber nicht automatisch bedeutet, dass der Embryo stirbt. Wenn eine werdende Mutter also in dieser Zeit Alkohol trinkt, bestimmte Medikamente einnimmt oder schädigende Lebensmittel konsumiert, hat das gravierende Folgen.

Ausnahmezustand Schwangerschaft

Schwanger sein bedeutet: Ausnahmezustand. Alles verändert sich, der Gemütszustand manchmal ebenso wie der Körper. Während der Schwangerschaft muss der weibliche Körper mit einer Situation umgehen, die in allen anderen Phasen des Lebens vollkommen widernatürlich wäre. Er muss zulassen, dass sich fremdes Gewebe einpflanzt und wächst. Eine solche Situation gibt es sonst nur bei einer Krebserkrankung. Auch dann versucht Gewebe, das da eigent-

lich nichts zu suchen hat, die Abwehrkräfte des Körpers zu überwinden und zu wachsen.

In der Schwangerschaft gewährt der Körper also etwas, wogegen er in anderen Situationen mit allen ihm zur Verfügungen stehenden Mitteln kämpfen würde. Nur woher weiß er, dass er das diesmal darf? Hier spielt wiederum HCG eine entscheidende Rolle. Es sagt dem Körper: „Es ist ok! Das Wachstum und vor allem auch die Invasion, also das Einwachsen der Plazenta in den mütterlichen Körper, stellen keine Gefahr dar." So kann die Plazenta ihre Aufgabe erfüllen und eine stabile Versorgungsbrücke zwischen Mutter und Fötus herstellen. Besonders in den ersten Schwangerschaftswochen ist das extrem wichtig. HCG steigt daher so lange stetig an, bis die Plazenta in der zehnten Schwangerschaftswoche endgültig eingewachsen ist. Danach fallen die Werte wieder ab.

Betrachtet man die chemische Struktur von HCG, lässt sich eine hohe Ähnlichkeit zum schilddrüsenstimulierenden Hormon TSH feststellen. Sie führt dazu, dass sich die beiden Hormone gegenseitig beeinflussen. Im ersten Schwangerschaftsdrittel sinkt daher auch der körpereigene TSH-Spiegel der Mutter und die freien Schilddrüsenhormone T4 und T3 können leicht ansteigen.

Leidet eine werdende Mutter unter einer Schilddrüsenunterfunktion kann der Bedarf an Schilddrüsenhormonen steigen. Deshalb sollten die Schilddrüsenhormone in der Schwangerschaft regelmäßig überprüft werden. Etwas später in diesem Kapitel gehen wir darauf noch näher ein.

Ein unvermeidliches Übel

Mir ist ja so schlecht … Viele werdende Mütter klagen über Schwangerschaftsübelkeit, manche mehr, manche weniger. Die einen kämpfen mit Dauer-Schlechtsein und extremer Empfindlichkeit gegenüber Gerüchen, andere müssen sich regelmäßig übergeben. Man geht davon aus, dass der Anstieg von HCG in den ersten Schwangerschaftswochen diese unangenehme Nebenwirkung hat. Eben deshalb treten die üblen Phasen vor allem im ersten Trimester, also in den ersten zwölf Schwangerschaftswochen, auf. Mehrlingsmüttern geht es oft noch schlechter als Müttern, die ein einzelnes Kind erwarten, weil bei Mehrlingsschwangerschaften die HCG-Spiegel noch höher sind. Doppeltes Glück, aber auch doppeltes Übel.

Dass sich die Schwangeren im ersten Schwangerschaftsdrittel ganz allgemein irgendwie unwohl fühlen und über ständige Müdigkeit klagen, kommt noch hinzu. Der hormonelle Cocktail, dem sie in diesem Moment ausgesetzt sind, tut das Seine dazu. Genauso wie ein möglicher Mangel an Eisen oder Vitamin D, der sich aber recht einfach beheben lässt. Manchmal hilft schon allein das, die Übelkeit zu lindern.

Hormone im Umbruch

Cortisol

Eine Schwangerschaft setzt hormonell noch einiges mehr in Bewegung. So sind zum Beispiel auch die Cortisolspiegel erhöht, da sowohl die mütterliche Hypophyse als auch die Plazenta vermehrt ACTH freisetzen. Dies wiederum stimuliert Cortisol. Und warum? Die Erklärung ist relativ einfach: Cortisol hat unter anderem einen immunsuppressiven Effekt, das heißt: Das Immunsystem reagiert weniger schnell auf Veränderungen im Körper. So trägt das Hormon mit dazu bei, dass die Plazenta bei der Einnistung nicht abgestoßen wird. Cortisol hilft außerdem bei der Bereitstellung von Energie.

Aber wie so oft hat all das auch eine Kehrseite: Erhöhte Cortisolwerte können Gefahren bergen. Sie erhöhen den Zuckerspiegel im Blut und damit das Risiko eines Schwangerschaftsdiabetes, besonders bei Frauen mit bestimmten Vorerkrankungen oder Risikofaktiren. Dazu gehören: Übergewicht und Fettleibigkeit, Insulinresistenz, ein PCO-Syndrom oder Diabeteserkrankungen in der Familie.

Wachstumshormon

Während einer Schwangerschaft verändert sich auch die Menge an Wachstumshormonen, die die Mutter bildet. Ab der zweiten Schwangerschaftshälfte wird die Wachstumshormonausschüttung der Mutter unterdrückt. Das rührt einerseits daher, dass der Östrogen-Spiegel erhöht ist und dieses weibliche Geschlechtshormon eben die Bildung von Wachstumshormonen unterbindet. Es liegt aber auch daran, dass nun die Plazenta diese Aufgabe übernimmt und damit selbst sicherstellt, dass der Fötus mit ausreichend Wachstumshormonen für seine Entwicklung versorgt ist. Da sich in der zweiten Schwangerschaftshälfte das plazentare Wachstumshormon vermehrt, steigt entsprechend der IGF1-Spiegel gegen Ende der Schwangerschaft meistens über die normalen Werte.

Prolaktin

Mit Beginn der Schwangerschaft tritt ein weiteres Hormon verstärkt in Aktion: Prolaktin. Ab dem ersten Tag steigt es stetig an und erreicht gegen Ende der Schwangerschaft etwa das zehnfache der normalen Werte. Prolaktin hat eine wichtige Aufgabe: Es bereitet den Milcheinschuss vor. Viele Frauen bemerken bereits in der Frühphase der Schwangerschaft, dass ihre Brüste größer werden – die ersten Vorbereitungen auf die Milchbildung.

Oxytocin

Mit Oxytocin kommt gegen Ende der Schwangerschaft noch ein anderes sehr wichtiges Hormon ins Spiel. Es steigt kurz vor der Geburt an und übernimmt dabei gleich mehrere Funktionen. Es fördert die Wehen und regt die Gebärmutter an, sich zu kontrahieren. Und es macht den Beckenboden dehnbar, sodass die Geburt überhaupt erst möglich wird. Gleich nach der Geburt trägt es dazu bei, dass der Milchfluss beim Stillen nicht versiegt.

Eine ganz entscheidende Wirkung hat es außerdem auf die Psyche der Eltern: Es ruft dieses unglaubliche Glücksgefühl hervor, das man nur gegenüber dem eigenen Kind verspürt. Es verstärkt die Bindung der Mutter und des Vaters – auch Väter bilden nach der Geburt mehr Oxytocin – an das Kind. Oxytocin ist schließlich das Kuschel- oder Beziehungshormon, wie Sie ja schon wissen. Genaueres dazu erfahren Sie auch im ▶ Kap. 14.

Von Essgelüsten und Glücksgefühlen

Eine Schwangerschaft bedeutet also eine ganze Reihe von hormonellen Veränderungen. Manche Frauen kommen damit sehr gut klar, andere kämpfen damit, sind von Müdigkeit und von Übelkeit geplagt, vor allem im den ersten Monaten. Andere dagegen schwärmen, dass es ihnen noch nie so gut ging wie während der Schwangerschaft. Sie fühlen sich besser denn je, die Haut ist rosiger, die Haare dichter, die Nägel schöner. Häufig ist auch die Psyche stabiler. Und, wer hätte es gedacht, auch das hat natürlich etwas mit den Hormonen zu tun. Östrogene beispielsweise fördern die Durchblutung und das Hautbild erscheint rosiger, die Haare werden dichter. Im Gehirn freigesetzte Endorphine verbessern die Stimmung und lindern Schmerzen.

Viele berichten auch über seltsame Essgelüste – Marmeladenbrot mit sauren Gurken, Nussnugatcreme mit Käse oder Bärenhunger auf Erdbeeren im Winter. Was dahinter steckt, ist nicht ganz klar. Es werden wohl die Hormone sein … Schließlich herrscht hormoneller Ausnahmezustand. Sicher ist nur: Der Körper braucht jetzt mehr Nährstoffe, mehr Energie, und die holt er sich.

Das Zusammenspiel all dieser Hormone wirkt oft wie ein wahres Glückselixier. Da könnte man schon auf die Idee kommen, diesen Hormonmix künstlich herzustellen. Leider funktioniert das nicht, so schön es vielleicht wäre. Es gibt ihn nur in echt.

Schwanger mit Hormonstörung

In der Schwangerschaft läuft unser Hormonsystem auf Hochtouren. Gerade bei Frauen, bei denen hormonelle Vorerkrankungen bekannt ist, gelten dann besondere Vorsichtsmaßnahmen. Deshalb möchten wir Ihnen hier einen Überblick über die Hormonstörungen geben, auf die während der Schwangerschaft besonders geachtet werden muss. Die einzelnen Erkrankungen sind im dritten Teil dieses Buches ausführlich erklärt.

1. Patientinnen mit Schilddrüsenunterfunktion: Häufig steigt bei ihnen während der Schwangerschaft der Bedarf an Schilddrüsenhormonen um etwa ein Drittel, es kann aber individuell sehr variabel sein. Am besten sollte bereits beim Wunsch nach einer Schwangerschaft genau darauf geachtet werden, dass die Schilddrüse gut eingestellt ist. Im Falle einer Schwangerschaft muss die Schilddrüsenfunktion dann engmaschig überprüft und die Dosis an Schilddrüsenhormonen, die über Medikamente verabreicht wird, entsprechend angepasst werden. Nach der Entbindung kann diese Dosis dann meist wieder reduziert werden.

2. Patientinnen mit Prolaktinomen: Bei ihnen kann eine medikamentöse Therapie während der Schwangerschaft häufig abgesetzt werden, allerdings nur unter engmaschiger ärztlicher Überwachung. Dasselbe gilt bei anderen Hypophysenerkrankungen.

3. Patientinnen mit Schilddrüsenüberfunktion: Wie unter 1. ist eine Schilddrüsenüberfunktion idealerweise bereits vor einer Schwangerschaft gut eingestellt. Ist das

nicht der Fall und die Frau bereits schwanger, sollte sie möglichst niedrig dosiert mit Medikamenten zur Senkung der Schilddrüsenfunktion behandelt werden. Denn sowohl eine nicht behandelte Schilddrüsenüberfunktion als auch zu hohe Medikamentendosen bei deren Behandlung können theoretisch schädlich für die Entwicklung des Fötus sein. Ein enger Kontakt zu den behandelnden Ärztinnen und Ärzten ist absolut notwendig.

4. Patientinnen mit Nebennierenerkrankungen: Wie oben ist in diesem Fall eine engmaschige ärztliche Kontrolle und eine medikamentöse Anpassung ein unbedingtes Muss – und zwar sofort mit Beginn der Schwangerschaft.

5. Patientinnen mit einem erhöhten Risiko für einen Schwangerschaftsdiabetes: So früh wie möglich in der Schwangerschaft muss ärztlich abgeklärt werden, ob ein Schwangerschaftsdiabetes vorliegt. Ist das der Fall, sollte die werdende Mutter unbedingt auf ihre Ernährung achten, ihren Blutzucker regelmäßig messen und gegebenenfalls mit Insulin behandelt werden. Das ist immens wichtig.

Wenn die Zuckererkrankung unbehandelt bleibt, stellt das ein erhebliches Risiko für den Fötus dar.

Jod in der Schwangerschaft

Für alle Schwangeren gilt: Der Jodbedarf während der Schwangerschaft und während der Stillphase steigt. 150 µg Jodid sollten sie deswegen täglich zusätzlich einnehmen. Auch weitere Nährstoffe wie zum Beispiel Folsäure, Vitamin B12, Eisen und Vitamin D werden während der Schwangerschaft vermehrt gebraucht. Ein Mangel begünstigt manchmal die typischen Beschwerden wie Übelkeit und Müdigkeit.

Folsäure ist besonders wichtig für die Entwicklung des Fötus. Insbesondere das Risiko eines Neuralrohrdefektes, einer schwerwiegenden Fehlbildung des Rückenmarks bei der Entwicklung, steigt bei einem Mangel an Folsäure. Am besten beginnen Frauen schon dann regelmäßig Folsäure einzunehmen, wenn sie sich ein Kind wünschen und nicht erst, wenn sie schon schwanger sind.

Neues Leben entsteht – vom Embryo zum Kind

Inhaltsverzeichnis

Vor der Geburt – 68
Die embryonale Phase – 68
Die ersten Hormondrüsen – 68
Mädchen oder Junge – 69

Nach der Geburt – 69
Die ersten Monate und Jahre – 69
Wachsen, wachsen, wachsen – 69

© Springer-Verlag GmbH Deutschland, ein Teil von Springer Nature 2020
H. J. Schneider et al., *Hormone – ihr Einfluss auf mein Leben*,
https://doi.org/10.1007/978-3-662-58978-6_12

Während einer Schwangerschaft laufen stets zwei Organismen parallel – der der Mutter und der des Kindes. Während der mütterliche Körper damit beschäftigt ist, das neue, heranwachsende Leben in ihm zu erhalten und zu beschützen, bereitet sich das kleine Wesen in Körper der Mutter auf sein eigenes Überleben vor.

Vor der Geburt

Die ersten drei Monate, in denen aus dem ersten Zellenhaufen ein entwickelter Organismus entsteht, bezeichnet man als Embryonal-Phase. In dieser Zeit bilden sich alle Organe, die ein Mensch zum Leben braucht. Danach beginnt die Fetal-Phase, sie dauert vom dritten Monat der Schwangerschaft bis zur Geburt. Aus dem Embryo wird ein Fötus.

Die embryonale Phase

In den ersten Wochen der Schwangerschaft laufen im Körper der Mutter extrem komplexe Vorgänge ab. Innerhalb weniger Tage stellt die Natur die wichtigsten Weichen für die Entwicklung eines neuen Menschen. Aus der befruchteten Eizelle wird ein Embryo. In dieser frühen des Lebens ist die Phase werden alle Organe des Organismus angelegt. Zu Beginn dieser Entwicklung differenziert sich der Embryo in eine sogenannte Keimscheibe. Anfangs besteht diese Keimscheibe aus zwei, ab der dritten Schwangerschaftswoche aus drei verschiedenen Schichten:

- Das Mesoderm enthält die späteren Muskeln, das Binde- und Stützgewebe, das Gefäßsystem, aber auch die Nebennieren und die späteren Eierstöcke beziehungsweise Hoden.
- Das Entoderm ist das Ursprungsgewebe für den Magen-Darm-Trakt, die Atemwege und die Harnwege, aber auch für die Schilddrüse und die Nebenschilddrüse. Auch der Thymus, ein wichtiger Teil des Immunsystems, entsteht aus dieser Schicht.
- Das Ektoderm ist das Ursprungsgewebe für die späteren Außenstrukturen wie Augenlinsen, Milchdrüsen, aber auch Nervenzellen einschließlich des Nebennierenmarks. Aus dieser Schicht bildet sich später auch das sympathische Nervensystem.

Die ersten Hormondrüsen

In der Embryonal-Phase entstehen auch die Hormondrüsen. Die allererste ist die Schilddrüse. Ein kleines, aber so wichtiges Organ fürs Leben. Ab der dritten Embryonalwoche stülpt sich eine kleine Knospe aus einer Gewebeschicht des Embryos, die Schlunddarm genannt wird, aus. Sie wandert nach unten und erreicht in der siebten Woche ihre endgültige Position vor der Luftröhre. Dort bildet sie zwei kleine Flügel und einen kleinen Mittelteil: die Schilddrüse. Gegen Ende des dritten Schwangerschaftsmonats produziert sie bereits Follikel und speichert dort die Schilddrüsenhormone, die bereits im Fötus wirksam sind. Das ▶ Kap. 5 im ersten Teil des Buches erklärt dieses Organ genauer.

Aus einer anderen Gewebeschicht, der sogenannten dritten und vierten Schlundtasche, entstehen die nächsten Hormondrüsen. Wieder formen sich Ausstülpungen und beginnen nach unten und innen zu wandern. Dort bilden sie dann die unteren beiden Nebenschilddrüsen und den Thymus sowie die beiden oberen Nebenschilddrüsen.

Als nächstes ist in der fünften Embryonalwoche die Nebenniere an der Reihe. Sie besteht aus zwei Teilen, Nebennierenmark und Nebennierenrinde. Um diese beiden Teile zu formen, greift der Körper auf zwei verschiedenen Schichten des Embryos zurück. Aus dem Ektoderm bildet sich das Nebennierenmark und aus dem weiter innen liegenden Mesoderm entsteht die Nebennierenrinde, die sich um das Nierenmark stülpt.

Mädchen oder Junge

Schon jetzt in dieser frühen Embryonal-Phase entscheidet sich im Körper der Mutter: Sohn oder Tochter. Denn in diesen ersten Wochen entstehen die Gonaden, die Geschlechtshormon produzierenden Drüsen. Sie entstehen nicht nur, sie beginnen auch direkt, Geschlechtshormone zu produzieren. Bei einem männlichen Embryo bilden diese Drüsen schon in der Frühphase Testosteron. Nur wenn dieses männliche Geschlechtshormone in ausreichendem Ausmaß vorhanden ist und wirken kann, bilden sich männliche Geschlechtsorgane, ansonsten weibliche. Welche Funktion diese beiden Organe, die Hoden und die Eierstöcke, später haben und welche Hormone sie bilden, erfahren Sie im ▶ Kap. 9 im ersten Teil des Buches. Auch die anderen hormonproduzierenden Organe wie die Hypophyse oder die Bauchspeicheldrüse nehmen ihre Funktion in der Embryonalphase auf, sodass sich der Fötus selbst mit Hormonen versorgen kann.

Nach der Geburt

Die ersten Monate und Jahre

Kaum ist das Baby auf der Welt, dreht sich das Hormonkarussel weiter. Bei Jungs wird bis zum Alter von sechs Monaten weiterhin Testosteron ausgeschüttet, bei Mädchen geht die Östrogen-Produktion bis zum Ende des zweiten Lebensjahres weiter. Danach sinken die Geschlechtshormone auf nicht messbare Werte ab. Erst zu Beginn der Pubertät steigen sie wieder an.

Wenn das passiert, erwacht plötzlich auch das Interesse am anderen Geschlecht. So lange die Geschlechtshormone niedrig sind, spielt es für die Kinder meistens kaum eine Rolle, ob der Spielkamerad oder die Spielkameradin ein Mädchen oder Junge ist. Hauptsache spielen! Manchmal gilt auch grundsätzlich, je nach Blickwinkel: Mädchen sind doof oder Jungs sind doof. Das Herzklopfen beim Anblick des anderen Geschlechts fängt erst jetzt an.

Wachsen, wachsen, wachsen

Während der Kindheit und Jugend spielt ein weiteres Hormon eine tragende Rolle. Sein Name ist Programm: das Wachstumshormon. Die Ausschüttung dieses Hormons erreicht ihr Maximum bei jungen Menschen im Alter von etwa 13 bis 16 Jahren. Danach fällt es wieder ab, sobald die endgültige Körpergröße erreicht ist. Das Wachstumshormon ist allem voran verantwortlich für das Längenwachstum der Kinder. Es hat darüber hinaus aber viele weitere wichtige Funktionen, etwa dass Muskeln und Knochen wachsen und nicht abgebaut werden. Auf den Fettabbau, den Zucker- und Fettstoffwechsel im Blut und im Gewebe und die Knochendichte nimmt das Hormon ebenfalls Einfluss.

Die Pubertät – Körper und Psyche in Aufruhr

Inhaltsverzeichnis

Vor der Pubertät – 72

In der Pubertät – 72
Zeitpunkt der Pubertät – 73
Die ersten Anzeichen – 73

Pubertät der Psyche – 75
In der Vorpubertät – 75

Kurz zusammengefasst – 76

© Springer-Verlag GmbH Deutschland, ein Teil von Springer Nature 2020
H. J. Schneider et al., *Hormone – ihr Einfluss auf mein Leben*,
https://doi.org/10.1007/978-3-662-58978-6_13

Nicht mehr Kind, aber erwachsen auch noch nicht. Nicht mehr kindlich, aber auch noch keine feste Persönlichkeit – die Pubertät ist eine Übergangszeit. Physisch wie psychisch eine spannende und aufregende Phase, anstrengend und herausfordernd zugleich und zwar für alle Beteiligten. Körper und Geist stellen sich um; und sie stellen sich darauf ein, die behütete Phase der Kindheit zu verlassen und die Eigenständigkeit zu erproben. Der Zeitraum, in dem all das passiert, ist von der Natur vorgegeben und dauert einige Jahre. Dennoch fühlen sich manche Jugendliche überrumpelt und überfordert – und oft geht es den Eltern nicht anders.

Es sind die Hormone, die diese Entwicklung vorgeben, den Beginn bestimmen, die verschiedenen Stadien der Pubertät steuern und den Prozess begleiten. Vor allem die Geschlechtshormone geben nun den Takt an.

Vor der Pubertät

In der Kindheit sind die Geschlechtshormone und die Hormone, die diese steuern und stimulieren, kaum aktiv. Außer im Baby- und Kleinkindalter, wenn die Ausbildung der Geschlechtsorgane noch nicht vollständig abgeschlossen ist. Bei Jungs ist im zweiten bis vierten Monat der Testosteron-Spiegel am höchsten, danach fällt er bis zum Ende des sechsten Monats langsam ab. Bei Mädchen bleiben die Werte der Östrogene etwas länger hoch und sinken erst zum Ende des zweiten Lebensjahres. Man nennt diese Phase hoher Geschlechtshormone bei Kleinkindern auch Minipubertät.

Pubertät bei Kleinkindern: Minipubertät und kleine Pubertät

Als Minipubertät werden die ersten Monate im Kleinkindalter bezeichnet, in denen der Geschlechtshormon-Spiegel noch erhöht ist. Diese Phase ist vor allem zur weiteren Ausbildung der Geschlechtsorgane wichtig.

Ein paar Jahre später, meist im Vorschulalter, stellt sich bei etwa fünf- oder sechsjährigen Kindern die sogenannte „kleine Pubertät" oder „Wackelzahnpubertät" ein – mit allem, was dazu gehört: vermehrte Stimmungsschwankungen, Weinerlichkeit, Verletzlichkeit und Aufmüpfigkeit. Dafür sind verschiedene Faktoren verantwortlich. Zum einen handelt es sich um eine Phase schnellen Wachstums, in der die Kinder lernen müssen, mit ihren sich ständig ändernden Körperproportionen umzugehen. Zum anderen werden sie mit neuen höheren Anforderungen und Erwartungen konfrontiert, gerade in der Vorschulzeit, nach dem Motto: „Das kannst du schon selber, du bist doch bald ein Schulkind!". Für die Kleinen sind das große Herausforderungen, die sie fordern, teilweise auch überfordern und die dann möglicherweise zu diesen typischen pubertären Verhaltensweisen führen.

In der Pubertät

Nach der Minipubertät im Baby- und Kleinkindalter wird das Hormon GnRH, welches die Freisetzungshormone unserer Geschlechtshormone steuert, aktiv unterdrückt und die Werte bleiben während der Kindheit niedrig. Erst zu Beginn der Pubertät wird die Unterdrückung von GnRH aufgehoben. In Folge dessen steigen die LH- und FSH-Werte wieder an, der Östrogen-Spiegel bei Mädchen und der Testosteron-Spiegel bei Jungen erhöhen sich.

Zeitpunkt der Pubertät

Man kann es drehen und wenden, wie man will: Die Pubertät, sie dauert. Sie beginnt lange vor dem Teenageralter und zieht sich hinein ins junge Erwachsensein. In der Regel lassen sich die ersten Zeichen der Pubertät bei Mädchen im Alter von acht bis 12 Jahren und bei Jungs im Alter von neun bis 13 Jahren erkennen. Bevölkerungsweite Studien haben gezeigt, dass sich die Pubertät immer weiter nach vorne verschiebt und in den letzten Jahren bereits etwas früher auftritt. Woran das liegt, ist nicht ganz klar. Ernährung, zunehmendes Körpergewicht und bessere medizinische Versorgung könnten hier mitverantwortlich sein. Der Beginn der Pubertät ist auch nach Herkunft unterschiedlich. Bei Menschen aus Afrika und Süd- oder Lateinamerika setzt die Pubertät oft schon etwas früher ein als bei Menschen europäischen Ursprungs. Auch Gewicht und Stoffwechsel spielen eine Rolle. Untergewicht kann zu verspäteter Pubertät führen, Übergewicht zu einem eher frühen Start. Grund dafür sind wieder die Hormone. Leptin und Insulin, deren Spiegel mit dem Körpergewicht steigen, können das Eintreten der Pubertät beschleunigen.

Die ersten Anzeichen

Das früheste Zeichen der Pubertät bei Mädchen ist das Knospen der Brustdrüsen, Thelarche lautet die medizinische Bezeichnung dafür. Bei Jungen erkennt man den Beginn der Pubertät daran, dass die Hoden größer werden. Das Volumen eines kindlichen Hoden ist in der Regel kleiner als drei Milliliter. Ab der Pubertät nimmt das Hodenvolumen stetig zu. Im Erwachsenenalter erreicht es in der Regel Werte über 20 Milliliter je Hoden.

Das zweite Zeichen der Pubertät sind die Schamhaare. Wenn die Brustdrüsen beziehungsweise die Hoden zu wachsen beginnen, fängt kurze Zeit später auch die Schambehaarung an zu sprießen. Mediziner nennen diese Phase Pubarche. Auch die Achselbehaarung wächst nun. Sekundärbehaarung werden diese Haare im Scham- und Achselbereich auch genannt. Damit die Pubarche einsetzt, müssen Hormone aktiv werden: Meist schon im Alter von sechs bis acht Jahren beginnt die Nebenniere Geschlechtshormone zu bilden, medizinisch wird diese Zeit als Adrenarche bezeichnet. Gekennzeichnet ist die Adrenarche durch den Anstieg des Geschlechtshormonvorläufers Dihydroepandrostendion (DHEA) im Blut. Dieser Anstieg ist Voraussetzung dafür, dass einige Jahre später die Pubarche beginnen kann.

Das Einsetzen der Regelblutung bei Mädchen (medizinisch Menarche) und der Sameneinschuss bei Jungen (Spermarche) sind die letzten eindeutigen Zeichen, dass es nun Zeit ist, erwachsen zu werden.

Entwicklung der Geschlechtsorgane während der Pubertät (Die Tanner-Stadien)

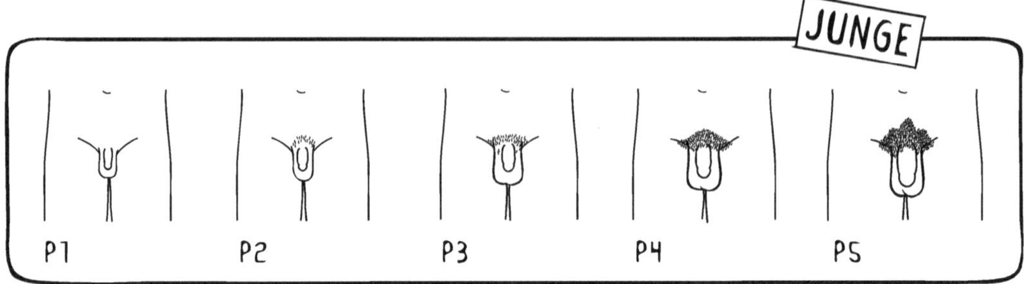

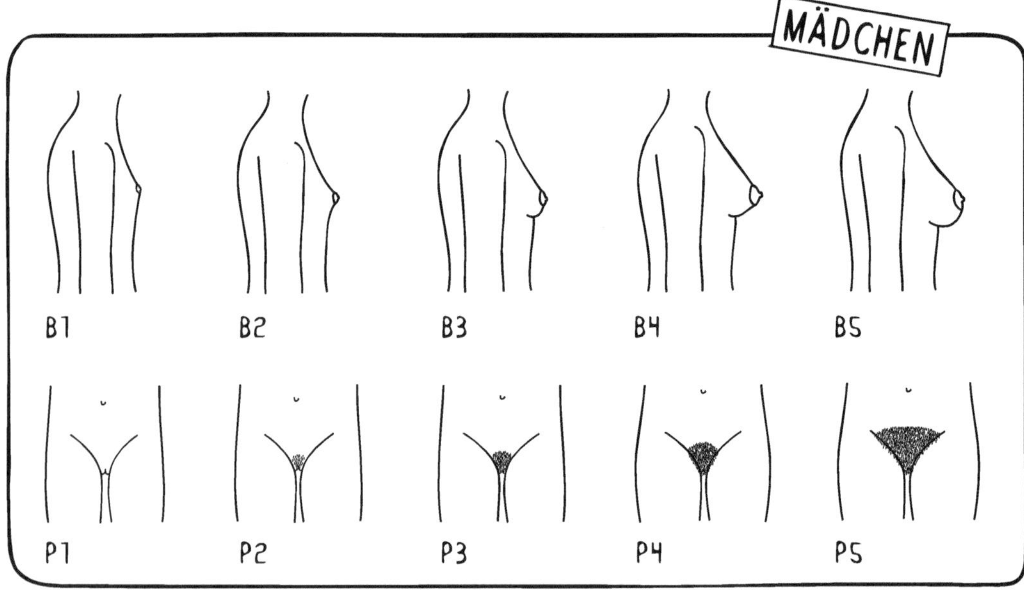

P   Pubesbehaarung (Schambehaarung)

B   Brustentwicklung

Die Einteilung der Pubertät nach Stadien
Der britische Kinderarzt James Mourilyan Tanner (1920–2010) hat die körperliche Entwicklung während der Pubertät genau beschrieben. Die nach ihm benannten Tanner-Stadien teilen die Pubertät entsprechend des Brustwachstums bei Mädchen, der Hodengröße bei Jungen und der Schambehaarung in fünf verschiedene Phasen ein.

Weibliche Brustentwicklung:
Tanner-1: Vorpubertäts-Stadium. Der Warzenhof folgt den Hautkonturen, die Brustdrüsen sind nicht fühlbar.

Tanner-2: Das Brustdrüsengewebe ist tastbar, der Warzenhof ist vergrößert.

Tanner-3: Das Brustdrüsengewebe überschreitet die Grenzen des Warzenhofs. Der Warzenhof ist noch nicht vorgewölbt.

Tanner-4: Brustgröße und Erhebung nehmen zu, der Warzenhof hebt sich von der Brustkontur ab.

Tanner-5: Die Brust erreicht ihre Endgröße. Der Warzenhof bildet wieder eine Ebene mit der Brustkontur. Nur die Brustwarze steht hervor.

Männliche Genitalien:
Tanner-1: Vorpubertäres Stadium. Das Hoden-Volumen ist kleiner als 3 ml.

Tanner-2: Das Hodenvolumen beträgt 3 bis 6 ml, der Penis ist noch klein.

Tanner-3: Das Hodenvolumen erreicht 6 bis 12 ml, die Penislänge nimmt zu.

Tanner-4: Das Hodenvolumen liegt bei 12 bis 20 ml, der Penis nimmt an Länge und Umfang zu.

Tanner-5: Das Hodenvolumen beträgt mindestens 20 ml, der Penis ausgewachsen.

Schambehaarung:
Tanner-1: Vorpubertäres Stadium. Keine Schambehaarung, nur feines Flaumhaar.

Tanner-2: Wenige, lange flaumige Haare an der Basis des Penis und des Hodensacks bei Jungen, bei Mädchen an den äußeren Schamlippen.

Tanner-3: Die Behaarung breitet sich aus, das Haar wird kräftiger und dunkler.

Tanner-4: Ausbreitung des Haares über dem Schamhügel, jedoch nicht über die Oberschenkel.

Tanner-5: Die Schambehaarung wächst auch über den Schenkeln und dem Schamhügel.

Pubertät der Psyche

Dass sich der Körper während der Pubertät verändert, ist für alle sichtbar und messbar. Neben diesen offensichtlichen Anzeichen geht es in den jungen Menschen auch innerlich rund – sowohl körperlich als auch seelisch. Erstens bewirkt die Aktivierung der Hormone eine Veränderung der Körperzusammensetzung, das heißt die Proportionen verändern sich. Bei Mädchen wird etwa das Becken breiter, außerdem erhöht sich der Anteil an Körperfettmasse. Ihr Körper wird weiblicher. Bei Jungen dagegen werden die Schultern breiter und die Muskelmasse nimmt zu. Ihr Körper wird männlicher. Und für Mädchen und Jungs gilt jetzt gleichermaßen: Sie wachsen schnell, bis die endgültige Größe erreicht ist. Zu Beginn des jungen Erwachsenenalters erreicht der Mensch daher die höchste Knochendichte seines gesamten Lebens.

Im Gleichschritt mit dem Körper reift auch die Psyche. Die Pubertät ist eine wichtige Phase, in der die jungen Menschen ihre Persönlichkeit ausbilden. Dieser Prozess ist eine Achterbahnfahrt der Gefühle, eine Phase des Suchens, Ausprobierens, Zweifelns und Sich-selbst-Findens. Die Sexualität spielt dabei eine herausragende Rolle.

In der Vorpubertät

Erste Hinweise, dass die Pubertät naht, zeigen Kinder oft schon vor dem Einsetzen der eigentlichen Pubertät mit all ihren körperlichen und psychischen Veränderungen. Vorpubertät nennt man diese Zeit. Der Beginn der Vorpubertät ist variabel. Sie tritt auch nicht bei allen Kindern ein. Doch wenn, das sie meistens gegen Ende der Grundschulzeit auf. Typisch daran: Mädchen und Jungen wollen nun mehr Eigenständigkeit, zweifeln die von den Eltern aufgestellten Regeln an, verlieren ein bisschen von ihrer kindlichen Sorglosigkeit und ziehen sich manchmal zurück. Manche wollen jetzt nur noch chillen, bei anderen nehmen Bewegungsdrang und Unruhe zu. Albern sein gehört auch dazu, tuscheln und kichern ist jetzt besonders schön.

Später in der der Hochphase der Pubertät, meist zwischen dem 12. und 16. Lebensjahr, findet dann der weitere Abnabelungsprozess statt. Dann laufen Freunde und andere gleichaltrige Personen den Eltern den Rang als Bezugspersonen ab. Diese sogenannte Peergroup nimmt nun einen viel höheren Stellenwert ein als zuvor. Was bisher normal erschien, kann plötzlich peinlich sein, zum Beispiel sich vor Eltern oder Geschwistern nackt zu zeigen. Und ja: Meinungsverschiedenheiten zwischen Eltern und pubertierenden Kinder können zunehmen – können, müssen nicht, doch die Wahrscheinlichkeit ist groß. Die Konfrontation mit den Eltern, die Abnabelung von ihnen, ist wichtig für die Entwicklung zu selbstbewussten, eigenständigen jungen Erwachsenen. Ist diese konfliktreiche Zeit vorbei, beruhigt sich oft die Situation. Zwischen dem 16. und 18. Lebensjahr finden die Jugendlichen oft in eine neue Balance: Die Psyche stabilisiert sich, das Konfliktpotential reduziert sich, die Eigenständigkeit wächst. Aus den Kindern sind junge Erwachsene geworden.

Wenn die Pubertät zu früh oder zu spät eintritt
Beginnt die Pubertät bei Mädchen vor dem Alter von acht Jahren und bei Jungen vor dem Alter von neun Jahren, spricht man von einer vorzeitigen Pubertät oder lateinisch „pubertas praecox". In manchen Fällen handelt es sich um eine harmlose Normvariante. Das heißt, dass diese Kinder ohne besonderen Grund einfach früh beginnen zu pubertieren. Manchmal können sich aber gesundheitliche Probleme dahinter verstecken, etwa genetische, stoffwechselbedingte oder neurologische Erkrankungen. Kommen Kinder sehr früh in die Pubertät, sollte das unbedingt mit einer Ärztin oder einem Arzt abgeklärt werden.

Daneben gibt es Fälle, bei denen die Pubertät sehr spät einsetzt. Sollten sich bei Mädchen nach dem Alter von 13 Jahren und bei Jungen nach dem Alter von 14 Jahren immer noch keine ersten Zeichen der Pubertät erkennen lassen, spricht man von einer verspäteten Pubertät („pubertas tarda"). Wie bei der vorzeitigen Pubertät kann eine solche sogenannte konstitutionell verzögerte Pubertät einfach so vorkommen. Allerdings können dabei auch andere, ernsthafte Gesundheitsstörungen dahinterstecken, etwa genetische Erkrankungen, Hypophysenerkrankungen oder sonstige schwere Erkrankungen an Herz oder Nieren. Auch Mangelernährung oder Untergewicht können einer verzögerten Pubertät zugrunde liegen. Eltern sollten sich auch in diesem Fall unbedingt von einem spezialisierten Kinderarzt oder Endokrinologen oder einer spezialisierten Kinderärztin oder Endokrinologin beraten lassen.

Kurz zusammengefasst

Die Pubertät ist eine Phase spürbarer und sichtbarer Veränderungen. Wenn im Alter von etwa 12 bis 13 Jahren die Geschlechtshormone beginnen anzusteigen, werden aus Kindern junge Erwachsene – körperlich wie psychisch. Dieser Übergang dauert mehrere Jahre und fordert viel von den jungen Menschen. Die müssen damit klar kommen, dass der Körper weiblicher oder männlicher wird, dass Brüste wachsen und Schambehaarung sprießt. Und sie müssen lernen unabhängiger zu werden, eigenständiger. Das kostet Kraft und Nerven – bis die jungen Erwachsenen dann in ein neues Gleichgewicht finden.

Hormone und die Liebe

Inhaltsverzeichnis

Testosteron und Östrogene – 78

Hormone beim Verlieben – 78
Cortisol höher, Testosteron höher – 79

Testosteron und die Männer – 79
Liebe ist Stress – 79
Kuscheln für den Arterhalt – 80

Das Kuschelhormon Oxytocin – 80
Oxytocin für mehr Treue – 80

Hormone bei der Liebe – 81
Der Immer-Könner – 81
Das Experiment – 82
Die Bestätigung – 82

Prolaktin – Gradmesser für den Orgasmus – 82

Kurz zusammengefasst – 83

© Springer-Verlag GmbH Deutschland, ein Teil von Springer Nature 2020
H. J. Schneider et al., *Hormone – ihr Einfluss auf mein Leben*,
https://doi.org/10.1007/978-3-662-58978-6_14

„Ob mit oder ohne, interessiert sie nicht die Bohne, denn sie sind beides Opfer ihrer eigenen Hormone", reimen Die Fantastischen Vier.

Hormone spielen bei der Liebe und beim Verliebtsein eine gewaltige Rolle. Man stellt sich das so vor, dass eben die weiblichen Hormone bei der Frau und männlichen Hormone beim Mann beim Verliebtsein in Wallung geraten, dann immer weiter steigen, bis es zu einem regelrechten Ausbruch der Hormone: Bäng, verliebt! Wissenschaftlich lässt sich tatsächlich ein Zusammenhang zwischen Hormonen und der Liebe zeigen, aber es ist ein bisschen komplizierter.

Was also passiert wirklich mit unseren Hormonen, wenn sich zwei Menschen ineinander verlieben? Und welche Rolle spielen die Hormone beim Sex?

Die fantastischen Vier unter den Hormonen heißen Testosteron, Östradiol, Cortisol und Oxytocin. Sie bringen unsere Gefühlswelt gewaltig in Wallung und entscheiden mit, ob wir jemanden attraktiv und anziehend finden. In ihrem Zusammenspiel lassen sie Herzen rasen, Lust entstehen und Liebe gedeihen.

Testosteron und Östrogene

Ebenso wie Männer Östrogene produzieren, bilden auch Frauen einen relevanten Anteil des männlichen Hormons Testosteron. Das männliche Geschlechtshormon wirkt auch sehr stimulierend auf die weibliche Lust. Die Libido ebenso wie die sexuelle Motivation ist bei Frauen während des Eisprungs am höchsten, das haben viele Studien gezeigt. Die Freisetzung von Östrogenen, aber auch von Testosteron aus den Eierstöcken scheint hier eine entscheidende Rolle zu spielen. Bewusst oder unbewusst beeinflussen Hormone sogar das Verhalten der Frauen – eine Studie zeigte etwa, dass Stripteasetänzerinnen während des Eisprungs, also dann, wenn die Östrogene am höchsten

sind, deutlich mehr Trinkgeld zugesteckt bekamen als sonst. Deutlich mehr auch als andere Frauen, die den Eisprung durch die Pilleneinnahme unterdrückten.

Bekannt ist auch, dass ein zu niedriger Testosteronspiegel bei Frauen Folgen hat: Ihre Stimmung wird schlechter, die Lebensqualität nimmt ab, Selbstwahrnehmung und Libido sind vermindert. Es ist wissenschaftlich bekannt, dass bei Frauen, deren Libido nach den Wechseljahren vermindert ist, Testosterongaben die Lust wieder steigern können. Früher gab es sogar zugelassene Therapien. Sie wurden aber 2012 auf Grund eines möglicherweise erhöhten Brustkrebsrisikos wieder vom Markt genommen. Wenn also der Testosteronanstieg bei verliebten Frauen steigt, spiegelt dies die gefühlte Verbesserung der Lebensqualität, des Selbstbewusstseins und die Zunahme der Libido wider.

Hormone beim Verlieben

Eine Studie aus Italien mit dem schönen Namen „Hormonal changes when falling in love" (hormonelle Veränderungen beim Verlieben) geht dieser Fragestellung auf den Grund. Die Autoren haben sich je 24 frisch verliebte Männer und Frauen und je 24 nicht frisch verliebte gesucht und sie dann miteinander verglichen. Frisch verliebt war definiert mit neuer Liebe innerhalb der letzten sechs Monate, nicht frisch verliebt hieß entweder Single oder bereits in einer längeren Beziehung von mehr als einem halben Jahr. Bei allen Probanden haben sie Blut abgenommen und die gleichen Hormone bestimmt: LH, FSH, Östradiol, Progesteron, DHEAS, Cortisol, Testosteron und Androstendion. Den frisch verliebten Personen entnahmen sie dazu 12 bis 24 Monate später nochmals Blut, um zu überprüfen, wie sich die Hormone verändert hatten. Mit einem überraschenden Ergebnis: kein erhöhter Östradiol- oder Testosteronspiegel bei den frisch Verliebten. Hat also Verlieben gar nicht mit den Geschlechtshormonen Testosteron und Östradiol zu tun?

Cortisol höher, Testosteron höher

Lassen Sie uns zuerst einen Blick auf weitere Ergebnisse dieser Studie werfen. Sie ergab, dass auch die Progesteron-, DHEAS- und Androstendionspiegel bei Männern und Frauen unverändert blieben, egal ob frisch verliebt oder nicht. Dagegen waren die Cortisolspiegel sowohl bei verliebten Männern als auch verliebten Frauen höher als bei den Kontrollgruppen.

Die Studie zeigte noch ein anderes, unerwartetes Ergebnis und zwar beim Testosteron. Statt dass das Hormon bei verliebten Männern in die Höhe schnellt, war der Spiegel bei ihnen sogar niedriger als bei nicht frisch verliebten oder bei Singles. Ganz anders jedoch bei den Frauen. Waren sie gerade total verknallt, zeigten ihre Testosteronspiegel höhere Werte als bei den Vergleichspersonen ohne rosa Brille. Bei der Nachkontrolle nach 12 bis 24 Monaten ließen sich diese Veränderungen nicht mehr nachweisen, weder bei den Männern noch bei den Frauen. Sowohl die Testosteron- als auch Cortisolwerte hatten sich wieder normalisiert.

Testosteron und die Männer

Welche Rolle aber spielt nun Testosteron bei den Männern? Beim Verlieben jedenfalls scheint es nicht unbedingt das entscheidende Hormon zu sein. Im Grunde brauchen Männer Testosteron vor dem Verlieben, nicht beim Verlieben. Das Hormon hat eine Schlüsselfunktion, wenn Männer versuchen, eine Frau für sich zu gewinnen und vor allem, wenn sie mit anderen Nebenbuhlern um eine Frau konkurrieren. Hat ein Mann noch keine passende Partnerin gefunden, braucht er Testosteron – Energie für Part-

nersuche, für Kämpfe zwischen Rivalen, für den Fortpflanzungsakt und am Ende für die Aufzucht des Nachwuchses. Ohne Testosteron läuft da nur wenig.

Vor diesem Hintergrund ist es dann nur logisch, dass der Testosteronspiegel wieder niedrig ist, wenn ein Mann seine Traumfrau schon erobert hat und auch sie sich in ihn verliebt hat. Die Konkurrenz ist schließlich besiegt! Möglicherweise trägt der geringere Testosteronspiegel sogar dazu bei, dass der frisch verliebte Mann nicht mehr auf Partnersuche geht. Die Ergebnisse weiterer Studien deuten in diese Richtung. Sie zeigen, dass ein niedriger Testosteronspiegel wahre Lämmer aus den Männern macht: Je niedriger der Wert, desto stärker neigen Männer zu romantischer oder altruistischer Liebe (siehe „Die Arten der Liebe").

Liebe ist Stress

Die oben genannte Studie hatte auch erhöhte Cortisolwerte gezeigt, bei Frauen und bei Männern. Was bedeuten diese Veränderungen? Verliebtsein ist eine Phase erhöhter Erregbarkeit, ein Auf und Ab der Gefühle und auch eine Zeit, die Unsicherheiten mit sich bringt. Und das bedeutet: Stress. Wenig überraschend also, dass das Stresshormon Cortisol steigt. Verliebtsein bedeutet Stress, wenn auch im positiven Sinne.

Stress im Allgemeinen kann sowohl belastend als auch animierend sein – negativer sogenannter Distress und positiver, so genannter Eustress, stehen sich gegenüber. Der Cortisolanstieg belegt, dass sich verliebte Personen in einer Phase der angenehmen Anspannung, des Eustress, befinden.

Die Arten der Liebe
Psychologen teilen die romantische Liebe in sechs verschiedene Arten ein. Mithilfe von Fragebögen lässt sich herausfinden, welcher Art der Liebe die Partner am ehesten zugeneigt sind.

EROS: Romantische, leidenschaftliche Liebe. Diese Menschen suchen ihre Partner nach Intuition. Das emotionale Angezogensein führt zu einer Hingabe an die geliebte Person.

LUDUS: Spielerische Liebe. Die Partner sehen Liebe vor allem als Spiel und Spaß. Das Austauschen von Intimitäten ohne tiefere emotionale Bindung steht im Vordergrund.

STORGE: Diese Liebe entsteht aus der Freundschaft. Es besteht ein starkes Bekenntnis zur Beziehung.

PRAGMA: Pragmatische Liebe. Diese Liebe wird pragmatisch und realistisch gelebt, ähnlich einer Geschäftsbeziehung, bei der die Partner gemeinsame Ziele verfolgen.

MANIA: Possessive, abhängige Liebe. Sie kennzeichnet sich durch obsessives und possessives Verhalten mit intensiven Gefühlen und durch ein starkes Bedürfnis, geliebt zur werden.

AGAPE: Altruistische Liebe. Sie basiert auf der Hingabe bis hin zur Selbstaufgabe für das Wohlergehen des Partners.

In einer tschechischen Studie mit 65 Männern fand sich ein klarer Zusammenhang zwischen niedrigen Testosteronspiegeln und der Neigung zu romantischer und altruistischer Liebe. Die anderen Arten der Liebe wiesen keinen Zusammenhang mit Testosteronspiegeln auf.

Kuscheln für den Arterhalt

Ist die Partnerin gefunden, kommen andere Hormone ins Spiel, die sich um die Fortpflanzung selbst, den Erhalt der Partnerschaft und die erfolgreiche Aufzucht des Nachwuchses kümmern. Im Hypophysenhinterlappen werden Oxytocin und Vasopressin, auch ADH genannt, freigesetzt. Diese beiden Hormone heißen Nanopeptide, weil sie sehr klein sind und jeweils nur aus neun Aminosäuren bestehen. Zwar haben beide in erster Linie andere Aufgaben im Körper – Vasopressin steuert den Wasserhaushalt des Körpers, Oxytocin ist der auslösende Faktor für die Wehen und bewirkt den Milchaustritt beim Stillen –, dennoch machen sie mit im Hormonreigen beim Thema Liebe. Sogar beim Geschlechtsverkehr selbst. In der Erregungsphase steigen die Werte von Vasopressin, während des Orgasmus dagegen die von Oxytocin. Dass dieses Hormon auch an der

Vorbereitung des Geschlechtsakts beteiligt ist, zeigten Studien an Ratten: Wenn Forscherinnen oder Forscher weiblichen Ratten Oxytocin verabreicht haben, führte das dazu, dass diese ihren Rücken überstreckten und es den männlichen Tieren so ermöglichten, sie zu besteigen.

Das Kuschelhormon Oxytocin

Oxytocin ist aber vor allem eins: ein Kuschelhormon. Es ist fürs Liebkosen, Wohlfühlen und Streicheln zuständig, kurz: für die Pflege der Beziehung. Es wird bei Umarmungen und Massagen, bei sozialer Unterstützung, beim Streicheln und beim Orgasmus selbst freigesetzt. Es fördert das Gefühl des Zusammenhalts in einer Partnerschaft und einer Familie und das Gefühl der Verbundenheit gegenüber dem Partner und dem Kind. Daher der schöne Name.

Oxytocin für mehr Treue

Eine Gruppe von Forschern an der Universität Bonn hat genau das eindrucksvoll in einer Studie belegt. Sie zeigten 20 Männer, die sich in einer glücklichen Beziehung befanden, Fotos ihrer eigenen Partnerinnen und zum Vergleich dazu Fotos von unbekannten Frauen, die in Alter und Attraktivität den Partnerinnen entsprachen. Um den vagen Begriff „attraktiv" etwas zu konkretisieren, bewerteten zehn unabhängige Personen die Bilder der Frauen und bestimmten eine Art Attraktivitätslevel. Auch die Qualität der Fotos floss in die Entscheidung mit ein. In einer zweiten Runde wurden den Männern erneut die Fotos ihrer Partnerinnen gezeigt und anschließend Fotos von Frauen, die die Männer zwar kannten, zu denen sie aber in keiner näheren persönlichen Beziehung standen. In allen Fällen sollten die Männer die Attraktivität der gezeigten Frauen auf einen Fragebogen bewerten. Darüber hinaus wurde während der Experimente eine Kernspintomogramm-Aufnahme durchgeführt, um zu erkennen, welche Hirnareale besonders aktiv waren.

Der Clou bei dieser Studie war, dass die Untersuchungen mehrmals wiederholt wurden und die Männer bei jeder Untersuchungsrunde ein Nasenspray bekamen. Die einen mit Oxytocin, die anderen ohne, dafür mit einem Schein-Wirkstoff.

In der Auswertung der Studie zeigte sich, dass die Männer die Gesichter ihrer Partnerinnen unter der Gabe von Oxytocin deutlich attraktiver bewerteten als die Gesichter der unbekannten Frauen oder der bekannten Frauen, zu denen sie aber in keiner näheren Beziehung standen. Die funktionelle Kernspintomographie machte deutlich, dass beim Anblick der eigenen Partnerinnen unter Oxytocin vor allem die Areale des Gehirns aktiviert wurden, die für die Belohnung zuständig sind.

Die Quintessenz der Studie: Oxytocin festigt Partnerschaft und Familienbindung. Es führt nicht dazu, dass man sich in unbekannte Personen verliebt, im Gegenteil: Es vertieft und verstärkt die Beziehung zu bekannten Personen.

Hormone bei der Liebe

Und beim Sex? Welche Rolle spielen die Hormone da? Und wie lässt sich der Hormonverlauf beim Sex überhaupt messen? Man kann schlecht alle zwei Minuten während des Geschlechtsakt Blut abnehmen. Oder doch? Eine Reihe von Forschern haben genau das getan. Natürlich nicht immer wieder in die Vene gestochen, sondern vor dem Sexualakt einen venösen Zugang gelegt und über den dann während des Aktes regelmäßig ohne weitere Störung Blut abgenommen. Mit diesem Setting wurden mehrere Studien durchgeführt, die eine Reihe von hoch interessanten Erkenntnissen ans Licht brachten.

Erstens bestätigten diese Untersuchungen, dass während der Erregung das Hormon Vasopressin ansteigt und während des Orgasmus das Oxytocin. Außerdem ließ sich beobachten, dass während dem Sex vermehrt Adrenalin und Noradrenalin ausgeschüttet werden. Diese sogenannten Katecholamine werden oft auch als Flucht- und Kampfhormone bezeichnet. Bei Erregung und Anspannung steigen sie an. Dass sie dann auch beim Sex vermehrt messbar sind, wenn Herzschlag und der Blutdruck erhöht sind, ist also wenig verwunderlich.

Der Immer-Könner

Die wohl relevanteste und auch konsistenteste Hormon-Veränderung beim Geschlechtsverkehr ist der postkoitale Prolaktinanstieg. Mit anderen Worten: Nach dem Orgasmus erhöhen sich die Prolaktinwerte. Das passiert allerdings nur, wenn der Geschlechtsverkehr mit einem Orgasmus endet, ohne Orgasmus bleiben sie unverändert.

Was dieser postkoitale Prolaktinanstieg bedeutet und welche Folgen er hat, stellte sich in einer Reihe von Untersuchungen an der Universität Hannover heraus. Ein Zufall hatte die Wissenschaftlerinnen und Wissenschaftler auf eine entscheidende Spur geführt: Bei ihnen hatte sich ein junger Mann vorgestellt, der behauptete, er könne immer. Das klang für die Forscherohren sehr interessant. Denn jeder Mann weiß: Nach dem Orgasmus gibt es eine Phase, in der eine erneute Erregung nicht möglich ist. Man nennt sie Refraktärphase.

Der junge Mann aber behauptete, er bekäme meist innerhalb von drei Minuten einen zweiten Orgasmus, das sexuelle Verlangen bliebe direkt nach dem Orgasmus unverändert hoch und in der Hälfte der Fälle bliebe sein Glied auch bis zum nächsten Orgasmus steif. Ein Fall, der die Forscherinnen und Forscher natürlich sehr interessierte. Sie fragten den jungen Mann, ob er bereit wäre, sich untersuchen zu lassen. Und er sagte zu.

Die Pause danach

Die Refraktärphase, in der ein Mann nach dem Orgasmus nicht sofort wieder kann, dauert meistens mindestens zehn Minuten, sie kann aber auch deutlich länger sein. Bei Frauen gibt es diese Refraktärphase nicht. Der Grund dafür liegt in der Natur der Sache: Da beim Mann nach dem Sex erstmal wieder neue Spermien gebildet werden müssen, würde mehrfacher Sex in kurzer Zeit im Sinne der Fortpflanzung nur einen sinnlosen Ressourcenverbrauch bedeuten. Eine erneute Empfängnisbereitschaft bei der Frau macht dagegen fortpflanzungstechnisch Sinn, um eine größtmögliche Vermischung des genetischen Pools und damit die besten Voraussetzungen zur Arterhaltung zu erreichen. Denn auch nach einem Orgasmus wartet die Eizelle auf Befruchtung. Sollte beim ersten Mal kein Spermium zur Befruchtung angekommen sein, funktioniert es ja vielleicht beim zweiten Versuch.

Das Experiment

Ein einstündiger Film zeigte dem jungen Mann nach 20 und nach 60 Minuten erotische Szenen, bei denen er jedes Mal beginnen sollte zu masturbieren bis zum Orgasmus. Während dessen wurde ihm über einen Zugang kontinuierlich Blut abgenommen. Das gleiche Experiment wurde bei neun anderen jungen Männern wiederholt, die als Kontrollgruppe dienten. Diese Kontrollpersonen bekamen nach 30 und 60 Minuten je einen Orgasmus. Beides Mal stieg der Prolaktinwert. Der junge Mann jedoch bekam zwei Minuten nach dem ersten Orgasmus einen zweiten und 30 Minuten später erneut. Bei ihm konnte aber kein erhöhtes Prolaktin gemessen werden – es mussten also die Hormone sein. Die Vermutung lag nahe, dass der postkoitale Prolaktinanstieg eine direkte Rolle bei der Entstehung der Refraktärphase spielte.

Die Bestätigung

Und in der Tat scheinen weitere Studien genau diese Vermutung zu bestätigen. Zum Beispiel wurde das oben beschriebene Experiment an weiteren zehn jungen Männern durchgeführt. Diesmal jedoch bei jedem Mann viermal: Einmal bekamen sie ein prolaktinsenkendes Medikament, einmal ein prolaktinsteigerndes, einmal beides zusammen und einmal nur ein Scheinmedikament, also ein Placebo.

Um zu verhindern, dass die Effekte lediglich durch den Glauben an die Wirkung des Medikaments zustande kamen, wussten die Männer nicht, in welcher Reihenfolge die Versuche durchgeführt wurden und welches Medikament sie gerade bekamen. Nach jedem Experiment mussten die Männer einen Fragebogen mit 52 Fragen zu sexueller Lust, Erregung, Appetenz und Dauer der Refraktärphase ausfüllen. Das Ergebnis: Nachdem bei den Probanden der Prolaktinspiegel durch Medikamente künstlich gesenkt wurde, verkürzte sich die Refraktärphase zwischen zwei Orgasmen und die Intensität und Qualität von Orgasmus und Erregung verstärkte sich, die anderen medikamentösen Veränderungen aber hatten keinen Einfluss auf das sexuelle Empfinden.

Prolaktin – Gradmesser für den Orgasmus

Prolaktin steigt, wie wir nun wissen, beim Sex nur bei einem Orgasmus an. Und: Die Höhe des Prolaktinanstieges hängt sehr eng damit zusammen, wie lustvoll und befriedigend eine Frau oder ein Mann den Orgasmus empfinden und sogar auch damit, wie befriedigt der jeweilige Geschlechtspartner nach dem Sex war. Mehrere Studien ergaben, dass der postkoitale Prolaktinanstieg bei Männer und Frauen beim Geschlechtsverkehr deutlich, nämlich bis zu 400 mal, höher ist als bei Masturbation. Und dass die Höhe des Prolaktinanstiegs eng mit der Intensität des Orgasmus und mit der Zufriedenheit mit dem Geschlechtsakt zusammenhing. Oder kurz gesagt: Alleine ist ja ganz schön, aber zu zweit ist viel schöner.

Kurz zusammengefasst

Prolaktin und Liebe gehören eng zusammen. Die erhöhte Prolaktinproduktion tritt nur nach einem Orgasmus auf. Bei Sex ohne Orgasmus ist ein Prolaktinanstieg nicht messbar. Je heißer und aufregender der Sex, desto mehr Prolaktin wird gebildet. Bei Männern verhindert der Prolaktinanstieg einen sofortigen erneuten Orgasmus, bei Frauen nicht. Für sie macht eine solche Fruchtbarkeitspause keinen Sinn. In der Zeit, in der sich unser Hormonsystem entwickelte, musste die Frau jederzeit bereit für Fortpflanzung sein. Denn sollte beim ersten Mal kein Spermium bis zur Eizelle geschafft haben um sie zu befruchten, könnte es ja beim zweiten Mal klappen.

Prolaktin spielt auch bei sexuellen Funktionsstörungen eine Rolle. Eine medikamentöse Prolaktinsenkung könnte Männern mit Problemen beim Sex helfen, dazu aber sind noch mehr Daten nötig.

Hormone und die Psyche

Inhaltsverzeichnis

Die Stresshormonachse und die Neurotransmitter – 86
Die Hypothalamus-Hypophysen-Nebennieren-Achse – 86
Depressionen als Folge von zu viel Cortisol – 87

Neurotransmitter als Boten im Gehirn – 87
GABA – der Relax-Neurotransmitter – 87
Steroidhormone: Neurosteroide und neuroaktive Steroide – 87

Therapieansatz – 88

Geschlechtshormone und die Psyche – 88
Wachstumshormone – 89
Schilddrüsenhormone – 89

Kurz zusammengefasst – 90

© Springer-Verlag GmbH Deutschland, ein Teil von Springer Nature 2020
H. J. Schneider et al., *Hormone – ihr Einfluss auf mein Leben*,
https://doi.org/10.1007/978-3-662-58978-6_15

Ohne Hormone geht gar nichts. Von der Entwicklung eines neuen Menschen bis hin zu unseren Befindlichkeiten, immer haben Hormone ihre Finger im Spiel. Jede Frau, bei der in den Tagen vor den Tagen die Gefühlswelt verrücktspielt, jede Frau, die in den Wechseljahren merkt, wie ihre Stimmung schwankt, jeder, der einmal verliebt war, weiß, dass Hormone unsere Gefühlswelt mitbestimmen und gewaltig durcheinander bringen können. Sie haben einen ganz entscheidenden Einfluss auf unser Fühlen und Denken.

Menschen mit einer hormonellen Erkrankung werden das bestätigen. Sie wissen, welche Auswirkungen zum Beispiel das Cushing-Syndrom hat, bei dem zu viele Stresshormone gebildet werden. Sie kennen die Folgen, die eine Schilddrüsenunterfunktion auf den Körper und die Psyche haben. Und sie können bezeugen, dass eine entsprechende Behandlung dieser Hormonstörungen helfen kann, die Gefühlslage wieder einigermaßen ins Lot zu bringen.

Es gibt eine enge Zusammenarbeit zwischen unseren Hormonen und unserem Gehirn, der Steuerzentrale unserer Gefühlswelt. Die unterschiedlichsten Hormone, von Wachstumshormonen über Schilddrüsenhormone bis hin zu Geschlechtshormonen spielen eine ganz entscheidende Rolle nicht nur bei der Entwicklung unseres Gehirns, sondern auch bei der Aufrechterhaltung der Hirnfunktionen im täglichen Leben.

Die Stresshormonachse und die Neurotransmitter

Die Hypothalamus-Hypophysen-Nebennieren-Achse

Besonders eng arbeiten Gehirn und Stresshormone zusammen, also diejenigen Hormone, die bei Stress freigesetzt werden. Allen voran Cortisol. Aber Cortisol entsteht nicht einfach so, es braucht eine Kaskade an Ereignissen, damit dieses Hormon am Ende in ausreichender Menge ausgeschüttet wird. Rückwärts betrachtet, sieht diese Ereignisreihe so aus: Die Freisetzung von Cortisol erfolgt in der Nebenniere. Damit das passiert, muss aber erst ACTH in der Hirnanhangsdrüse, der Hypophyse, entstehen. Aber auch dies geschieht nicht von selbst, denn die Freisetzung von ACTH in der Hirnanhangsdrüse wird gesteuert durch das Corticotropin Releasing Hormon (CRH) . Dieses CRH wird im Hypothalamus im Gehirn gebildet. Anders herum lautet die Reihe: Erst CRH, dann ACTH, dann Cortisol. Sie wird auch Stresshormonachse genannt.

Entsprechend der Organe, die an dieser Kaskade beteiligt sind, trägt diese Hormonachse auch den Namen Hypothalamus-Hypophysen-Nebennieren-Achse, abgekürzt HPA-Achse von der englischen Bezeichnung Hypothalamus-Pituitary-Adrenal. Sowohl bei kurzen Stressphasen als auch bei langfristigem Stress wird diese Achse aktiviert.

Cortisol ist in erster Linie dafür verantwortlich, dass in Stresssituationen, wenn der Körper – früher zumindest – auf Kampf oder Flucht eingestellt ist, genügend Energie bereit steht. Dafür sorgt Cortisol, indem es den Zuckerspiegel, aber auch den Blutdruck und die Durchblutung steigert. Auch Krankheiten stellen eine für den Körper Stress dar, auch sie führen dazu, dass die Cortisolwerte ansteigen.

Das Hormon ist aber auch wichtig, um anderen Effekten von Stress entgegen zu wirken. Bei Stress können zum Beispiel die Blutzuckerwerte stark abfallen oder aber Immunmediatoren freigesetzt werden, die unsere Gefäße weit machen. Würde Cortisol dem nicht entgegen wirken, käme es zu Unterzuckerungen und Blutdruckabfällen. Im Extremfall, bei akuten Stresssituationen und Krankheiten, kann zu wenig Cortisol sogar lebensgefährlich sein. Man nennt diesen Zustand auch Nebennierenkrise. Später im ▶ Kap. 38 gehen wir näher darauf ein.

Depressionen als Folge von zu viel Cortisol

Zu wenig Cortisol ist gefährlich, zu viel aber genauso wenig. Bei chronischem Stress produziert der Körper ständig zu viel CRH, ACTH und Cortisol. Der Körper reagiert darauf auf seine Weise. Wissenschaftler sind sich heute weitgehend einig, dass Depressionen häufig die Folge von chronischem Stress sind. Diese Erkenntnis wird auch dadurch bestätigt, dass bei einer krankhaften Erhöhung von Cortisol, dem sogenannten Cushing-Syndrom, Depressionen als häufige Begleiterscheinung auftreten. Bis zu 80 Prozent aller Patienten mit einem Cushing-Syndrom haben auch eine Depression. Mehr über das Cushing-Syndrom lesen Sie im gleichnamigen Kapitel im dritten Teil des Buches.

Neurotransmitter als Boten im Gehirn

Chef über unsere Stresshormonachse ist das Gehirn. Die Regulation der Stresshormonachse erfolgt durch Neurotransmitter. Sie sind Botenstoffe, die aber nur auf der kurzen Distanz wirken. Sie können sich anders als Hormone nicht durch den ganzen Körper bewegen. Sie geben Impulse zwischen benachbarten Nervenzellen weiter. Während Hormone als Langstreckenläufer ihre Wirkung überall im Körper entfalten, sind Neurotransmitter als Kurzstreckenläufer die Brüder und Schwestern der Hormone.

GABA – der Relax-Neurotransmitter

Ein Neurotransmitter beeinflusst die Stresshormonachse entscheidend: GABA, die Gamma-Aminobuttersäure, englisch Gamma Amino Butyric Acid. GABA ist einer der am häufigsten im Gehirn und in den Nervenzellen vorkommenden Neurotransmitter. Er gilt als Relax-Neurotransmitter, GABA-Rezeptoren dämpfen die Stresshormonachse. Werden sie aktiviert, bedeutet das entspannen können, runter kommen. Ist GABA im Gehirn jedoch gehemmt, passiert das Gegenteil: noch mehr Stress. Bei chronischem Stress sind die GABA-Rezeptoren und die GABA-Aktivität im Gehirn reduziert. Die Folge: Entspannen geht nicht mehr, der Körper ist in ständiger Aufruhr. Eine Situation, die die Entstehung von en begünstigen kann.

Steroidhormone: Neurosteroide und neuroaktive Steroide

Es gibt eine Reihe von Hormonen, die die GABA-Aktivität im Gehirn beeinflussen können. Entweder werden sie direkt im Gehirn gebildet, dann heißen sie Neurosteroide. Oder aber sie entstehen an anderen Stellen im Körper, zum Beispiel in den Eierstöcken oder Nebennieren. Solche Hormone werden dann im Gehirn aufgenommen und dort in andere Hormone umgewandelt, sogenannte neuroaktive Steroide. Der Begriff Steroidhormone umfasst beide Gruppen.

Dihydroepiandrosteronsulfat (DHEAS) oder Allopregnalonon sind solche neuroaktiven Steroide, die sich auf GABA auswirken können. Studien mit verschiedenen neuroaktiven Steroiden und Neurosteroiden haben gezeigt, dass sie positiven Einfluss auf depressive Symptome und Angst-Symptome haben und sich beruhigend auswirken können.

Ein Beispiel: der Babyblues. Statt sich zu freuen, entwickeln manche Frauen nach der Entbindung Depressionen. Was landläufig unter Babyblues bekannt ist, heißt medizinisch Postpartum-Depression, also Nach-Entbindungs-Despression. Geläufiger ist die Bezeichnung Wochenbettdepression. Die betroffenen Frauen leiden oft doppelt: auf der einen Seite an den depressiven Symptomen, auf der anderen Seite unter dem gesellschaftlichen Druck, dass sie sich über die Geburt eigentlich freuen und eben nicht depressiv sein sollten.

Man geht davon aus, dass die Hormonumstellung von Schwangerschaft auf Nicht-Schwangerschaft eine entscheidende Rolle spielt. Besonders Frauen, die bereits gegen Ende der Schwangerschaft erniedrigte GABA-Spiegel haben, scheinen zu Schwangerschaftsdepressionen zu neigen.

Neben dem Babyblues spielt auch bei verschiedenen anderen depressiven Erkrankungen der GABA-Spiegel eine entscheidende Rolle, wenn er durch chronischen Stress niedriger ist als normal.

Therapieansatz

Wissenschaftler stellen sich nun die Frage, ob durch eine Beeinflussung der GABA-Aktivität im Gehirn einer Depression tatsächlich entgegen gewirkt werden könnte. Hierzu gibt es einige Daten aus Studien, die genau das nahelegen. Studien an Frauen mit Schwangerschafts-Depression haben positive Effekte gezeigt. Die eine Hälfte der Frauen wurde nach dem Zufallsprinzip entweder mit einem künstlichen neuroaktivem Steroid (Brexanolon), das die GABA-Aktivität steigert, behandelt, die andere Hälfte mit einem Placebo-Medikament. In dem Beobachtungszeitraum von 30 Tagen haben sich die Symptome bei den Frauen der ersten Gruppe deutlich gebessert, während sich bei der zweiten Gruppe kaum Effekte zeigten. Ähnliche Ergebnisse erbrachte eine Studie an Menschen mit schweren Depressionen.

Diese Ergebnisse sind zwar vielversprechend, aber der Weg ist weit, bis daraus eine alltagstaugliche Therapie entwickelt werden kann. Denn erstens hat auch diese Therapie Nebenwirkungen. Zweitens erhielten die Probandinnen und Probanden das Medikament als Infusion, was im Alltag wenig praktikabel ist. Es wird aber weiter in dieser Richtung geforscht, um genauere Ergebnisse zu erhalten und Möglichkeiten einer Therapie zu finden.

Doch auch ohne diese noch fehlende medikamentöse Therapie können zum Beispiel Stressvermeidungs- und Entspannungsstrategien auch heute schon auf natürliche Art und Weise helfen, die Relax-Neurotransmitter zu steigern und unseren Körper und unsere Psyche mehr im Gleichgewicht zu halten.

Geschlechtshormone und die Psyche

Neben den im Gehirn gebildeten Hormonen haben auch die Geschlechtshormone einen wichtigen Einfluss auf die Psyche. Das gilt für Frauen und Männer gleichermaßen. Nur dass Frauen und Männer auf unterschiedliche Weise leiden.

Bei Frauen lassen sich Stimmungsschwankungen oder gar depressive Episoden, die sich auf die Geschlechtshormone zurückführen lassen, recht genau zeitlich einordnen. Erstens immer am Ende des Monatszyklus, wenn die weiblichen Geschlechtshormone abfallen, und zweitens während der Wechseljahre, wenn Vergleichbares passiert, aber eben dauerhaft. Da mit den weniger werdenden Geschlechtshormonen auch weniger neurokative Steroide im Gehirn entstehen, kann es so zu verringerter GABA-Aktivität kommen. In den Wechseljahren ist eine Hormonersatztherapie eine mögliche Option, um die Stimmungsschwankungen wieder zu beheben.

Bei Männern liegt's am Testosteron oder besser an der nicht mehr ausreichend vorhandenen Menge dieses Geschlechtshormons. Sie reagieren mit Müdigkeit, Abgeschlagenheit und möglicherweise auch mit dem Verlust der Lust. Eine Hormonersatztherapie kann auch da helfen.

Wichtig bei diesen Symptomen ist in jedem Fall, sich ärztliche Hilfe zu holen und sich von speziellen Fachleuten untersuchen zu lassen. Auch das gilt für Frauen genauso wie für Männer. Es muss geprüft werden, ob tatsächlich ein Hormonmangel vorliegt oder aber anderweitige Ursachen für diese unspezifischen Probleme verantwortlich sind.

Der Zusammenhang zwischen Stimmung und Geschlechtshormonen ist nämlich bidirektional, das heißt, die beiden Faktoren beeinflussen sich gegenseitig in beide Richtungen. Stress und Depressionen können die Folge eines Mangels an Geschlechtshormonen sein. Sie können aber auch die Ursache sein, weil der Körper bei Stress und Krankheiten (unter anderem auch bei Depressionen) weniger Geschlechtshormone bildet. Das heißt, dass bei einer erfolgreichen Behandlung einer Depression auch die Geschlechtshormone wieder ansteigen können.

Wachstumshormone

Wachstumshormone und IGF1, ein sogenannter Wachstumsfaktor, werden in der Hypophyse und in der Leber gebildet. Auch sie bestimmen unsere Psyche mit. Sie haben eine wichtige Funktion bei der Entstehung von Nervenzellen einerseits, andererseits tragen sie zum Erhalt der geistigen Leistungsfähigkeit bei. Man sieht das zum Beispiel daran, dass Patientinnen und Patienten mit einem Mangel an Wachstumshormonen bestimmte Konzentrations- und Merkfähigkeitstests schlechter lösen als Menschen ohne Wachstumshormonmangel.

Dahinter kann neben Hormonerkrankungen auch eine Depression stecken. Denn sie führt dazu, dass weniger Wachstumshormone ausgeschüttet werden. Und der Grund dafür ist nicht selten fehlender Schlaf, ein typisches Symptom von Depressionen.

Der Schlaf aber ist eng an die Wachstumshormonausschüttung gekoppelt. Und auch hier gibt es wieder eine Ereigniskette, die störungsfrei funktionieren muss, damit wir gesund bleiben. Wachstumshormone werden vor allem im Schlaf gebildet. Die Freisetzung des Wachstumshormon Releasing Hormons GHRH, das die Produktion des Wachstumshormon erst anregt, ist dabei an bestimmte Schlafphasen gebunden, die sogenannten REM-Schlafphasen. REM steht für Rapid-Eye-Movement. In diesen Phasen träumen wir. Ist der Schlaf gestört, gerät auch der Hormonhaushalt in Schieflage. Ein gesunder, erholsamer Schlaf ist also wichtig für die Gesundheit. Schlafen wir zu wenig, schlecht, traumlos oder unruhig, schüttet unser Körper zu wenig Wachstumshormon aus.

Schilddrüsenhormone

Schilddrüsenhormone sind schon für den Menschen wichtig, wenn seine Entwicklung im Mutterleib gerade erst beginnt. Für die Entstehung des Gehirns beim Fötus sind sie unabdingbar und spielen später das gesamte Leben lang eine Schlüsselrolle bei der Funktion unseres Gehirns. Sind zu wenig dieser Hormone vorhanden (Schilddrüsen-Unterfunktion), macht sich das bei den Betroffenen durch Trägheit, Konzentrations- und Merkfähigkeitsstörungen bemerkbar. Eine Überfunktion dagegen hat verschiedene Symptome. Manche fühlen sich unruhig, gleichzeitig aber auch geschlaucht und abgeschlagen.

Schilddrüsenhormone sind auch Denk-Hormone. Sie sind wichtig für den Erhalt unserer kognitiven Fähigkeiten, also unserer Fähigkeit, uns Dinge zu merken und uns zu konzentrieren. Bleibt ein Mangel an Schilddrüsenhormonen über viele Jahrzehnte unentdeckt, kann das sogar dazu beitragen, dass jemand eine Demenz entwickelt. Heutzutage ist dies allerdings äußerst selten, da die Schilddrüsenhormone regelmäßig routinemäßig überprüft werden und Erkrankungen deshalb kaum mehr so lange unbehandelt bleiben.

Kurz zusammengefasst

Ohne ein gesundes Hormonsystem ist eine gesunde Psyche kaum möglich. Bei Problemen ist nicht immer ersichtlich, was zuerst da war, Störungen des Hormonsystems oder psychische Beschwerden. Es ist das bekannte Dilemma: Henne oder Ei? Was war zuerst da? Psychische Erkrankungen können hormonelle Veränderungen mit sich bringen und umgekehrt. Um den richtigen Behandlungsweg zu finden, ist es wichtig, beide Möglichkeiten im Blick zu haben.

15

Die Pille – und andere hormonelle Verhütungsmethoden

Inhaltsverzeichnis

Wie die Pille wirkt – 92

Künstliche Hormone: die Inhaltsstoffe der Pille – 92

Nebenwirkungen – 92
Erhöhtes Thromboserisiko – 92
Die Pille und die Stimmung – 93
Die Pille und das Gewicht – 93
Andere Nebenwirkungen – 93

Alternative Verhütungsmittel – 93

Die Pille als Therapie – 94

Kurz zusammengefasst – 94

© Springer-Verlag GmbH Deutschland, ein Teil von Springer Nature 2020
H. J. Schneider et al., *Hormone – ihr Einfluss auf mein Leben,*
https://doi.org/10.1007/978-3-662-58978-6_16

Fluch und Segen zugleich, einfaches Verhütungsmittel, aber mit Nebenwirkungen. Die Antibabypille ist auf der einen Seite eine sehr effektive Methode, um eine Schwangerschaft zu verhindern. Sie lindert außerdem Beschwerden wie Akne, Mehrbehaarung oder ein Prämenstruelles Syndrom Auf der anderen Seite aber hat sie Nebenwirkungen, dazu gehören vor allem: Stimmungsschwankungen, Gewichtsveränderungen, Übelkeit oder sogar Depressionen. Eine besonders gefürchtete Nebenwirkung ist das erhöhte Thrombose-Risiko.

Wie die Pille wirkt

Die Pille setzt sich aus künstlichen, weiblichen Geschlechtshormonen (Östrogenen) und dem Gelbkörperhormon Gestagen zusammen. Nimmt eine Frau die Pille, bleibt ihr Hormonspiegel konstant. Die Steuerungshormone aus der Hirnanhangsdrüse, insbesondere LH, steigen demnach nicht an, der Eisprung bleibt aus. Deswegen wird die Gruppe der Pillenpräparate auch Antiovulantien genannt, also gegen den Eisprung wirkende Medikamente (Ovulation bedeutet Eisprung). Im Prinzip wird dem Körper durch die Einnahme der Pille vorgegaukelt, es bestünde eine Schwangerschaft. Der Eisprung fällt dann aus. Außerdem bewirken die Gelbkörperhormone, dass der Gebärmutterschleim undurchlässiger für Spermien wird und das erschwert die Befruchtung. Die Wirkung der Hormone verhindert auch, dass sich die Gebärmutterschleimhaut aufbaut, sodass auch ein eventuell doch befruchtetes Ei kaum eine Chance hat sich einzunisten.

Künstliche Hormone: die Inhaltsstoffe der Pille

Die meisten Pillen enthalten eine Kombination aus Östrogenen und Gestagenen. Daneben gibt es auch rein gestagenhaltige Pillen, Minipillen genannt. Da diese Minipillen weniger stark wirken, muss bei der Einnahme sehr viel strenger auf das Zeitfenster geachtet werden als bei den Kombinationspräparaten.

Durch die künstlichen Hormone, die dem Körper durch die Pille zugeführt werden, sinkt die Ausschüttung der körpereigenen Hormone. Die künstlichen Östrogene und Gestagene hemmen die Produktion der körpereigenen weiblichen Geschlechtshormone. Zusätzlich reduziert sich aber auch die Ausschüttung körpereigener männlicher Hormone – jede Frau hat auch männliche Hormone, wenn auch in geringerem Maß als Männer. Diese Wirkung der Pille ist besonders für Frauen interessant, die zu viele männliche Hormone bilden und bei denen zum Beispiel Pickel und Haare verstärkt wachsen. Viele Pillen unterdrücken daher die Entstehung von Akne und Mehrbehaarung, manche mehr, manche weniger. Informieren Sie sich am besten bei Ihrer Ärztin oder Ihrem Arzt.

Nebenwirkungen

Die Pille kann vieles im Leben vereinfachen, aber – und das sollte man immer mitbedenken – sie hat Nebenwirkungen. Manchmal sind sie nur störend, manchmal können sie aber auch gefährlich werden.

Erhöhtes Thromboserisiko

Die am meisten gefürchtete Nebenwirkung ist das Thromboserisiko, das durch die Pille verstärkt werden kann. Wie stark dieses Risiko zunimmt, hängt von jeder einzelnen Frau und auch von der Zusammensetzung der Wirkstoffe des einzelnen Pillenpräparates ab. Von den neueren Produkten, die die Gestagene Desogestrel, Drospirinon, Destrogel oder Dienogest enthalten, ist diese Nebenwirkung bekannt. In Zahlen: Bei acht bis zwölf von 10.000 Frauen, die eine solche Pille nehmen, tritt pro Anwendungsjahr je eine Thrombose auf. Präparate mit den Gestagenen Levonorgestrel, Norethisteron oder Norgestimat, die schon länger auf dem Markt sind, erhöhen zwar auch das Thromboserisiko, es liegt jedoch nur bei fünf bis sieben Fällen pro 10.000 Frauen pro Jahr. Zum Vergleich: Von den Frauen, die keine hormonellen Verhütungsmittel einnehmen, erkranken jährlich nur zwei von 10.000.

Da eine Thrombose, wenn sie nicht rechtzeitig erkannt wird, zu einer lebensgefährlichen Lungenembolie (einer Verstopfung eines Blutgefäßes in der Lunge, meistens verursacht durch ein Blutgerinnsel) führen kann, sollte immer sorgfältig abgewogen werden, wie das individuelle Thromboserisiko der Patientin aussieht, bevor sie die Pille nimmt. Auch Rauchen, höheres Alter und Übergewicht sind Faktoren, die das Risiko für Thrombosen und Lungenembolien erhöhen.

Die Pille und die Stimmung

Genervt, bedrückt, gereizt – viele Frauen wissen aus eigener Erfahrung, dass die Einnahme der Pille zu Stimmungsschwankungen führen kann. Größeren Studien zufolge berichten bis zu zehn Prozent der Frauen, die eine Pille einnehmen, sogar von Depressionen. Eine neue Studie, bei der fast eine halbe Million Frauen untersucht wurden, hat gezeigt, dass die Zahl der Selbstmorde und Selbstmordversuche bei Frauen, die die Pille schlucken, fast doppelt so hoch war wie bei Frauen, die noch nie eine hormonelle Verhütung eingenommen haben. Diese Ergebnisse zeigen sehr deutlich, dass die Nebenwirkung der Pille auf die Psyche nicht auf die leichte Schulter genommen werden darf.

Die Pille und das Gewicht

Eine andere Nebenwirkung dagegen ist physisch. Einige Frauen nehmen zu, wenn sie die Pille nehmen. Natürlich bringt nicht jede

Frau mehr auf die Waage, manche nehmen sogar ab. Die Forschung kommt bei der der Frage, wie sich die Einnahme der Pille auf das Körpergewicht auswirkt, zu einem uneinheitlichen Ergebnis. In einer großen Analyse von 49 Studien konnte kein eindeutiger Effekt von Kombinationspillen (Pillen, die als Wirkstoffe eine Kombination aus Östrogenen und Gestagenen enthalten) auf das Körpergewicht gefunden werden. In einer anderen Analyse, in der nur Gestagen-Präparate (Minipillen) untersucht wurden, zeigte sich eine geringe Gewichtszunahme. Es scheint also sehr variabel zu sein, wie viel und ob eine Frau zunimmt, wenn sie die Pille schluckt. Und wie so oft, kommt es auf die einzelne Person an. Ist das Mehr an Kilos tatsächlich störend, sollten ein anderes Präparat oder Alternativen zur Pille erwogen werden.

Andere Nebenwirkungen

Übelkeit, Kopfschmerzen, Zwischenblutungen – auch dafür kann die Pille verantwortlich sein. Dass Frauen wegen der Pille außerdem teilweise weniger Lust auf Sex haben, liegt auch daran, dass auch die männlichen Hormone sinken. Die nämlich sind für die Libido der Frau wichtig.

Dennoch: Die Nebenwirkungen der Pille müssen nicht immer negativ sein. Es gibt auch viele Frauen, die zum Beispiel berichten, dass sie durch die Einnahme der Pille ausgeglichener sind oder bei denen sich die Beschwerden eines Prämenstruellen Syndroms gebessert haben.

Alternative Verhütungsmittel

Neben der Pille sind weitere hormonelle Verhütungsmöglichkeiten auf dem Markt, die im Grunde auf einem ähnlichen Wirkprinzip basieren: der Freisetzung von künstlichen Geschlechtshormonen.

Verhütungsring Ein hormoneller Ring wird einen Zyklus lang vaginal (in die Scheide) eingelegt und setzt Geschlechtshormone frei, die einen Eisprung verhindern. Ähnlich wie bei der Pille folgt nach einer bestimmten Zeit eine Pause von fünf Tagen, bis ein neuer Ring eingesetzt wird.

Hormonstäbchen Sie werden unter die Haut appliziert und geben ebenfalls Geschlechtshormone in den Körper ab.

Hormonspirale Sie wird von einer Ärztin oder einem Arzt in die Gebärmutter eingelegt und gibt dort Hormone frei. Anders als der Verhütungsring müssen Stäbchen und Spiralen nicht nach jedem Zyklus, sondern erst nach mehreren Jahren gewechselt werden.

Drei-Monats-Spritze Sie ist ein Depotpräparat, das alle drei Monate gespritzt wird und wie die oben genannten Methoden ebenfalls auf hormoneller Basis zur Verhütung dient.

Alle diese hormonellen Verhütungsmittel können ähnliche Nebenwirkungen und Risiken wie die Pille aufweisen. Hormonfreie Alternativen sind zum Beispiel Kondome, Pessare oder Kupferspiralen.

Die Pille als Therapie

Neben den Frauen, die die Pille zur Verhütung einnehmen, gibt es Patientinnen, denen die Pille aus medizinischen Gründen dauerhaft verschrieben wird, etwa bei Endometriose (einer häufigen Unterleibs-Erkrankungen bei Frauen, bei der Gebärmutterschleimhaut auch außerhalb der Gebärmutter gebildet wird) oder bei Prämenstruellem Syndrom. Dauerhaft meint, dass nicht wie üblich nach 21 oder 24 Tagen eine Pillenpause gemacht wird. Der eigentli-

che Sinn der Pille, die Verhütung, bleibt aber dennoch erhalten.

Warum also überhaupt pausieren? Viele Frauen fänden es womöglich angenehmer, nicht alle 24 Tage die Pille zu pausieren und eine Abbruchblutung zu haben. Tatsache ist allerdings, dass in allen Studien zur Zulassung einer Pille auf diese Variante der Dauereinnahme nicht getestet wurde, sondern nur für den vorgeschriebenen Einnahmezyklus von 21–24 Tagen und darauffolgender Pause von vier bis sieben Tagen. Tests, ob Langzeitschäden bei einer anderen Einnahmeform entstehen könnten, wurden also nicht durchgeführt.

Große Anwendungsbeobachtungen zeigten aber, dass mit hoher Wahrscheinlichkeit keine Langzeitschäden entstehen. Trotzdem handelt es sich um einen sogenannten Off-Label-Use. Davon spricht man, wenn ein Präparat nicht entsprechend der Vorgabe des Herstellers eingenommen wird.

In Großbritannien allerdings hat die Fachgesellschaft für Gynäkologie und Geburtshilfe Anfang 2019 eine neue Leitlinie zur Pille herausgegeben. In der steht, dass durch die Pillenpause keinen Gesundheitsvorteil entsteht und somit die Pille auch durchgehend genommen werden kann. Wie immer gilt: Diese Möglichkeit und andere alternative Verhütungsmethoden mit dem Arzt besprechen.

Kurz zusammengefasst

Die Antibabypille ist ein sehr zuverlässiges Mittel der Verhütung. Sie verändert den natürlichen Zyklus und verhindert so einen Eisprung. Bei Frauen, die zu viele körpereigene männliche Hormone bilden, ist die Pille gleichzeitig auch Therapie. Allerdings hat sie auch Nebenwirkungen, die nicht unterschätzt werden sollten.

Unser Körpergewicht – warum abnehmen so schwierig ist und wie es doch gelingen kann

Inhaltsverzeichnis

Kalorien und Kilos – 96
Welches Körpergewicht ist normal? – 96

Die Sättigungs- und Hungerhormone – 97
Hunger – 97
Nahrung und Sättigung – 99
Langfristige Gewichtskontrolle – 100
Belohnung – 101

Wie setzt sich unser Essen zusammen? – 101
Studie zur Ernährung – 102

Die Hormone und der Jojo-Effekt – 103
Studie mit Übergewichtigen – 103

Reserven für schlechtere Zeiten – 103
System zur Erhaltung der Pfunde – 103
Der Steinzeitmensch in uns – 104

Den Körper wieder in die Balance bringen – 104
Die eigene Physiologie beachten – 104
Intervallfasten: echte Hoffnung oder bloß ein Hype? – 105

Bewegen, bewegen, bewegen – 106
Der AHA-Effekt: Ab Heute Anders – 107
Medikamente zur Unterstützung – 107

Kurz zusammengefasst: Tipps für eine langfristige Gewichtsabnahme – 108

© Springer-Verlag GmbH Deutschland, ein Teil von Springer Nature 2020
H. J. Schneider et al., *Hormone – ihr Einfluss auf mein Leben*,
https://doi.org/10.1007/978-3-662-58978-6_17

Der ewige Kampf mit den Pfunden – es werden Diäten gemacht, es wird gefastet und über gesunde Ernährung und ausreichend Bewegung gesprochen. Und dennoch: Bald mehr als die Hälfte der Bewohner westlicher Industriestaaten sind zu dick. Übergewicht ist eine Wohlstandskrankheit, mit der auch Folgeerkrankungen wie Diabetes, Bluthochdruck und Herzkrankheiten zunehmen. Was aber hat Wohlstand mit Gewicht zu tun?

In diesem Kapitel erklären wir, wie die Nahrungsaufnahme gesteuert und das Körpergewicht in der Balance gehalten wird. Was dazu führt, dass dieses Gleichgewicht gestört ist und wie wir es wieder austarieren können. Auch die Steinzeit und die damaligen Anforderungen an den Körper des Menschen spielen dabei eine Rolle.

Kalorien und Kilos

Ein hochkomplexes und faszinierendes Zusammenspiel von Hormonen, Nerven und von verschiedenen Regionen unseres Gehirns steuert unsere Nahrungsaufnahme. Es funktioniert mit so erstaunlicher Genauigkeit, dass Abweichungen und kleinste Störungen direkte Folgen haben.

Man denke nur daran, wie genau unsere Energiezufuhr abgestimmt sein muss, damit wir unser Körpergewicht halten können. Wer nur 20 Kilokalorien pro Tag mehr zu sich nimmt, als der Körper an Energie verbraucht, bringt in einem Jahr ein Kilogramm mehr auf die Waage. 20 Kilokalorien sind schnell gegessen: So viel steckt zum Beispiel in zwei Kartoffelchips oder in einem halben Stück Schokolade. Wenn wir also jeden Tag nur zwei Chips oder ein Stückchen Schokolade mehr essen, ohne den Energieverbrauch des Körpers zu steigern, legen wir in einem Jahr ein Kilogramm an Körpergewicht zu.

Mit sechs Chips mehr sind es dann schon drei Kilo pro Jahr – oder 30 Kilo in zehn Jahren.

Gesteuert wird dieses System durch das Zusammenspiel von Hormonen aus unserem Magen-Darm-Trakt und von Neurotransmittern aus bestimmten Regionen des Gehirns, vor allem aus dem so genannten Hypothalamus. Neurotransmitter sind hormonähnliche Substanzen. Wie Hormone sind sie Botenstoffe, allerdings wirken sie nur auf der kurzen Distanz zwischen benachbarten Zellen. Sie übertragen an den Synapsen die Erregung von einer Nervenzelle auf andere Zellen.

Hunger- und Sättigungshormone aus dem Magen-Darmtrakt signalisieren unserem Gehirn, ob wir etwas essen wollen oder satt sind. Andere Hormone wirken längerfristiger. Sie zeigen an, ob das Körpergewicht passt oder nicht.

Welches Körpergewicht ist normal?

Um einzuteilen, ob jemand Normal-, Unter- oder Übergewicht hat, wird in der Regel der Body-Maß-Index (BMI) verwendet. Der BMI setzt unser Körpergewicht ins Verhältnis zu unserer Körpergröße. Die Formel zur Berechnung lautet: Körpergewicht (in Kilogramm) durch Körpergröße (in Metern) im Quadrat. Damit das nicht jeder selbst mühsam ausrechnen muss, sind unzählige BMI-Rechner im Netz verfügbar.

Nach der gängigen Definition gilt ein BMI von 18,5 bis 25 als Normalgewicht, ein BMI unter 18,5 als Untergewicht, ein BMI von 25 bis 30 als Übergewicht. Ab 30 spricht man von Adipositas oder Fettleibigkeit. Die Adipositas kann noch weiter eingeteilt werden in drei Grade: BMI 30–35 Adipositas Grad I, BMI 35–40 Grad II, BMI über 40 Adipositas Grad III.

Doch ist der BMI wirklich genau? Ein großer Nachteil des BMI ist, dass er nicht unterscheidet zwischen Fett und Muskelmassen und auch nicht, wo das Fett sitzt. Diese Angaben aber sind für das Gesundheitsrisiko sehr wichtig. Ein Sportler mit einem sehr hohen Muskelanteil kann so zum Beispiel als übergewichtig, adipös oder fettleibig gelten, obwohl nur die Muskelmasse für das Gewicht verantwortlich ist. Arnold Schwarzenegger hatte in seinen besten Bodybuilder-Zeiten einen BMI von 32, er würde damit als fettleibig gelten, obwohl sein Fettanteil minimal war.

Gesundheitsrisiken und Stoffwechselprobleme entstehen vor allem durch zu viel Viszeralfett, auch Bauchfett genannt. Daher ist es sinnvoller, den Bauchfettanteil zu bestimmen. Es lässt sich ganz einfach am Taillenumfang messen, am einfachsten mit ein ganz normalen Schneidermaßband, das um die Taille gelegt wird. Die optimale Stelle zur Messung ist die Mitte zwischen dem oberen Beckenrand unter dem unteren Rippenbogen. Am besten misst man parallel zum Boden bei geringer Spannung beim Ausatmen. Ab einem Taillenumfang von 102 Zentimetern bei Männern und 88 Zentimetern bei Frauen gilt als erhöht und ist mit einem deutlich erhöhten Gesundheitsrisiko verbunden.

Das Problem bei dieser Art der Messung: Bei sehr kleinen oder sehr großen Menschen kann sich das Ergebnis verfälschen. Daher hat sich eine neueres Maß als sinnvoll gezeigt, der WHtR, Abkürzung für waist-to-height ratio. Die Formel: Taillenumfang geteilt durch die Körpergröße. Bei jüngeren Menschen gilt unabhängig für Frauen und Männer ein Wert von unter 0,5 als normal und über 0,5 als erhöht. Bei Menschen über 50 kann dieser Wert auf 0,6 verschoben werden.

Die Sättigungs- und Hungerhormone

Um diese feine Abstimmung zu ermöglichen, arbeitet ein Team aus Organen, Nerven und Hormonen zusammen, ohne dass wir davon etwas merken.

Die Wissenschaft weiß heute von mindestens 30 Hormonen und Neurotransmittern, die an der Balance zwischen Hunger und Sättigung mitwirken. Wahrscheinlich sind sogar noch weitaus mehr daran beteiligt als bisher bekannt ist.

Hunger

Wenn unser Magen leer ist und wir Hunger haben, steigt als allererstes der Ghrelinspiegel an. Ghrelin ist ein Hormon, das hauptsächlich im Magen gebildet wird. Je größer unser Hunger, desto mehr Ghrelin bildet der Körper und signalisiert so dem Hypothalamus: Jetzt essen! Das Hormon beschleunigt zudem die Magenentleerung, so dass wir wieder mehr Nahrung aufnehmen können. Nach dem Essen fällt der Ghrelinspiegel ab und das Hungergefühl lässt nach.

Bei stark übergewichtigen Personen ist der Ghrelinspiegel verglichen mit normalgewichtigen Personen erniedrigt. So versucht der Körper zu verhindern, dass noch mehr Nahrung aufgenommen wird und das Gewicht weiter zunimmt. Der Haken dabei: Bei Menschen, die schon zu viel auf die Waage bringen, fällt der Ghrelinspiegel nach der Nahrungsaufnahme weit weniger ab als bei Menschen mit normalem Gewicht, das Hungergefühl lässt also weniger nach.

DIE HUNGER- UND SÄTTIGUNGSHORMONE

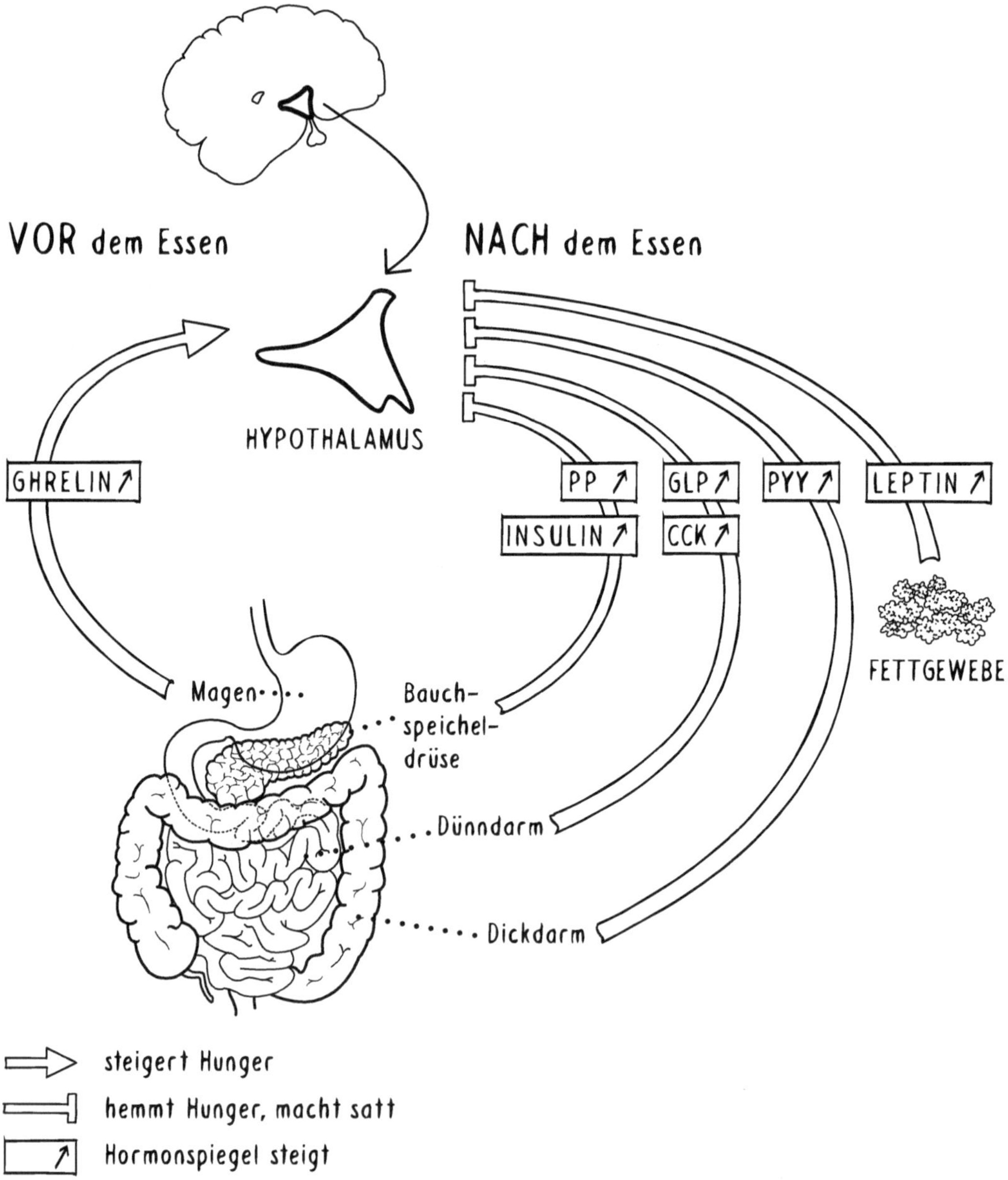

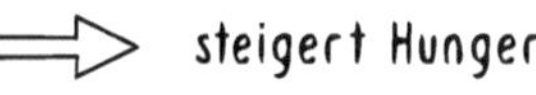

17

Nahrung und Sättigung

Sobald wir beginnen zu essen, setzt eine Kaskade von weiteren Hormon- und Nervensignalen ein. Zunächst bemerkt unser Magen, dass er befüllt wird: Er wird angespannt und die Magenwand gedehnt. Dieser Reiz aktiviert den Vagusnerv, der unserem Hypothalamus sagt, dass der Magen nicht mehr leer ist. Der erste Hungerreiz lässt nach.

Die Kaskade der Sättigungshormone lautet: erst PP, dann Insulin, GLP1 und CCK und schließlich PYY. Zur Erklärung: Dies sind Abkürzungen für eine Reihe von Sättigungshormonen, die nach Nahrungsaufnahme freigesetzt werden. Der Reiz des Vagusnervs bewirkt, dass in der Bauchspeicheldrüse ein weiteres Hormon freigesetzt wird, das pankreatisches Peptid (PP). Auch dieses erreicht über die Blutbahn den Hypothalamus und lässt ein Sättigungsgefühl entstehen. Die Aufnahme von Zucker und Aminosäuren bewirkt einen Freisetzung von Insulin in der Bauchspeicheldrüse. Dieses senkt den Blutzucker, trägt aber auch zum Sättigungseffekt im Hypothalamus bei.

Eine ähnliche Wirkung haben das Glucagon-like Peptid 1 (GLP1) und das Hormon Cholezystokinin (CCK), die etwas später – etwa zehn bis 15 Minuten und erneut 30–60 Minuten nach Nahrungsaufnahme – aus dem Dünndarm ausgeschüttet werden. GLP1 steigt vor allem nach Einnahme von Fett und Kohlenhydraten an, während CCK hauptsächlich durch Fett stimuliert wird. Wir werden später noch sehen, dass die Unterscheidung, welche Art von Nährstoffen aufgenommen wird für den Körper und die Gewichtsregulation eine entscheidende Rolle spielt. Mit dem Sättigungsgefühl verzögert sich auch die Magenentleerung. Die Folge: Wir bleiben länger satt und Nährstoffe werden langsamer aufgenommen.

Danach folgt ein weiteres Sättigungshormon: Peptid YY (PYY). Es wird vor allem in den unteren Darmabschnitten gebildet und durch die Aufnahme von Nährstoffen, insbesondere von Fett, weniger durch Eiweiße und am wenigsten durch Kohlenhydrate stimuliert. PYY steigt ein bis zwei Stunden nach dem Essen an und bleibt über mehrere Stunden erhöht. In dieser Zeit weiß der Körper: Ich bin satt. Darüber hinaus hat PYY eine weitere wichtige Aufgabe: Es teilt dem Hypothalamus mit, wieviel Energie wir tatsächlich aufgenommen haben.

Bei stark übergewichtigen Menschen funktioniert auch dieser Mechanismus nur eingeschränkt: GLP und PYY steigen nach dem Essen weniger stark an. Auch der Sättigungseffekt von Insulin fällt aus: Während bei schlanken Menschen Insulin im Hypothalamus ein Sättigungsgefühl vermittelt, ist dies bei übergewichtigen Personen mit einer Insulinresistenz nicht der Fall. Eine Forschergruppe aus Lübeck konnte das eindrucksvoll belegen. Sie untersuchten, wie sich die Gabe eines Insulinnasensprays, das direkt im Nahrungszentrum im Gehirn wirken kann, auf das Sättigungsgefühl auswirkte. Tatsächlich war es so, dass die Gabe von Insulin das Verlangen nach Essen deutlich reduzierte. Und passend dazu, dass der Insulinanstieg nach der Nahrungsaufnahme satt machte. Allerdings ließ sich das nur bei schlanken Menschen ohne Insulinresistenz beobachten, bei übergewichtigeren Menschen mit Insulinresistenz trat dies nicht ein: Bei ihnen blieb der Appetit auch nach der Aufnahme von Insulin unverändert. Ist das Hungergefühl aber ständig da, ist Abnehmen umso schwerer.

DER EINFLUSS VON ÜBERGEWICHT/FETTLEIBIGKEIT AUF DIE HUNGER- UND SÄTTIGUNGSHORMONE

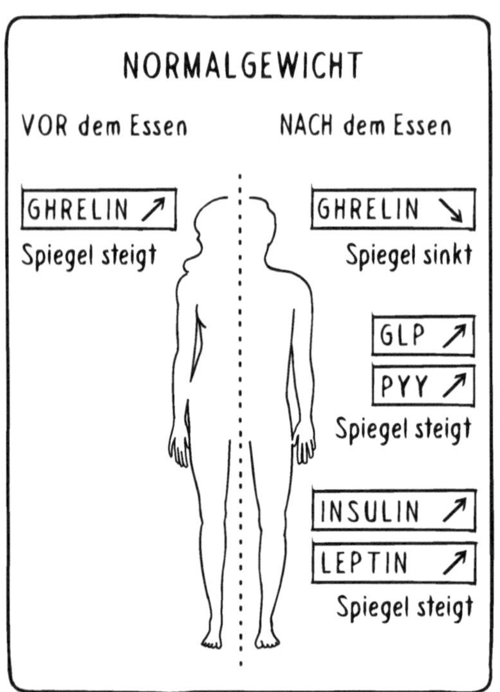

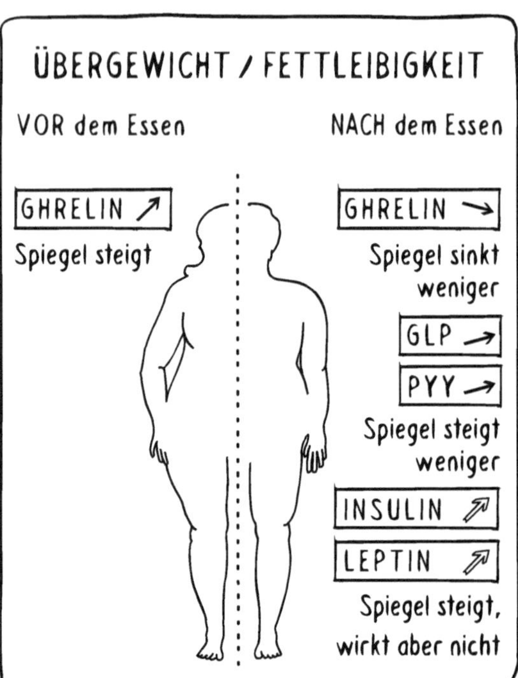

Langfristige Gewichtskontrolle

Neben diesen Hormone, die direkt nach der Nahrungsaufnahme in Aktion treten, tragen andere dazu bei, unser Gewicht längerfristig stabil zu halten. Dazu gehören Insulin und Leptin. Insulin hat auch einen langfristigen Einfluss auf das Körpergewicht. Steigt der Insulinspiegel im Hypothalamus an, ist das ein Reiz, weniger zu essen, der Körper nimmt weniger Nahrung auf. Das Hormon Leptin hat einen ähnlichen Effekt. Leptin entsteht in den Fettzellen und steigt mit dem Fettanteil. Je mehr Körperfett desto mehr Leptin. Das Signal an den Hypothalamus lautet erneut: Weniger Nahrung aufnehmen! Umgekehrt gilt das entsprechend. Die Höhe der Hormonspiegel gibt unserem Körper den Anreiz, das Gewicht im Gleichgewicht zu halten. Bei Untergewicht ist der Spiegel des Hungerhormons Ghrelin hoch und bedeutet: Essen, zunehmen! Bei Übergewicht sind die Sättigungshormone Leptin und Insulin erhöht. Sie sagen: Nahrungsaufnahme reduzieren!

Leider aber wirken Leptin und Insulin desto weniger, je stärker das Übergewicht ist. Der Körper entwickelt eine Leptin- und Insulinresistenz. Gewicht reduzieren wird nochmals schwieriger!

Durch die Insulinresistenz benötigt der Körper mehr Insulin. Daher steigen die Insulinspiegel. Die erhöhten Insulinspiegel bewirken aber auch, dass Fett vermehrt in Fettdepots angebaut und weniger abgebaut wird. Nahrungsmittel, die schnell resorbierbare Kohlenhydrate enthalten, lassen den Insulinspiegel ebenfalls stark ansteigen und hemmen gleichzeitig den Fettabbau. Beispiele dafür sind Süßigkeiten und Weißbrot, weiße Nudeln, weißer Reis und Kartoffeln.

Belohnung

Essen ist Genuss. Unser Steinzeitmenschenkörper weiß: Essen ist positiv und gut. Es hilft uns, Reserven für Zeiten der Not anzusetzen. Und deshalb setzt Essen einen Belohnungsmechanismus in Gang. Im Gehirn lösen angenehme Erfahrungen, egal in welcher Form, eine Reaktion aus. Das Belohnungssystem wird aktiviert, zum Beispiel bei Küssen, Umarmungen, Sex oder eben gutem Essen. Neben diesen positiven Effekten hat unser Belohnungssystem auch eine dunkle Seite. Es springt auch bei Drogen, Nikotin oder Alkohol an. Das Belohnungssystem ist auch für die Entstehung von Sucht verantwortlich.

Diese Belohnungsmechanismen werden durch Geschmacks- und Geruchssensoren aktiviert. Nahrungsaufnahme heißt eben nicht nur, dass sich der Magen füllt und Nährstoffe in den Darm aufgenommen werden. Essen ist eine sinnliche Erfahrung und löst eine Befriedigung in uns aus – ein zusätzlicher Anreiz, Nahrung aufzunehmen. Das Essen zu genießen und aufhören zu können, wenn man satt ist – so der Idealfall. Das Belohnungssystem kann aber auch zu einem unnatürlichen Essverhalten führen – Essen aus Frust für eine kurzweiliges Wohlgefühl.

Bestimmte Stoffe in der Nahrung regen das Belohnungssystem besonders stark an. Fett zum Beispiel. Fett als wichtiger Geschmacksträger tut das ebenso wie Zucker, vor allem Fruktose. Es ist in vielen Nahrungsmitteln enthalten und schreit, gesteuert über das Belohnungszentrum unseres Körpers, nach mehr. Schokolade macht also tatsächlich glücklich, kurzzeitig zumindest. Auch der Geschmacksverstärker Glutamat, der zum Beispiel in Chips,

Sojasoße und Fertigprodukten enthalten ist, funktioniert so. Genau darin liegt der Grund, warum wir immer wieder in die Chipstüte greifen und nicht aufhören können, davon zu essen.

Wie setzt sich unser Essen zusammen?

Wir nehmen mit unserer Nahrung drei Energieträger auf: Fette, Kohlenhydrate (Stärke und Zucker) und Eiweiße (auch Proteine genannt). Fette und Kohlenhydrate können in unserem Körper in Form von Fettdepots und Glykogenspeichern als Energiereserven abgespeichert werden. Auch Eiweiße können in Zeiten der Not abgebaut werden und als Energiequelle dienen. Neben dieser Rolle haben Eiweiße aber eine noch viel entscheidendere Funktion: Sie sind die Bausteine unseres Körpers. Unsere Muskeln bestehen fast nur aus Eiweiß, unsere Knochen, Transportproteine, Enzyme, Entzündungsmarker, unsere Hormonrezeptoren und viele unserer Hormone selbst bestehen aus Eiweiß. Eiweiß ist ein universelles Baumaterial, dass komplexeste Funktionen erst ermöglicht. Die Grundbausteine von Eiweißen wiederum sind Aminosäuren. Eiweiße entstehen, indem Aminosäuren nach ganz spezifischen Bauplänen in unserem Körper aneinandergereiht werden und gefaltet werden. Um genügend von diesen lebenswichtigen Bausteinen aufzunehmen, richtet sich unser Sättigungsgefühl nicht nur danach, wie viele Kalorien wir aufgenommen haben, sondern vor allem danach, wie viel Eiweiß wir aufgenommen haben. Eiweiß ist ein wichtiger Sattmacher! Wenn wir zwar genügend gegessen haben, um unseren Energiebedarf zu decken, aber noch zu wenig Eiweiß zugeführt haben, bleiben wir hungrig und essen weiter. Wenn wir auf der anderen Seite eine sehr eiweißreiche Mahlzeit zugeführt haben, ist unser Proteinhunger viel schneller gestillt und wir hören mit einer viel geringeren Kalorienanzahl auf, zu essen.

Neben dem oben genannten enthält unsere Nahrung einen weiteren wichtigen Bestandteil: Ballaststoffe. Hierbei handelt es sich unverdauliche Gerüstsubstanzen der Pflanzen, die trotzdem oder gerade deswegen eine ganz wichtige Rolle in unserer Nahrung spielen. Vollkornprodukte, Getreide, Hülsenfrüchte, Nüsse, Obst und Gemüse enthalten viele Ballaststoffe. Ballaststoffe bewirken, dass wir die Nahrung besser kauen und binden viel Wasser und verdünnen den Kalorienanteil unserer Nahrung. Unser Magen-Darm-Trakt wird dadurch besser gefüllt und wir werden schneller satt. Darüber hinaus beugen sie Verstopfungen durch die Anregung der Magen-Darm-Tätigkeit vor.

Unsere westliche Ernährung besteht zunehmend aus stark verarbeiteten Nahrungsmitteln, die zu viele Fette, Kohlenhydrate, Salz und Geschmacksverstärker und zu wenig Eiweiß und Ballaststoffe enthalten. Fleisch enthält zwar Eiweiß, aber wir essen viel hochverarbeitetes Fleisch, zum Beispiel als Wurst oder Burger. Dies enthält meist einen sehr hohen Anteil an Fetten, Geschmacksverstärkern und Salz, der relative Eiweißanteil dagegen ist gering. Die Nahrungsindustrie macht sich unser Belohnungssystem zunutze, das genau auf diese Substanzen anspricht und uns im Supermarktregal schon automatisch nach Chips, Pommes, Fertigpizzas, Wurst, Hamburger, Weißbrot und Süßigkeiten greifen lässt.

Studie zur Ernährung

Wie stark sich hochverarbeitete Nahrung auf unser Gewicht auswirkt, hat eine aktuelle Studie eindrücklich gezeigt. Forscher am amerikanischen National Institute of Health gaben 20 gesunden Männern und Frauen jeweils zwei Wochen lang ausschließlich hochverarbeitete Nahrungsmittel und zwei Wochen lang gering verarbeitete Nahrungsmittel zu essen. In der einen Phase bekamen sie Hamburger, Wurst, Pommes,

Bagels, Softdrinks und Frühstückszerealien, in der anderen frische Omeletts und Salate, frisches Fleisch und Säfte. Beide Nahrungsarten wurden von den Probandinnen und Probanden als gleich lecker bezeichnet. In beiden Gruppen durfte jeder so viel essen, wie er oder sie wollten. Nach dem Zufallsprinzip wurde ausgewählt, wer zuerst die hochverarbeitete Nahrung und wer die gering verarbeitete Nahrung erhielt. Nach dem Ende der zweiwöchigen Ernährungsphasen folgte eine Untersuchung. Die Ergebnisse übertrafen die Erwartungen der Forscher. Obwohl die Männer und Frauen in beiden Phasen so viel essen durften, wie sie wollten und es ihnen nach eigenen Angaben gleich gut schmeckte, aßen sie bei von den hochverarbeiteten Nahrungsmitteln über 500 Kilokalorien mehr als von den gesunden Nahrungsmitteln. Das Mehr an Kalorien war ausschließlich auf das Mehr an Kohlenhydraten und Fett zurückzuführen. Die Menge an Eiweißen, die sich zu sich nahmen, unterschied sich nicht. Außerdem nahmen die Gruppe der Testpersonen in den zwei Wochen, in der sie nur hochverarbeitete Nahrung aßen, fast ein Kilogramm zu, die andere Gruppe fast ein Kilogramm ab. Diese Ergebnisse bestätigten, dass die Zusammensetzung von Fertigprodukten – Eiweiß, viele Kohlenhydrate, Fett und Geschmacksverstärker – eine gefährliche Mischung ist. Und dass der Eiweißanteil für unsere Kalorienaufnahme entscheidend ist.

Andere Studien, in denen Gewichtsabnahmeprogramme mit hohem und geringem Eisweißanteil verglichen wurden, hatten gezeigt, dass vor allem zu Beginn die proteinreichen Abnahmeprogramme erfolgreicher waren. Dieser Unterschied ließ zwar bei längerer Beobachtung nach, war in kleinerem Ausmaß aber auch nach über einem Jahr nachweisbar. Auch andere Gesundheitsvorteile zeigten sich darüber hinaus: So hatten die Menschen in der Gruppe mit der eiweißreichen Diät auch deutlich niedrigere Blutfette und weniger Insulinresistenz.

Die Hormone und der Jojo-Effekt

Erst runter, dann rauf. Hat man es einmal mit viel Mühe durch strikte Umstellung der Ernährung geschafft, Gewicht zu reduzieren, hat man die mühsam verlorenen Kilos leider sehr schnell wieder drauf, häufig sogar noch mehr. Jeder, der es einmal versucht hat, weiß: Abnehmen ist schwer. Noch schwerer ist es aber, das niedrige Körpergewicht zu halten. Hinter diesem Jojo-Effekt stecken, wie könnte es anders sein, die Hormone.

Verliert man Gewicht, steigt der Ghrelinspiegel stark an und die Sättigungshormone GLP1, CCK und PYY fallen stark ab: Der Hunger nimmt zu, das Sättigungsgefühl bleibt aus. Das Problem dabei: Diese Veränderungen bleiben nicht nur bestehen, solange wir eine Diät einhalten, sondern auch über lange Zeit danach.

Studie mit Übergewichtigen

Um zu erfahren, ob die Mechanismen, die uns nach einer Diät wieder an Gewicht zuzunehmen lassen, irgendwann einmal überwunden werden können, haben Forscher eine Studie durchgeführt. Übergewichtige Menschen hielten unter kontrollierten Bedingungen acht Wochen eine stark kalorienreduzierte Diät. Anschließend sollten sie das Gewicht halten, während dessen wurden ihre Hormone ein ganzes Jahr lang regelmäßig untersucht. Die Probanden schafften es, ihr Ausgangsgewichts um 14 Prozent zu reduzieren, nahmen bis zum Ende der Studie zwar wieder etwas zu, brachten aber bis zum Ende des Jahres immer noch acht Prozent weniger auf die Waage als vor Beginn der Diät. Die Ergebnisse der Untersuchung ihrer Hunger- und Sättigungshormone aber war erschreckend. Auch ein Jahr nach Beginn der Diät lagen die Ghrelinspiegel noch weit über dem Ausgangspegel und die Spiegel von PYY und GLP deutlich reduziert. Der Körper passte sich also nicht an die neue Situation an. Das ist der Grund dafür, warum das Bedürfnis, die fehlenden Kalorien wieder aufzunehmen, dauerhaft bestehen bleibt.

Abnehmen ist schwer. Noch schwerer ist es, das Gewicht zu halten. Unmöglich aber ist es nicht. Wie es gelingt, lesen Sie am Ende des Kapitels.

Reserven für schlechtere Zeiten

System zur Erhaltung der Pfunde

Eine Vielzahl von Hormonen steuern fein untereinander abgestimmt unser Körpergewicht und unsere Nahrungsaufnahme. Bei Übergewicht und dem Wunsch abzunehmen machen uns aber genau diese Hormone oft einen Strich durch die Rechnung: Sie verstärken das Übergewicht. Eine kurze Zusammenfassung der Wirkweisen macht dies deutlich:

1. Übergewicht geht mit folgenden Veränderungen im Hormonhaushalt einher:
   - Das Hungerhormon Ghrelin ist erniedrigt und die Sättigungshormone Leptin und Insulin sind erhöht. Diese Konstellation sollte einer Gewichtsreduktion eigentlich förderlich sein.
   - Aber: Ghrelin sinkt nach Nahrungsaufnahme weniger ab und Insulin und Leptin wirken weniger, da der Körper dagegen resistent ist: Dies verhindert eine Gewichtsabnahme.
   - Die Insulinspiegel steigen infolge der Insulinresistenz und verhindern den Fettabbau.
   - Die Sättigungshormone GLP und PYY steigen nach der Nahrungsaufnahme deutlich weniger an: Der Hunger bleibt.
2. Nach einer Gewichtsabnahme werden die Probleme noch verstärkt:
   - Ghrelin steigt an.
   - Die Sättigungshormone GLP1, CCK und PYY fallen stark ab.
   - Als Folge tritt der Jojo-Effekt auf: Der Körper versucht, sich jede verlorene Kalorie zurückholen.

3. Das Belohnungssystem unterstützt den Jojo-Effekt:
   - Essen wird vom Körper belohnt.
   - Fette, Kohlenhydrate, Glutamat und Fruktose sind in industriell verarbeiteten Nahrungsmitteln im Übermaß vorhanden. Sie regen unser Belohnungssystem direkt an, enthalten viele Kalorien und wenig Eiweiß. Außerdem steigern sie die Insulinausschüttung und hemmen damit den Fettabbau.

Ist unser hormonelles System also darauf ausgelegt, uns dick und krank zu machen? Warum gibt es keine Mechanismen, die uns vor Übergewicht schützen? Um diese Frage zu beantworten, müssen wir wieder weit in die Vergangenheit des Menschen zurückblicken.

Der Steinzeitmensch in uns

Das Steuerungssystem unserer Nahrungsaufnahme entstand vor Millionen von Jahren bei unseren tierischen Vorfahren, entwickelte sich in der Steinzeit weiter und blieb seit der Entstehung des Homo sapiens unverändert.

Der Homo sapiens unterscheidet sich von seinen Verfahren vor allem durch ein größeres Gehirn und damit auch einen höheren Energieverbrauch. Das menschliche Gehirn verbraucht 27 Prozent der Ruheenergie des gesamten Körpers. Das ist doppelt so viel wie bei anderen Menschenaffen und drei- bis fünfmal so viel wie bei Mäusen oder Eichhörnchen.

Nahrung war, anders als heute, in der Steinzeit nicht jederzeit verfügbar. Unsere Vorfahren mussten lange Wege zurücklegen und viel Aufwand betreiben, um Essbares zu erjagen und zu sammeln. Die Nahrung enthielt viel Eiweiß und Ballaststoffe. Sie bestand aus Fleisch, Beeren, Pilzen, Wurzeln, Vogeleiern und Nüssen. Zucker und Fette machten einen viel geringeren Anteil in der Nahrung aus. In der Steinzeit war der Mensch darauf angewiesen, Reserven für

schlechte Zeiten anzulegen. Und die gab es zuhauf. Vor allem um das große Gehirn stets mit Energie versorgen zu können, brauchte der Mensch Reserven. Übergewicht war zur damaligen Zeit einfach nicht vorhanden.

Der menschliche Körper war an die Bedingungen der Steinzeit optimal angepasst. Das Problem ist nur, dass sich unsere Umwelt seitdem dramatisch verändert hat, und das sehr viel schneller als sich unser Körper an diese neue Situation anpassen konnte. Nahrung ist heute immer und fast überall verfügbar, der Kühlschrank und die Süßigkeitenschublade stets gut gefüllt. Aber der Steinzeitmensch in uns ist stark.

Den Körper wieder in die Balance bringen

Um dauerhaft abzunehmen und dabei auch den Jojo-Effekt zu vermeiden, brauchen wir einen langen Atem und ein paar Tricks.

Die eigene Physiologie beachten

Füllt sich der Magen, tritt ein erster Sättigungseffekt ein. Dabei ist es im Grunde egal, was da im Magen landet. Studien an Ratten haben gezeigt, dass auch kalorienfreie Kochsalzlösung dazu führt, dass die Nahrungsaufnahme vermindert wird.

Übersetzt heißt das, dass um abzunehmen vor allem Nahrungsmittel mit einer geringen kalorischen Dichte, also Nahrungsmittel mit einem großen Volumen, aber relativ wenigen Kalorien, auf dem Speiseplan stehen sollen.

Ein paar Beispiele: Gekochtes Gemüse enthält sehr wenige Kalorien, hat aber ein großes Volumen und viele Ballaststoffe Dies hilft dem Magen-Darm-Trakt, sich zu füllen. Pommes frites oder Brot weisen dagegen eine hohe kalorische Dichte auf. Kassler Fleisch hat im Vergleich zu Leberkäse eine deutlich geringere kalorische Dichte, aber das gleiche Volumen. Paprika und Tomaten füllen den

Magen, enthalten aber viel weniger Kalorien als Kroketten oder Kartoffelchips.

Eine mediterrane Ernährung mit viel frischem Gemüse, Salat, Nüssen, Fisch und Olivenöl, aber mit wenig rotem Fleisch und Kuhmilchprodukten enthält viele unverarbeitete Nährstoffe mit einer geringen kalorischen Dichte. Sie wirkt sich nicht nur auf Körpergewicht positiv aus, sondern auch auf das Herz-Kreislauf-System. Mediterranes Essen zeichnet sich außerdem durch einen hohen Anteil von ungesättigten Fettsäuren aus. Sie können im Hypothalamus Entzündungen vorbeugen und damit die Gewichtsreduktion und den Stoffwechsel positiv beeinflussen.

Und noch etwas ist extrem wichtig: Genügend Eiweiß! Wenn sich der Eiweißanteil in der Nahrung vorsichtig erhöht, werden wir schneller satt. Doch vorsichtig: Nicht alle Eiweiße sind gut und die Einstellung „je mehr desto besser" hilft auch nicht immer. So kann die Zunahme von zu viel tierischem Eiweiß, vor allem von rotem Fleisch, sogar die Entstehung von Krebs fördern. Die meisten von uns essen zu viel Fleisch, aber zu wenig pflanzliches Eiweiß. Die Aminosäurenzusammensetzung von pflanzlichen und tierischen Eiweißquellen unterscheidet sich und eben das scheint sich auf das Gesundheitsrisiko auszuwirken.

Eiweiß aus der Natur: Bohnen, Linsen und Nüsse

Hülsenfrüchte wie zum Beispiel Bohnen, Linsen und Kichererbsen ebenso wie Soja, Tofu und Nüsse sind sehr gute pflanzliche Eiweißlieferanten. Die Deutsche Gesellschaft für Ernährung und auch internationale Fachgesellschaften empfehlen 0,8 Gramm pro Kilogramm Körpergewicht Eiweiß am Tag, bei über 65-Jährigen sogar eins bis 1,5 Gramm pro Kilogramm. Der Großteil sollte aus pflanzlichen Quellen stammen, Fleisch muss nicht jeden Tag sein, maximal einmal pro Woche ist für die Gesundheit optimal.

Intervallfasten: echte Hoffnung oder bloß ein Hype?

Eine Methode zur Gewichtsabnahme, die in den letzten Jahren stark in Mode gekommen ist, ist das sogenannte Intervallfasten. Die Idee dahinter: Kurze Fasteneinheiten, die sich mit Phasen ohne Fasten abwechseln, sollen es möglich machen, dauerhaft abzunehmen – ohne Jojo-Effekt.

Wie das funktioniert? In den Fastenzeiten schaltet der Körper kurzfristig um in den Hungerstoffwechsel. Dann werden nicht nur die Glykogenspeicher, also die Zuckerreserven aus der Leber und den Muskeln, entleert, sondern auch der Fettabbau angekurbelt und Fettreserven abgebaut. Freie Fettsäuren wandeln sich um in Ketonkörper, die dann als Energie zur Verfügung stehen.

Es wird vermutet, dass ein zusätzlicher wichtiger Stoffwechselvorgang durch das Intervallfasten aktiviert wird und positive Auswirkungen hat: die Autophagie. Autophagie (altgriechisch „autophagos": „sich selbst verzehren") ist ein lebenswichtiger Vorgang, der dauerhaft in unseren Zellen abläuft: Eigene fehlerhafte oder unbrauchbare Bestandteile werden abgebaut und verwertet, um neue Bausteine zu generieren. Kurz, die Autophagie ist die Müllabfuhr und Recyclinganlage unseres Körpers. Stress, Sauerstoffmangel, aber auch Hunger können die Autophagie ankurbeln. Dieses Phänomen kann schützend wirken gegen die Folgen des Übergewichts wie bei Diabetes, möglicherweise sogar Krebserkrankungen vorbeugen. Wir schreiben hier könnte, möglicherweise und vermutlich. Denn das Problem bei dieser Therapie ist: Die Daten stammen aus Laborversuchen und Tiermodellen. Noch kann man also nur spekulieren, ob sie auch auf Menschen übertragen werden können.

Ziel des Intervallfastens ist, wie bei jeder anderen Diät auch, effektiv und langfristig Gewicht zu verlieren. Gleichzeitig soll sich durch den Wechsel von Fasten und Nicht-Fasten der Stoffwechsel längerfristig verbessern.

Aber klappt das wirklich besser als bei herkömmlichen Diäten? In vielen Untersuchungen mit einer großen Zahl an Probandinnen und Probanden zeigte sich tatsächlich, dass Intervallfasten zu einer Verbesserung der Insulin- und der Leptinresistenz und zu einer Gewichtsreduktion führt. Darüber hinaus wurden sogar positive Effekte auf allgemeine Alterungsprozesse, auf Krebserkrankungen und auf neurologische Erkrankungen wie Multiple Sklerose beschrieben. Ob am dadurch sogar mehr abnehmen kann als mit anderen Diäten, ist aber noch unklar.

Intervallfasten – Wie geht das?

Zwei Arten von Intervallfasten sind derzeit am meisten verbreitet. Bei dem 16:8-Intervallfasten wird täglich 16 Stunden gefastet und nur innerhalb eines Zeitraums von acht Stunden Nahrung aufgenommen. Dieses Intervall lässt sich relativ einfach dadurch erreichen, wenn entweder das Frühstück oder das Abendessen ausfällt. Der große Vorteil bei dieser Aufteilung: Der längere Teil der Fastenperiode wird einfach verschlafen.

Bei dem 5:2-Fasten sind die Phasen, die sich abwechseln etwas länger. An zwei Tagen in der Woche wird gefastet. Richtwert: 500 bis 700 kcal pro Tag. An den restlichen fünf Tagen in der Woche darf jeder ganz normal essen, mit allem worauf man Lust hast, also auch Süßes oder Fettiges. Gesunde Ernährung mit viel Gemüse schadet dennoch nicht, sie beschleunigt die Wirkung, Ungesundes ist aber ausdrücklich nicht verboten!

■ Alltagstauglich

In den bisherigen, wenigen Studien, die Intervallfasten mit regulären Diäten vergleichen, ergab sich, dass die Effekte beider Methoden vergleichbar waren. Das heißt: Egal mit welcher Diät, die Probanden haben erfolgreich abgenommen und ihre Insulinresistenz verbessern können. Doch wie wir vorher gelernt haben, können vorübergehende Diäten ohne dauerhafte Ernährungsumstellung nicht helfen, das Gewicht auf lange Sicht zu reduzieren. Wenn die Diät zu Ende ist, schlägt der Jojo-Effekt umso erbarmungsloser zurück.

Der große Pluspunkt des Intervallfastens scheint zu sein, dass viele Menschen diese Art des Fastens ohne größere Einschränkungen im Alltag auch über längere Zeit gut durchhalten. Das gilt vor allem für die 16:8-Methode, bei der nur eine Mahlzeit pro Tag – entweder Frühstück oder, noch besser, das Abendessen – ausfällt. Somit könnte es hilfreich sein, wenn es als dauerhafte Form der Ernährungsumstellung eingesetzt wird. Ob dies auch für alle Menschen, die abnehmen wollen, sinnvoll durchgeführt werden kann, muss sich in längerfristigen Studien zeigen.

■ Mehr Daten zu Menschen

Ob das Intervallfasten über die Gewichtsreduktion hinaus tatsächlich auch eine positive Auswirkung auf Krebserkrankungen, neurologische Erkrankungen und Alterungsprozesse hat, bleibt abzuwarten. Um dies herauszufinden, sind größere Studien an Menschen notwendig, einige laufen bereits. Deren Ergebnisse werden wohl in drei bis vier Jahren vorliegen. Erst dann wird sich herausstellen, wie Intervallfasten tatsächlich wirkt.

Bis dahin ist diese Methode des Fastens eine von mehreren Möglichkeit einer langfristigen Ernährungsumstellung, mit der der eine oder andere möglicherweise besser zurecht kommt als mit herkömmlichen Diäten.

Für Patientinnen und Patienten mit einer Krebserkrankung oder schweren Allgemeinerkrankungen gilt: Bitte nicht ohne ärztliche Beratung fasten.

Bewegen, bewegen, bewegen

Dauerhaft abnehmen und den Jo-Jo-Effekt verhindern ist ohne Bewegung praktisch unmöglich. Sich zu bewegen hilft nicht nur, den Energieverbrauch zu steigern, sondern unterstützt auf anderen Wegen das Vorhaben Abnehmen zusätzlich. Denn durch regelmäßige Bewegung wird die Wirksamkeit von Leptin und Insulin gesteigert, und die Sättigungshormone CCK, PP und GLP1 steigen an. Damit macht das Essen dann auch wieder satt.

Es ist wissenschaftlich belegt, dass vormals stark übergewichtige Menschen, die erfolgreich abgenommen haben und es geschafft haben, ihr neues Gewicht zu halten, ein (gar nicht so geheimes) Geheimrezept haben: Bewegung: Im Vergleich zu Menschen, die schon immer schlank waren, verbrauchen sie deutlich mehr Kalorien durch Bewegung. Sie gehen im Durchschnitt 12.000 Schritte am Tag, schlanke Vergleichspersonen 9000 und übergewichtige Personen nur 5600 Schritte.

Ganz neue Studien zeigen auch, dass der Zeitpunkt der Bewegung wichtig ist. In einer Studie über einen Zeitraum von sechs Wochen wurde verglichen, wieviel Fett übergewichtige Männer durch regelmäßige Bewegung verbrennen. Die einen bewegten sich vor dem Frühstück, die anderen danach. Ergebnis: Bewegung vor dem Frühstück führte zu doppelt so viel Fettabbau wie danach und verbesserte zusätzlich die Insulinresistenz.

Das Fazit daraus lautet, dass Bewegung nicht nur dabei mehr Energie zu verbrauchen und schneller satt zu werden, sondern auch, dass sie auf nüchternen Magen auch besonders effektiv zu sein scheint.

Mehr Sport allein reicht aber dennoch oft nicht, um effektiv Gewicht zu verlieren. Sport aber ist neben der Umstellung der Ernährung ein immens wichtiger Baustein.

Dabei kann uns der Steinzeitmensch in uns sogar behilflich sein. Denn von unseren Vorfahren haben wir nicht nur den Jo-Jo-Effekt geerbt, sondern auch ein weiteres wichtiges Verhaltensmuster: unseren Spieltrieb. Ebenso wie viele Tiere hat auch der Mensch einen angeborenen, ausprägten Spieltrieb. Kinder leben ihn aus und lernen dabei für Leben. Auch in jedem Erwachsenen ist dieser Spieltrieb vorhanden, nur geht er im Alltag oft unter. Leider. Denn er hält den Spaß an der Bewegung aufrecht. Wir sollten uns daran erinnern, wie viel Spaß es uns als Kinder gemacht hat, beim Fangen hintereinander her zu rennen, uns zu verstecken oder einen Ball über ein Netz oder in ein Tor zu schießen. Und es einfach auch als Erwachsene wieder tun.

Der AHA-Effekt: Ab Heute Anders

Ade Diät! Beim Thema Abnehmen ist vor allem eines wichtig zu wissen: Diäten helfen langfristig nicht. Eine kurze Phase der strikten Fastens führt eher sogar zum Gegenteil. Die Hormone liefern die Erklärung dafür: Das Zusammenspiel der beteiligten Hormone ändert sich, die Hungerhormone steigen an, die Sättigungshormone fallen ab und unser Körper schreit nach Kalorien. Ist die Diät vorbei, sind die Pfunde schnell wieder da, oft sogar noch mehr.

Das Rezept lautet: Ernährung und Lebensstil dauerhaft umstellen. Nicht Diät, sondern AHA! Diese drei Buchstaben stehen für „Ab heute Anders". Sowohl Stoffwechselforscher als auch eine von Krankenkassen geförderte Initiative für gesunde Ernährung und mehr Bewegung (▶ http://www.ab-heute-anders.de) empfehlen diese Formel: langfristige Umstellung der Ernährung plus Spaß an der Bewegung. Ob hierbei Intervallfasten oder andere dauerhafte Formen der Ernährungsumstellung richtig sind, hängt vom Typ ab. Einfach mal ausprobieren. Gegebenenfalls kann auch eine Vorstellung bei einem Ernährungsmediziner sinnvoll sein.

Medikamente zur Unterstützung

Was aber, wenn all dies nicht reicht? Es gibt Menschen, die sich bemühen und es dennoch nicht schaffen, ihre überflüssigen Pfunde zu verlieren. Stress im Alltag, zu wenig Zeit für Sport, der innere Schweinehund, der eigentlich ein Steinzeitmensch ist.

Manchmal kommen gesundheitliche Probleme wie Gelenkbeschwerden hinzu, auch hormonelle Störungen können Übergewicht begünstigen.

Es gibt Medikamente, die helfen können, die hormonellen Widerstände zu durchbrechen. Sie bekämpfen die Insulinresistenz oder wirken ähnlich wie GLP1 und führen infolgedessen dazu, das sich das Gewicht reduziert oder ein gestörter Zuckerstoffwechsel wieder verbessert wird. Andere Medikamente greifen an der Fettaufnahme an und reduzieren sie, wieder andere gleichen die negativen Effekte unseres Belohnungssystems aus. In extremen Fällen sind auch Operationen wie zum Beispiel eine Magenverkleinerung eine mögliche Option. Betroffene sollten nicht zögern, mit der behandelnden Ärztin, dem behandelnden Arzt zu sprechen und Ursachen und Möglichkeiten abzuklären.

Kurz zusammengefasst: Tipps für eine langfristige Gewichtsabnahme

- Niedriger kalorischer Index: Nahrungsmittel mit wenig Kalorien und viel Volumen machen satt, aber nicht dick: Gemüse statt Pommes!

- Genügend Eiweiß: Mindestens 0,8 g/kg Eiweiß vor allem aus pflanzlichen Quellen können helfen abzunehmen und gesund zu bleiben.
- Hochverarbeitete Nahrungsmittel meiden: Sie sind Hungrigmacher. Geschmacksverstärker wie Glutamat oder Fruktose stimulieren unser Belohnungssystem direkt, wir wollen immer mehr. Lieber mediterrane Diät mit viel frischem Gemüse!
- Bewegung: Sie erhöht nicht nur den Energieverbrauch, sondern auch unsere Sättigungshormone. Wir sind natürlich schneller satt und wir bleiben schlank! Auf nüchternen Magen ist Sport noch effektiver und verstärkt den Fettabbau.
- AHA – Ab heute anders: Diäten helfen nur kurzfristig, für langfristigen Erfolg muss die Ernährung dauerhaft umgestellt werden.
- In die Praxis: Wenn alles nicht hilft, hilft einen ärztliche Untersuchung, um andere Erkrankungen auszuschließen und weitere ärztliche Maßnahmen zu erwägen.

17

Hormone im Alter

Inhaltsverzeichnis

Die Zeit des Alterns – 110

Hormone im Umbruch – 110
Weniger Wachstumshormone – 110
Wachstumshormone aus der Spritze? – 111
Weniger Hormone aus der Nebenniere – 111

Stress im Alter – 112
Veränderungen der Organe – 112

© Springer-Verlag GmbH Deutschland, ein Teil von Springer Nature 2020
H. J. Schneider et al., *Hormone – ihr Einfluss auf mein Leben*,
https://doi.org/10.1007/978-3-662-58978-6_18

Im Bauch der Mutter, im Kindesalter, in der Jugend, in den Wechseljahren – unser Hormonsystem ist ständig in Bewegung. Natürlich auch im Alter. Eine ganze Reihe von hormonellen Veränderungen und Verschiebungen begleiten den Prozess des Alterns. Viele Hormone werden im Alter in geringerer Konzentration ausgeschüttet als in der Jugend. Die Tageszeit, wann gewisse Hormone freigesetzt werden, ändert sich, die Sensitivität mancher Hormone sinkt, bei anderen wiederum steigt die Menge. Und das hat ganz bestimmte Gründe.

Die Zeit des Alterns

Wann beginnt das Alter? Wer ist gemeint, wenn von älteren Menschen die Rede ist? Auf die erste Frage haben Altersforscher eine ganz klare Antwort: Das Altern beginnt mit der Geburt. Genau genommen sogar schon davor, nämlich im Mutterleib. Es ist ein lebenslanger, unaufhaltsamer und unumkehrbarer Prozess. Allerdings lässt sich die Geschwindigkeit, mit der das Alter sichtbare Spuren auf und in unserem Körper hinterlässt, bis zu einem gewissen Grad durch den Lebensstil, den der Mensch wählt, beeinflussen.

Auf die zweite Frage gibt es so eine eindeutige Antwort nicht. Die einen meinen mit älteren Menschen diejenigen, die das Rentenalter von meist 65 Jahren überschritten haben. Andere Studien lassen das Alter bei 75 Jahren beginnen. Manchmal wird das Alter nicht durch die Anzahl der Lebensjahre definiert, sondern anhand körperlicher Begleiterkrankungen oder allgemeiner Gebrechlichkeit. Man kann sich auch an der Festlegung der Vereinten Nationen orientieren. Sie haben sich darauf geeinigt, dass Menschen im Alter von 60 Jahren und älter der älteren Bevölkerung zugerechnet werden sollen.

Auch wenn es schwierig ist, eine klare Grenze zu ziehen und allein die Tatsache, dass Altern ein Leben lang passiert, diese

Grenze im Grunde unmöglich macht, ist dennoch offensichtlich, dass unser Körper im Alter anders arbeitet als in jungen Jahren. Ein eindrückliches Beispiel: Im Säuglingsalter reproduzieren sich die Körperzellen zehnmal schneller als im Alter von 60 Jahren.

Hormone im Umbruch

Wachstumshormone, die Hormone der Schilddrüse, der Nebenniere und der Bauchspeicheldrüse, die Geschlechtshormone – sie alle verändern mit zunehmendem Alter ihre Wirkung auf den Körper. Ihre Menge nimmt ab oder sie werden gar nicht mehr gebildet. Im fein abgestimmten System unseres Hormonhaushalts hat das natürlich Folgen.

Weniger Wachstumshormone

Das Wachstumshormon und das von ihm gesteuerte Folgehormon Insulin-like Growth factor 1 (IGF1), das für viele Effekte des Wachstumshormons verantwortlich ist, wird in der Pubertät in besonders hohen Mengen ausgeschüttet. In der Jugend und in der Pubertät spielen diese beiden Hormone eine zentrale Rolle für das Größenwachstum und die Entwicklung des Körpers. Zu den wichtigsten Funktionen von Wachstumshormonen und IGF 1 zählen die Stärkung der Knochen, der Muskelaufbau, der Abbau von Fett, das Wachstum von Nervenzellen und die Regulierung des Zucker- und Blutfetthaushalts. Zwar erfüllen sie auch im Erwachsenenalter weiterhin diese Funktionen, aber die Menge an Wachstumshormonen und IGF 1 reduziert sich langsam und stetig ab dem frühen Erwachsenenalter, bis sie bei Menschen im höheren Alter auf einem sehr niedrigen Niveau stagniert. Parallel zu dieser hormonellen Entwicklung nimmt mit steigendem Alter die Kraft und die Knochen- und Muskelmasse ab. Kann man daraus schließen, dass eine geringere Menge an

Wachstumshormonen und IGF 1 Ursache dafür, dass sich Knochen und Muskeln abbauen und der Körper gebrechlich wird?

Wachstumshormone aus der Spritze?

Kann man daraus nun wiederum folgern, dass man das fehlende Wachstumshormon ersetzen und damit körperlichen Einschränkungen ausgleichen kann? Forschergruppen haben genau das untersucht und ihren Probanden Wachstumshormone gespritzt. Die Ergebnisse waren enttäuschend. Zwar reduzierte sich durch hohe Dosen an Wachstumshormon die Körperfettmasse etwas und das fettfreie Gewebe, die sogenannte Magermasse des Körpers, erhöhte sich. Beim genaueren Hinschauen entpuppte sich diese Zunahme der Magermasse aber vor allem als vermehrte Einlagerung von Wasser im Körper. Andere Verbesserungen der Körperfunktion zeigten sich nicht, die Muskelkraft nahm zum Beispiel nicht zu. Das Fazit lautete: Es besteht kein direkter und kausaler Zusammenhang zwischen den beiden Phänomenen. Die künstliche Steigerung von Wachstumshormonen führt nicht zu besseren Knochen und stärkere Muskeln.

Die Tatsache, dass die Menge an Wachstumshormonen und IGF 1 im Alter geringer wird, macht aus einer anderen Perspektive sogar Sinn. Wenn im Alter das Krebsrisiko steigt, dadurch nämlich, dass sich entartete Zellen schneller vermehren, würde ein hoher Anteil an Wachstumshormonen das Wachstum bösartiger Zellen sogar noch begünstigen. Außerdem hat sich in vielen Tierversuchen sogar gezeigt, dass nicht eine Erhöhung, sondern eine Unterdrückung der Wachstumshormonfunktion das Leben verlängert. Eine Therapie mit Wachstumshormonpräparaten wäre also sogar schädlich. Sie ist ausschließlich bei Patientinnen und Patienten ratsam, bei denen ein krankhafter Wachstumshormonmangel nachgewiesen wurde.

Länger leben

In Laboren wurden die Wechselwirkungen von Wachstumshormonen im Alter auch an Tieren getestet. Die Untersuchungen brachten erstaunliche und unerwartete Ergebnisse hervor: Wenn bei Tieren durch bestimmte Mutationen (Veränderungen der Gene) die Wachstumshormonausschüttung unterdrückt werden, leben diese Tiere nicht etwa kürzer, sondern sogar länger. Eine überraschende Erkenntnis, die sich über viele Arten von Lebewesen hinweg, von Hefepilzen über den Fadenwurm (Caenorhabditis elegans) bis hin zu Ratten, Mäusen und Affen nachweisen ließ. Wurde die Produktion von Wachstumshormonen reduziert oder ganz unterdrückt, waren die Ergebnisse zum Teil frappierend: Mäuse, Ratten und Affen lebten teilweise doppelt so lang wie ihre Artgenossen, deren Wachstumshormonfunktionen normal waren. Offenkundig spielt die Wachstumshormon- und IGF 1-Achse sogar eine aktive Rolle bei der Programmierung der Lebensspanne.

Weniger Hormone aus der Nebenniere

Auch die Nebenniere schraubt im Alter ihre Hormonproduktion zurück. Das betrifft besonders das Steroidhormon Dehydroepiandrostendion (DHEA). DHEA ist das Steroidhormon, das im Körper in den größten Konzentrationen vorkommt. Am meisten davon wird in der Jugend ausgeschüttet, danach fällt es gleichmäßig ab – um etwa zwei bis drei Prozent pro Jahr.

Die Idee, dass ein Zusammenhang bestehen könnte zwischen Altersbeschwerden und Hormonen aus der Nebenniere, entstand durch eine Beobachtung bei Menschen, die an weiteren Erkrankungen wie Diabetes mellitus Typ II, der Alzheimer-Krankheit oder einer Depression litten. Bei ihnen nämlich wurden übermäßig niedrige DHEA-Spiegel gemessen. Also machte sich die Forschung daran herauszufinden, ob beides direkt miteinander zusammen hängt. Verschiedene Studien, bei denen Menschen mit niedrigen DHEA-Spiegeln ein DHEA-Ersatz verabreicht wurde, führten zu unterschiedlichen Ergebnissen. Bei Männern zeigte sich keinerlei Wirkung, bei Frauen dagegen ergab sich in manchen Studien ein positiver Effekt: Die Libido, die Haut und der Knochenumbau verbesserten sich. Die Forschungslage reicht aber noch nicht aus, um eindeutige Aussagen zu machen. Noch ist unklar, ob es wirklich hilfreich ist, bei einem Mangel DHEA zu geben und ob eine längere Gabe möglicherweise auch negative Auswirkungen haben könnte.

Stress im Alter

Stress lass nach! Im Alter unbedingt. Denn je älter man wird, desto weniger resistent ist man gegen Stress. In Ruhephasen ist alles im Lot. Dann bleiben die Stresshormone Cortisol und Adrenalin auch bei älteren Menschen weitgehend unverändert. Bei Stress jedoch schießen die beiden Hormone in Höhe, viel stärker als in jungen Jahren. Gleichzeitig kann die Wirkung von Cortisol in verschiedenen Geweben, in den Muskeln, in den Knochen, in der Haut und im zentralen Nervensystem zunehmen, ohne dass die Cortisolspiegel im Blut ansteigen. Dies liegt daran, dass die Aktivität der sogenannten 11ß-Hydroxysteroid-Dehydrogenase 2 im Alter abnimmt. Es handelt sich hierbei um ein Enzym, das im Gewebe Cortisol abbaut und in das inaktive Abbauprodukt Cortison umwandelt. Damit bleibt mehr aktives Cortisol im Gewebe und kann stärker wirken.

Veränderungen der Organe

An der Schilddrüse, einem der wichtigsten Organe im Hormonkreislauf, geht das Alter ebenfalls nicht spurlos vorüber. Auch sie verändert ihre Hormonproduktion. Da Menschen im Alter etwas weniger Schilddrüsenhormone brauchen, steigt der TSH-Wert. Bei Studien mit Hundertjährigen wurde häufig ein TSH-Wert von etwa 7,0 µlU/ml im Blut, während der Wert bei jungen Erwachsenen zumeist zwischen 0,5 und 4,0 µlU/ml

liegt. Diese Erhöhung von TSH ist ein Hinweis darauf, dass die Hirnanhangsdrüse der geringer werdenden Menge an Schilddrüsenhormonen entgegen arbeitet.

Aus biologischer Sicht kann diese Veränderungen der Schilddrüsenhormone durchaus sinnvoll sein: Im Alter wird das Herz empfindlicher und neigt öfter zu Rhythmusstörungen. Auch kommt es zu vermehrtem Muskelabbau und Osteoporose, also Knochenschwund. Schilddrüsenhormone wirken beschleunigend auf den Herzschlag und können Herzrhythmusstörungen begünstigen, wenn eine Anfälligkeit dafür besteht. Außerdem verstärken Schilddrüsenhormone den Knochen- und Muskelabbau.

Insulin, das Hormon aus der Bauchspeicheldrüse, zeigt ebenfalls Alterserscheinungen: Seine Menge nimmt ab. Den Betazellen, die in der Bauchspeicheldrüse Insulin produzieren, geht mit den Jahren die Kraft aus. Sie büßen nach und nach ihre Funktion ein. Bei älteren Menschen nimmt die Insulinausschüttung um rund 0,5 Prozent pro Jahr ab. Parallel kommt hinzu, dass im alternden Körper das Insulin selbst nicht mehr so effektiv ist, da seine Wirkung im Gewebe nachlässt. Das heißt: Die Insulinresistenz im Alter nimmt zu. Spielen diese beiden Faktoren zusammen, steigt das Diabetesrisiko.

Überall im Körper findet im Alter ein Wandel im Zusammenspiel der Hormone statt. Eine der auffälligsten Veränderungen erleben Frauen während der Wechseljahre, wenn ihre Geschlechtshormone relativ plötzlich und schnell auf Talfahrt gehen. Ob Männer auch in so etwas wie Wechseljahre kommen, ob sie ähnlich wie Frauen die Menopause eine sogenannte Andropause erleben, darüber wird immer wieder diskutiert. Wie sich die Geschlechtshormone beider Geschlechter im Alter verändern und welche Auswirkungen das hat, dieser Frage gehen wir in den folgenden Kapiteln auf den Grund.

Die Wechseljahre – der weibliche Körper im Wandel

Inhaltsverzeichnis

Wechseljahre, Klimakterium, Menopause – 114
Phasen der Wechseljahre – 114
Die typischen Beschwerden – 114
Dauer der Wechseljahre – 115

Behandlung und Therapie – 115
Hormonersatztherapie – 115
Risiko einer Hormontherapie – 115
Alternativen zu Hormonersatztherapie – 116

Wechseljahre und Gewicht – 117

© Springer-Verlag GmbH Deutschland, ein Teil von Springer Nature 2020
H. J. Schneider et al., *Hormone – ihr Einfluss auf mein Leben*,
https://doi.org/10.1007/978-3-662-58978-6_19

Ein bisschen komisch fühlt sich wohl jede Frau beim Gedanken an die Wechseljahre. Dabei ist es nur natürlich und natürlich sinnvoll, dass die Zeit für Nachwuchs irgendwann vorbei ist und der Körper sich umstellt, in einen anderen Modus wechselt. Es ist die Zeit, in der die Eierstöcke der Frau nach und nach ihre Funktion einstellen. Das bedeutet auch, dass weniger weibliche Geschlechtshormone gebildet werden. Die Folge: Die Regelblutung bleibt aus und die Fruchtbarkeit erlischt.

Frauen erleben diese Zeit ganz unterschiedlich. Die einen haben starke Beschwerden und sind dadurch im Alltag deutlich eingeschränkt, andere bemerken sie kaum oder spüren gar keine Symptome. Manche sind auch einfach nur froh, dass sie keine Blutungen mehr haben.

Wechseljahre, Klimakterium, Menopause

Viele Begrifflichkeiten tauchen bei diesem Thema auf. Statt Wechseljahre wird zum Beispiel häufig der Begriff Klimakterium verwendet. Er kommt vom griechischen Wort „klimaktér", was so viel bedeutet wie „Stufenleiter" oder „kritischer Zeitpunkt im Leben". Damit wird also der Übergang von einer Stufe auf die andere bezeichnet, in diesem Fall von der fruchtbaren Phase in die postmenopausale Phase.

Damit sind wir bereits beim zweiten Begriff: Menopause. Sie bezeichnet die letzte Zyklusblutung im Leben einer Frau. Ob eine Monatsblutung die letzte ist, lässt sich allerdings erst im Nachhinein feststellen. Die Diagnose lautet dann auf Menopause, wenn zwölf Monate nach einer Blutung keine weitere mehr folgt.

Phasen der Wechseljahre

Den Zeitraum der Wechseljahre kann man in drei Phasen einteilen: Die erste ist die Prämenopause, die vor der letzten Monatsblu-

tung beginnt und mehrere Jahre andauern kann. Die Regelblutungen sind noch vorhanden, werden aber unregelmäßiger. Die Abstände zwischen zwei Zyklusblutungen können sowohl verlängert als auch verkürzt sein. Was die Hormone angeht, so ist für diese Phase charakteristisch, dass der Östrogenspiegel noch erhalten bleibt oder gar ansteigt, der Progesteronspiegel dagegen sehr niedrig oder gar auf Null ist. Bei manchen Frauen treten in der Prämenopause manchmal schon die typischen Beschwerden der Wechseljahre auf, andere dagegen spüren davon noch nichts. Weiter unten erklären wir diese Beschwerden noch näher.

Die Perimenopause ist die zweite Phase der Wechseljahre und bezeichnet die ein bis zwei Jahre vor und nach der Menopause. In dieser Zeit fällt nun auch der Östrogenspiegel ab, der Progesteronspiegel bleibt wie bereits in der Prämenopause weiterhin niedrig. Die Steuerungshormone LH und FSH, die schon in der ersten Phase langsam zu steigen beginnen, erhöhen sich noch weiter. Grund dafür ist die fehlende Rückkopplung durch Östrogene und Progesteron. (Lesen Sie dazu auch das ▶ Kap. 9). Bei vielen Frauen setzen nun die ersten merkbaren Anzeichen der Wechseljahre ein oder nehmen, wenn sie schon da waren, noch weiter zu.

In der Postmenopause sinkt nun auch der Östrogenspiegel auf Null. Die typischen Symptome sind immer noch spürbar, flauen aber meistens langsam ab.

Die typischen Beschwerden

Hitzewallungen, Schweißausbrüche, Reizbarkeit – das sind wohl die berüchtigsten Leitsymptome der Wechseljahre. Hitzewallungen tagsüber, nachts ebenfalls immer wieder Schweißausbrüche, dazu schwankende Stimmungen und ein löchriges Nervengerüst. Die Wechseljahre sind eine Herausforderung, vor allem für diejenigen Frauen, die diese Symptome stark spüren.

Zu diesen typischen und allseits bekannten Beschwerden kommen noch einige weitere hinzu. Manche Frauen leiden unter depressiven Verstimmungen, können schlecht ein- und durchschlafen, haben Gelenkschmerzen, sind schnell gereizt, haben Kopfschmerzen und fühlen ein zum Teil schmerzhaftes Spannen in den Brüsten. Auch das sexuelle Verlangen flaut manchmal ab. Ein Grund dafür kann sein, dass häufig die Schleimhäute, auch die Schleimhäute der Scheide, sehr trocken sind. Und das ist schmerzhaft beim Geschlechtsverkehr.

Viele Frauen kennen diese Beschwerden der Wechseljahre, kommen aber ganz gut damit zurecht. Bei etwa einem Drittel der Frauen jedoch sind sie so stark ausgeprägt, dass ihr Alltag und ihr Berufsleben deutlich eingeschränkt sind.

Dauer der Wechseljahre

In einer großen amerikanischen Studie wurden in einem Zeitraum von 13 Jahren über 3.000 Frauen während der Wechseljahre beobachtet. Ziel war es zu erforschen, wie lange die Leitsymptome, nämlich Schweißausbrüche und Hitzewallungen, andauerten. Die Studie ergab, dass Frauen im Durchschnitt 7,4 Jahre lang damit zu kämpfen hatten. Diese Dauer war allerdings individuell sehr variabel. Es zeigte sich, dass die Beschwerden je früher sie auftraten umso länger dauerten. Bei Frauen, bei denen die Beschwerden bereits in der Prämenopause einsetzten, lag die Durchschnittsdauer bei 11,8 Jahren, während sie bei Frauen, bei denen sie sich erst nach der Menopause einstellten, lediglich 3,4 Jahre betrug. Insgesamt war das Spektrum enorm groß und reichte von gar nicht bis zu über 14 Jahre. Bestimmte Faktoren, etwa Rauchen und Übergewicht, verlängerten dabei die Dauer der Wechseljahrbeschwerden.

Behandlung und Therapie

Wie Frauen die Beschwerden der Wechseljahre empfinden, wie sie damit umgehen und wie sehr sie darunter leiden, ist so unterschiedlich wie die Menschen selbst. Sie vor allem entscheiden, gemeinsam und unter ärztlicher Begleitung, ob und welche Therapie infrage kommt. Es gibt verschiedene Behandlungsmöglichkeiten, sie von sanften Methoden, bis zu Östrogenen aus der Spritze reichen.

Hormonersatztherapie

Da Wechseljahrbeschwerden hauptsächlich durch Veränderungen der Hormonspiegel (sinkende Progesteron- und Östrogenwerte) verursacht werden, kann eine Hormonersatztherapie die Symptome lindern. Wie der Name schon verrät, werden dabei die fehlenden Hormone im Körper ersetzt – in Form von Tabletten, Salben, Gelen oder Pflastern geschehen. Vor dem Beginn einer solchen Therapie muss allerdings abgeklärt werden, ob es Faktoren gibt, die gegen eine Hormonersatztherapie sprechen. Dazu gehört beispielsweise das Risiko von Unterleibs- oder Brustkrebs oder ein erhöhtes Thrombose- oder Herzkreislaufrisiko. Die Phase des Klimakteriums, in der die Wechseljahrbeschwerden auftreten, spielt bei der Entscheidung, ob eine Hormonersatztherapie in Frage kommt und wenn ja welche, ebenfalls eine Rolle.

Risiko einer Hormontherapie

Im Jahr 2002 war das Thema Hormontherapie in den Wechseljahren in aller Munde – in denen der Ärzte sowieso, aber auch in den Medien und damit überall. Eine Studie, die Women's Health Initiative (WHI)-Studie, hatte ein erstaunliches und unerwartetes Ergebnis gezeigt: Hormonersatztherapien können unter bestimmten Voraussetzungen nicht nur das Krebsrisiko, sondern auch das Risiko von Herzkreislauferkrankungen und Thrombosen erhöhen. Sogar die Forscher selbst waren von diesen Daten überrascht. Denn die Studie sollte eigentlich beweisen, dass das Risiko von Herzkreislauferkrankungen durch eine Hormonersatztherapie gesenkt werden kann, egal wie lange die Menopause bereits zurücklag. Es kam anders: Es zeigte sich, dass das Risiko von neuen Herzinfarkten und Schlaganfällen durch eine Therapie mit Hormonen sogar anstieg.

Einschränkend muss man allerdings hinzufügen, dass in dieser Studie Hormonpräparate verwendet wurden, die heute nur noch sehr selten zum Einsatz kommen. Auch dass die Therapie im Schnitt erst spät nach der Menopause begonnen hatte und bei einigen Probandinnen schon Herzkreislauferkrankungen vorlagen, spielte eine Rolle. Unteranalysen dieser Studie ergaben zudem, dass bei einem frühen Beginn der Therapie und bei fehlenden Risikofaktoren kaum negative Effekte bestanden. Dennoch: Das Risiko einer solchen Therapie muss für jede Patientin individuell sehr genau abgewogen werden.

Es gibt noch einige weitere Risikofaktoren, die gegen eine Hormonersatztherapie sprechen. Dazu gehören starkes Übergewicht, die Neigung zu Thrombosen, Bluthochdruck, eine Fettstoffwechselstörung und Rauchen sowie ein erhöhtes Risiko für Brust- und Unterleibskrebs. Sind bei einer Patientin außerdem bereits Herzerkrankungen oder ein Schlaganfall aufgetreten, muss die Ärztin oder der Arzt kritisch prüfen, ob eine Hormonersatztherapie in Frage kommt oder ob andere Therapiemöglichkeiten die bessere Alternative sind.

Alternativen zu Hormonersatztherapie

Wechseljahrbeschwerden lassen sich ganz oft einfach dadurch verbessern, dass man bestimmte Dinge tut oder nicht mehr tut. Die To-Dos: Regelmäßige Bewegung, Sport und eine ausgewogene Ernährung. Die No-Gos: Nikotin, Kaffee, Alkohol und scharfe Gewürze. Pflanzliche Heilkräfte können zusätzlich helfen: Salbeitee mildert die Schweißausbrüche

und Lavendel wirkt beruhigend. Mönchspfeffer (agnus castus) oder Traubensilberkerzenextrakt (cimicifuga racemosa) sind ein beliebtes Mittel bei milden Beschwerden. Mönchspfeffer wird beispielsweise oft auch beim Prämenstruellen Syndrom eingesetzt oder wenn die Brüste spannen. Autogenes Training und Entspannungsübungen wie Yoga und Qigong, Wechselbäder oder auch regelmäßige Besuche in der Sauna helfen oft ebenfalls, die Symptome zu lindern. Doch auch bei diesen pflanzlichen Mitteln gilt: Vor einer Therapie immer einen ärztlichen Rat einholen.

■ Natürliche Östrogene
Östrogene sind kein rein menschliches oder tierisches Phänomen. Es gibt auch pflanzliche Östrogene, sogenannte Phytoöstrogene. Sie sind eine weitere Alternative bei Beschwerden in den Wechseljahren. Ebenso wie die körpereigenen Östrogene docken sie an die Östrogen-Rezeptoren in unserem Körper an. Anders als Heilkräuter haben sie damit ähnliche Eigenschaften wie menschliche Östrogene. Das hat einerseits den Vorteil, dass sie sehr wirksam sein können, andererseits aber besteht wie bei einer Hormonersatztherapie das Risiko potenzieller Nebenwirkungen.

■ Alternative Medikamente
Wenn eine Hormonersatztherapie nicht in Frage kommt und alternative Verfahren nicht helfen, kommen manchmal auch Medikamente zum Einsatz, die eigentlich nicht für die Wechseljahrbeschwerden verschrieben werden. Mehrere große Studien haben gezeigt, dass beispielsweise bestimmte Antidepressiva (Medikamente, die bei Depressionen verschrieben werden) nicht nur den Stimmungsschwankungen entgegenwirken, sondern auch Hitzewallungen und Schweißausbrüche deutlich reduzieren. Man nennt eine solche Verwendung außerhalb der Zulassung Off-Label-Use. Gerade dann ist es umso wichtiger, die Therapie mit Fachleuten, am besten aus der Endokrinologie, ausführlich zu besprechen.

19

Wechseljahre und Gewicht

Viele Frauen berichten, dass sie in der Zeit um die Wechseljahre herum häufig an Gewicht zunehmen. Hängen die beiden Dinge direkt zusammen? Jein. Es gibt Faktoren, die direkt mit der körperlichen Veränderungen der Wechseljahre zu tun haben, andere dagegen nicht. Sie fallen nur zufällig in dieselbe Zeit.

Zwischen dem 25. und 60. Lebensjahr reduziert sich der Energiebedarf bei Frauen schleichend, laut Studien etwa um 400 kcal (Kilokalorien) pro Tag.

In dieser Phase des Lebens passiert extrem viel Neues: Ausbildung, Beruf, Familie. Rush hour des Lebens wird sie deshalb auch genannt. Dass das auch Stress bedeuten kann, ist klar. Darauf reagiert der Körper, in dem er vermehrt Cortisol ausschüttet. Das führt wiederum zu einer Kettenreaktion: Insulin wird nicht mehr aufgenommen, mehr Fett wird gebildet und setzt sich vor allem am Bauch an.

Bei viel Stress bleibt meist auch weniger Zeit, körperlich aktiv zu sein und so die Kalorien wieder loszuwerden. Sinkt dann noch der Östrogenspiegel, steigt das Gewicht. Es ist also eine Summe an Veränderungen, die dazu führt, dass es mit zunehmendem Alter immer schwerer wird, das Körpergewicht zu halten. Das Rezept dagegen: eine ausgewogene Ernährung und ausreichend Bewegung.

Männer im Wechsel?

Inhaltsverzeichnis

Weniger Testosteron – 120
Die Hintergründe des sinkenden Testosteronspiegels – 120

Begleiterkrankungen des Alters – 121

Kurz zusammengefasst: kein Ende des Mannes – 121

© Springer-Verlag GmbH Deutschland, ein Teil von Springer Nature 2020
H. J. Schneider et al., *Hormone – ihr Einfluss auf mein Leben*,
https://doi.org/10.1007/978-3-662-58978-6_20

Männliche Andropause statt weibliche Menopause? Kommen Männer auch in den Wechsel? Immer wieder wird diskutiert, ob bei Männern ähnlich wie bei Frauen ab einem gewissen Alter die männlichen Geschlechtshormone versiegen. Es fallen in den Medien, aber auch in Fachkreisen, neben „Andropause" auch Begriffe wie „Androgendefizit des alternden Mannes" (ADAM), „partielles Androgendefizit des alternden Mannes" (PADAM), oder „Klimakterium virile". All diese Begriffe sollen nahelagen, dass es beim Mann im Alter, ähnlich wie bei der Frau, zu einem Abfall der Geschlechtshormone und damit verbundenen Beschwerden kommt. Aber ist das wirklich so?

Der Begriff Andropause entstand in Analogie zur Menopause der Frau und bezieht sich auf die Androgene, die männlichen Geschlechtshormone, darunter auch Testosteron. Doch schon die wörtliche Übersetzung des aus dem Griechischen gebildeten Begriff zeigt, dass diese Bezeichnung etwas über das Ziel hinaus schießt. Während Menopause wörtlich übersetzt „das Ende der Periodenblutung" bedeutet, heißt Andropause wörtlich übersetzt „das Ende des Mannes", denn griechisch „anér" heißt Mann und „pausis" heißt Ende. Das geht dann doch ein wenig zu weit. „Klimakterium virile" (von griechisch: „klĭmax": „Leiter, Treppe" und lateinisch: „virilis" für „männlich") bedeutet übersetzt so viel wie „kritischer Zeitpunkt im Leben eines Mannes". Hier wird eine Analogie zum Klimakterium der Frau hergestellt – dieser Begriff trifft auf jeden Fall besser zu als Andropause.

Weniger Testosteron

Sicher ist, dass bei Männern der Testosteronspiegel im Laufe des Lebens abnimmt. Im Durchschnitt haben Männer im Alter von 70 Jahren weniger Testosteron im Blut als 25-Jährige. Und bei Männern mit niedrigen Testosteronspiegel, kann sich dieser Mangel auch bemerkbar machen: Libidoverlust, Erektionsstörungen, Abgeschlagenheit aber auch vermehrtes Schwitzen und Hitzewallungen können die Folge sein. Anders als bei Frauen fallen die Werte der männlichen Geschlechtshormone jedoch nicht ab einem bestimmten Alter bis auf Null ab. Bei manchen Männern bleibt der Testosteronspiegel auch im Alter unverändert hoch. Hin und wieder lassen sich in der Praxis bei Männern im Alter von 70 oder 80 Jahren sogar Testosteronspiegel messen, die deutlich über dem Durchschnitt von jungen Männern liegen.

Die Hintergründe des sinkenden Testosteronspiegels

Dass der Testosteronspiegel sinkt, liegt bei Männern oft nicht am natürlichen Rhythmus des Lebens, sondern an verschiedenen chronischen oder akuten Erkrankungen. So können zum Beispiel Diabetes, Herz- und Nierenerkrankungen oder Krebs dazu führen, dass weniger Geschlechtshormone gebildet werden. Das gleiche gilt für Übergewicht, Stress oder Entzündungen. Auch im akuten Krankheitsfall, etwa bei einem grippalen Infekt oder sonstigen fieberhaften Erkrankungen, sinkt der Testosteronspiegel ab. Psychischer Stress oder starke körperliche Belastung, zum Beispiel beim Leistungssport, haben einen ähnlichen Effekt. Erholt sich der Körper dann wieder und die Erkrankung heilt aus, verbessert sich auch der Stoffwechsel wieder. Im Zuge dessen normalisieren sich meistens auch die Testosteronwerte wieder.

Aber warum wirkt sich eine Grippe auf die Geschlechtshormone aus? Für den modernen Menschen scheint dieser Zusammenhang fraglich, aber aus Sicht des Steinzeitmenschen macht diese Reaktion des Körpers Sinn. Bei den vielseitigen kräftezehrenden Anforderungen in der damaligen Zeit musste der Körper bei besonderer Belastung anderweitig Ressourcen einsparen. Testosteron regt den Sexualtrieb an und dient der Aufrechterhaltung der

Art. Darauf aber kann der Mensch in der Logik der Steinzeit verzichten, wenn er anderweitig Energie dringender braucht. Also werden Ressourcen gespart, indem der Testosteronspiegel sinkt.

Begleiterkrankungen des Alters

Mit den Jahren wird unser Körper gebrechlicher. Bei dem einen früher, bei dem anderen später. Das heißt: Im Alter nehmen Erkrankungen und Stoffwechselprobleme zu. Entsprechend häufiger leiden Männer unter einem Mangel an Testosteron. Eine Studie aus dem Jahr 2008 hat genau dieses Phänomen an einer Gruppe von 3.000 Männern untersucht. Sie zeigt, dass vor allem die Anzahl der Begleiterkrankungen entscheidend war für die Höhe des Testosteronspiegels. Bei älteren Männern, die keine Begleiterkrankungen hatten, entsprachen die Testosteronspiegel denen von jüngeren Männern. Mit statistischen Verfahren ließ sich aus den Zahlen der Studie sogar herausrechnen, dass das Alter an sich keinen wesentlichen Einfluss auf den Testosteronspiegel besaß.

Entscheidend war, ob Probanden andere Erkrankungen hatten oder nicht.

Ob nun das Alter tatsächlich überhaupt keine Rolle spielt, ist aber weiter ungewiss. Andere Studien nämlich zeigten einen, wenn auch geringen, Effekt des Alter auf den Testosteronspiegel, auch nachdem alle Begleiterkrankungen statistisch herausgerechnet wurden. Aber auch in diesen Studien blieb der Effekt des Alters gering.

Kurz zusammengefasst: kein Ende des Mannes

Ja, bei vielen Männern fällt der Testosteronspiegel ab einem gewissen Alter ab, bedingt vor allem durch die gesundheitlichen Begleiterscheinungen des Älterwerdens. Von Wechseljahren des Mannes, Klimakterium virile oder gar Andropause zu sprechen, ist aber eindeutig übertrieben. Anders als Frauen können Männer dieser Entwicklung aktiv entgegenwirken. Wer gesund lebt, sich ausgewogen ernährt und Krankheiten so gut es geht vorbeugt, kann seinen Testosteronspiegel sehr gut bis ins hohe Alter aufrechterhalten.

Wenn ein Fehler im Hormonsystem krank macht – Hormonstörungen und ihre Behandlungsmöglichkeiten

Inhaltsverzeichnis

Kapitel 21 Schilddrüsenunterfunktion: Hashimoto-Thyreoiditis – wenn unser Körper sich selbst behindert – 125

Kapitel 22 Schilddrüsenüberfunktion – 133

Kapitel 23 Störungen der Nebenschilddrüsen – 139

Kapitel 24 PCO-Syndrom und Co.: zu viel Testosteron bei der Frau – 143

Kapitel 25 Geschlechtshormonmangel bei der Frau – 147

Kapitel 26 Testosteronmangel beim Mann – 151

Kapitel 27 Diabetes Mellitus – Zucker im Überfluss – 157

Kapitel 28   Im Unterzucker – wenn dem Körper Zucker fehlt – 165

Kapitel 29   Osteoporose – wenn Knochen zu leicht brechen – 169

Kapitel 30   Hypophyseninsuffizienz – 177

Kapitel 31   Hypophysentumore – 183

Kapitel 32   Prolaktinom und Prolaktinüberschuss – 187

Kapitel 33   Im falschen Geschlecht: Transsexualität – 191

Kapitel 34   Akromegalie – Riesen gibt es wirklich – 197

Kapitel 35   Cushing-Syndrom – die Stresshormone spielen verrückt – 203

Kapitel 36   Das Conn-Syndrom – 211

Kapitel 37   Das Phäochromozytom – 217

Kapitel 38   Morbus Addison – wenn die Nebenniere schlapp macht – 221

Schilddrüsenunterfunktion: Hashimoto-Thyreoiditis – wenn unser Körper sich selbst behindert

Inhaltsverzeichnis

Fehlgeleitetes Immunsystem – 126
Zu wenige Hormone – 127
Chronisch heißt lebenslang – 128

Diagnose und Therapie – 129
Die Schilddrüse im Ultraschall – 129
L-Thyroxin aus dem Labor – 129
Selbst ist der Mensch – 129

Gut eingestellt – 130
Gute Werte, aber kein gutes Gefühl – 130

Andere Ursachen der Schilddrüsenunterfunktion – 131
Vorsicht, Nebenschilddrüsen – 131

Kurz zusammengefasst – 132

© Springer-Verlag GmbH Deutschland, ein Teil von Springer Nature 2020
H. J. Schneider et al., *Hormone – ihr Einfluss auf mein Leben*,
https://doi.org/10.1007/978-3-662-58978-6_21

21

▶ Ein Fall aus der Praxis

Ein Gynäkologe hatte eine Frau im Alter von knapp über 30 Jahren zu mir in die Praxis geschickt. Er hatte bei einem Hormonscreening festgestellt, dass mit den Schilddrüsenhormonen etwas nicht ganz in Ordnung war. Sie und ihr Mann wünschten sich Kinder. Weil aber die Schwangerschaft auf sich warten ließ, hatte sich die Frau bei ihrem Frauenarzt genauer untersuchen lassen. Im Ultraschall sah die Schilddrüse inhomogen und aufgelockert aus. Zusammen mit weiteren Bluttests war die Diagnose schnell gestellt: Schilddrüsenunterfunktion aufgrund einer Hashimoto-Erkrankung, einer chronischen Entzündung der Schilddrüse. Sie bildete zu wenige Hormone, weil der Körper aus irgendeinem Grund glaubte, es müsse gegen das Organ ankämpfen.

Die Frau erhielt Schilddüsenhormone als Tabletten zur täglichen Einnahme. Bis die genaue Dosierung feststand, mussten ihre Blutwerte regelmäßig kontrolliert werden. Doch inzwischen ist sie bestens eingestellt. Und nicht nur das: Sie ist inzwischen Mutter von vier Kindern. Kaum war nämlich der Hormonhaushalt ausgeglichen, klappte es auch mit dem Schwangerwerden. Und noch etwas erzählte sie mir später: Jahrelang hatte sie mit ein paar Kilos zu viel gekämpft. Trotz viel Sport und gesunder Ernährung blieben die Pfunde aber hartnäckig da. Mit der Hormontherapie löste sich auch dieses Problem. Sie wiegt nun einige Kilos weniger und fühlt sich sehr viel wohler in ihrem Körper. ◀

Fehlgeleitetes Immunsystem

Eine Unterfunktion der Schilddrüse, Hypothyreose in der Fachsprache, ist eine der häufigsten Hormonstörungen überhaupt. Die Schilddrüse produziert zu wenig Hormon, im Körper herrscht Mangel. Etwa jeder 10. Deutsche ist betroffen.

Die häufigste Ursache der Schilddrüsenunterfunktion ist die Hashimoto-Thyreoiditis, benannt nach dem japanischen Pathologen und Chirurgen Hakaru Hashimoto, der die Erkrankung 1912 zum ersten Mal beschrieb. Es handelt sich dabei um eine chronische Entzündung der Schilddrüse, wobei die Entzündung keine externe Ursache hat, sondern vom eigenen Immunsystem hervorgerufen wird. Daher wird sie auch als sogenannte Autoimmunerkrankung bezeichnet. Zellen aus dem Immunsystem (die Lymphozyten) wandern in das Schilddrüsengewebe ein, infiltrieren es und beeinträchtigen dadurch die Schilddrüsenfunktionen. Diese Lymphozyten bilden auch Antikörper wie die TPO-Antikörper und Thyreoglobulin-Antikörper, die man im Blut messen kann. Warum unsere Zellen das tun, weiß niemand so genau. Sicher ist nur: Sie arbeiten aus irgendeinem Grund gegen den eigenen Körper. Lesen Sie zu Autoimmunerkrankungen auch die Hintergrundinformation zum Thema.

Autoimmune Erkrankungen – wenn der Körper überreagiert

In jeder Minute unseres Lebens muss unser Immunsystem eine Unzahl von Eindringlingen in unseren Körper abwehren: Viren, Bakterien, Pilze, Parasiten oder Krebszellen. Aber woher weiß unser Körper, wogegen er sich wehren muss? Ein ausgeklügeltes Zusammenspiel von Immunzellen macht's möglich. Lymphozyten sind solche Immunzellen. Sie sind in der Lage, mit einer erstaunlichen Treffsicherheit körpereigene, gesunde Zellen von Abermillionen Eindringlingen oder erkrankten Zellen zu unterscheiden. Haben sie einen Feind erkannt, bilden sie Antikörper, die dann wiederum andere Zellen des Immunsystems aktivieren, um die unerwünschten Eindringlinge unschädlich machen. Antikörper sind kleine Eiweißmoleküle. Sie reagieren ganz spezifisch auf bestimmte Stoffe, binden dann an den Oberflächen von Zellen oder Molekülstrukturen und machen sie so unwirksam.

Manchmal allerdings kommt es vor, dass unserem Abwehrsystem ein Fehler unterläuft. Es vermutet einen Angriff, wo gar keiner ist. Dann reagieren Immunzellen über und bilden Antikörper gegen körpereigene Zellen, die sie eigentlich verschonen sollten. Oft sind diese Antikörper harmlos und beeinträchtigen uns nicht. In Einzelfällen aber stören sie die Funktion der betroffenen Zellen. Dann spricht man von einer Autoimmunerkrankung, also einer Reaktion gegen Körpereigenes. Zu den Autoimmunerkrankungen zählen neben Morbus Addison zum Beispiel auch die Hashimoto-Thyreoiditis, bei der Antikörper gegen

Schilddrüsenzellen zu einer Unterfunktion führen, oder Morbus Basedow, bei dem Antikörper gegen den TSH-Rezeptor gebildet werden und ihn dabei aktiviert. Die Folge ist eine Überstimulation der Schilddrüse, was wiederum zu einer übermäßigen Ausschüttung von Schilddrüsenhormonen führt.

Zu wenige Hormone

In den meisten Fällen führt die Entzündung der Schilddrüse dazu, dass die Schilddrüse zu wenige Hormone produ-

DER HORMON-REGELKREIS BEI SCHILDDRÜSENUNTERFUNKTION

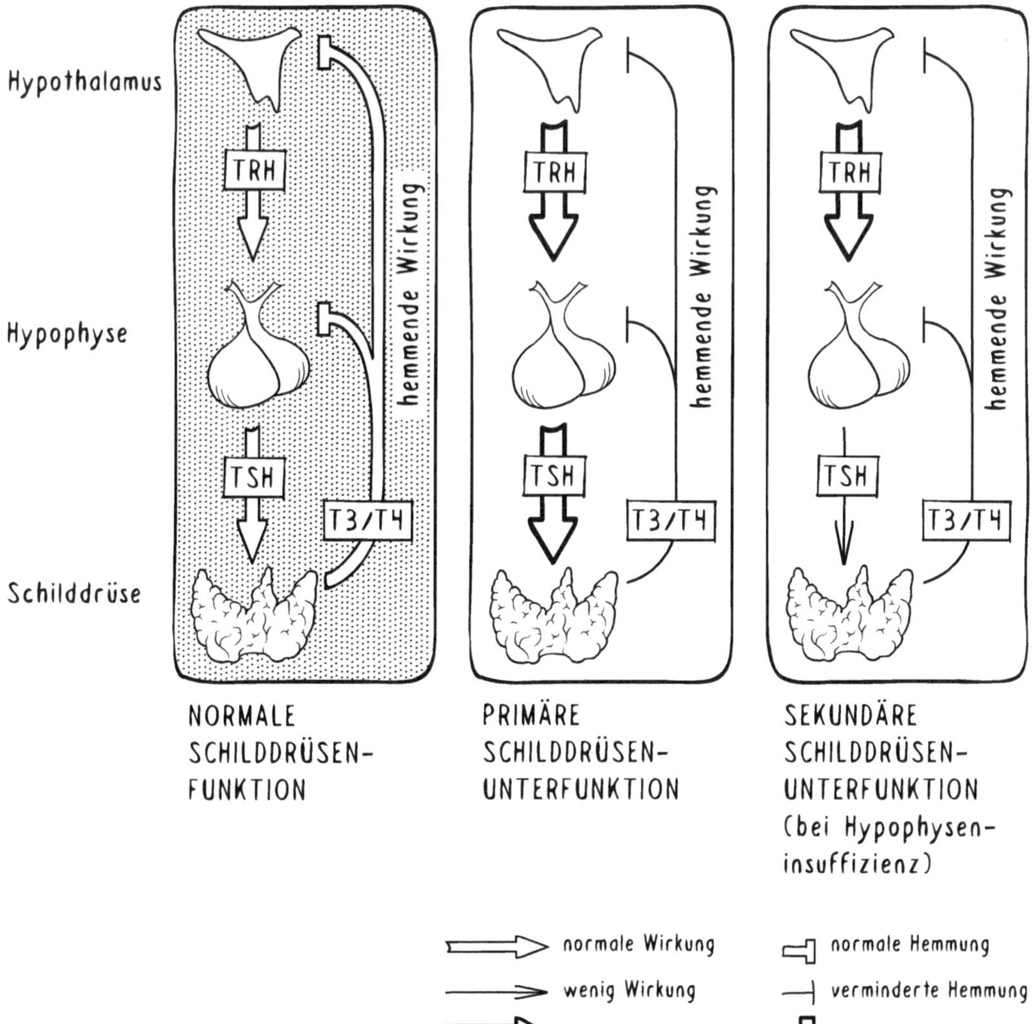

ziert. Typischerweise bildet sie bei einer Schilddrüsenunterfunktion zu wenig T3 und T4. Die Hypophyse versucht dem entgegenzusteuern, indem sie den TSH-Wert ansteigen lässt. Dieser Wert ist sehr empfindlich. Daher ist zu Beginn einer Schilddrüsenunterfunktion der TSH-Wert erhöht, die Werte für T3 und T4 liegen aber noch im Normbereich. Diese milde Form der Unterfunktion nennt man auch latente oder subklinische Hypothyreose. Wenn die Schilddrüsenunterfunktion stark ausgeprägt ist, sind auch die Spiegel für T3 und T4 erniedrigt. In diesem Fall spricht man von manifester Hypothyreose.

Ein Mangel an Schilddrüsenhormonen macht sich durch eine ganze Reihe von Beschwerden bemerkbar, die aber nicht unbedingt alle gleichzeitig auftreten müssen: Müdigkeit, Abgeschlagenheit, Trägheit, Gewichtszunahme, Haarausfall, brüchige Fingernägel oder Störungen des Zyklus bei Frauen. Bei einer stark ausgeprägten Unterfunktion zeigen sich möglicherweise auch noch teigige Schwellungen der Unterhaut, im Fachjargon Myxödem genannt.

Betroffene Patientinnen und Patienten klagen darüber hinaus häufig über ein sogenanntes Globusgefühl: Der Hals ist übermäßig empfindlich, oft verbunden mit Schluckbeschwerden, einem Druckgefühl oder diffusen Schmerzen im Halsbereich: Schals oder enge Kragen empfinden sie als äußerst unangenehm.

Bei einer Hashimoto-Thyreoiditis kommt es manchmal vor, dass die Schilddrüse anfangs zu viele Hormone ausschüttet. Dann nämlich, wenn durch die entzündliche Veränderung der Schilddrüse die Schilddrüsenhormonspeicher entleert und mehr Hormone freigesetzt werden. Diese anfängliche Überfunktion der Schilddrüse ist jedoch meistens nur vorübergehend. Sie kann symptomatisch mit Medikamenten behandelt werden, die die Wirkung der Schilddrüsenhormone abmildern (Betablocker). Wenn der Schilddrüsenhormonspeicher leer ist, schlägt die Überfunktion nach ein paar Tagen oder Wochen in eine Unterfunktion um.

Chronisch heißt lebenslang

Die Hashimoto-Thyreoiditis, auch Autoimmunthyreoiditis genannt, ist eine chronische Erkrankung. Das heißt: nicht heilbar. Wer einmal eine Unterfunktion hat, hast sie immer. Aber sie lässt sich behandeln. Wie, kommt ganz auf den aktuellen Zustand an. Die entzündlichen Symptome sind häufig sehr variabel, sie kommen und gehen und bessern sich im Laufe der Jahre auch manchmal von selbst.

In der Regel hat diese Erkrankung erbliche Ursachen und tritt daher in Familien gehäuft auf. Einen konkreten Auslöser gibt es meist nicht. In Ausnahmefällen markieren Infekte oder hormonelle Veränderungen wie zum Beispiel in der Schwangerschaft den Beginn einer Hashimoto-Thyreoiditis, ursächlich aber sind sie nicht.

Manche Menschen neigen grundsätzlich stärker zu Autoimmunphänomenen als andere. Bei ihnen kommen möglicherweise zu einer Hashimoto-Thyreoiditis noch weitere Autoimmunerkrankungen hinzu. Das sollte unbedingt überprüft werden, vor allem dann, wenn ihre Schilddrüsenwerte zwar medikamentös optimal eingestellt, sie aber trotzdem nicht beschwerdefrei sind.

Beispiele für Autoimmunerkrankungen, die begleitend zu einer Hashimoto-Thyreoiditis auftreten können, sind: eine Nebenschilddrüsenschwäche, eine Nebenniereninsuffizienz, eine Autoimmungastritis mit Vitamin B12-Mangel (eine durch das Immunsystem bedingte Magenschleimhautentzündung, die die Aufnahme von Vitamin B12 stört), ein Diabetes mellitus Typ 1, eine Schwäche der geschlechtshormonbildenden Organe, manchmal auch rheumatische Erkrankungen oder Asthma. Wenn entsprechende Hinweise auf diese Erkrankungen vorliegen oder Beschwerden auftreten, die nicht einzuordnen sind, empfiehlt es sich, ärztlichen Rat einzuholen und nach den Ursachen zu forschen.

Diagnose und Therapie

Die Schilddrüse im Ultraschall

Zur Diagnostik der Hashimoto-Thyreoiditis gehört neben Symptomatik und Labordiagnostik auch eine Ultraschalluntersuchung. Im Ultraschall zeigt sich das typische Bild einer aufgelockerten und inhomogenen Schilddrüse. Durch die Einwanderung von kleinen Immunzellen (Lymphozyten) stellt sich das Schilddrüsengewebe im Ultraschall dunkel dar, Ärzte sprechen dann auch von einer echoarmen Schilddrüse. Im Falle einer klassischen Hashimoto-Thyreoiditis ist die Schilddrüse durch die verstärkte Durchblutung zudem vergrößert. Das gilt aber nicht grundsätzlich, oft hat das Organ auch eine normale Größe – und schrumpft sogar teilweise im Laufe der Zeit durch die chronische Entzündung. Dann spricht man von einer atrophischen Thyreoiditis. Für das Wohlbefinden ist die Schilddrüsengröße aber nur wenig entscheidend. Wichtig ist, dass die Schilddrüsenwerte gut eingestellt sind.

L-Thyroxin aus dem Labor

Der wichtigste Pfeiler bei der Behandlung einer Hashimoto-Thyreoiditis ist der Ersatz des fehlenden körpereigenen Levothyroxin (L-Thyroxin, kurz auch LT4 oder T4) durch künstliches L-Thyroxin. Dieses synthetisch hergestellte Hormon ist identisch mit dem L-Thyroxin, das die Schilddrüse selbst bildet. Einen Unterschied zwischen einer Hormonersatztherapie mit LT4 und dem Hormonvorgang in einer gesunden Schilddrüse gibt es aber dennoch: Das Organ produziert sowohl T4, das lang wirksame Depot-Hormon, als auch das aktivere Trijodothyronin (T3). Bei einer Therapie fehlt dieses T3, dennoch lässt sich unser Körper die Therapie

ganz gut gefallen. Man könnte sogar sagen, dass der Einsatz von L-Thyroxin eine recht elegante Hormonersatz-Methode ist. Unser Körper ist nämlich in der Lage, im Blut und in der Leber T4 selbst in T3 umzuwandeln und aus dem in Form von Tabletten eingenommen L-Thyroxin nach eigenem Bedarf T3 herzustellen. So übernimmt unser Organismus, dank der Zufuhr des fehlenden Hormons, selbst wieder die Feinjustierung des Schilddrüsen-Hormonhaushalts.

Selbst ist der Mensch

Bei manchen Patienten stellt sich dennoch immer wieder die Frage, ob eine reine L-Thyroxingabe ausreicht oder ob doch eine Hormonsubstitution mit einer Kombination aus T4 und T3 sinnvoller wäre. Viele groß angelegte Studien konnten jedoch keinen Vorteil einer Kombinationstherapie aus T4 und T3 nachweisen.

Der Nachteil einer Kombinationstherapie mit T4 und T3 ist die schwierige Feindosierung. Denn T3 ist deutlich stärker wirksam, so dass es leichter zu einer Überdosierung kommen kann. Außerdem hat es nur eine sehr kurze Halbwertszeit. Die einmalige Gabe des Kombinationspräparates führt deswegen in der Regel zu sehr hohen T3-Spiegeln in den ersten Stunden nach der Einnahme und zu niedrigen T3-Spiegeln in den Stunden danach. Das heißt: Morgens ist es zu viel, nachmittags zu wenig. Die Gabe von kombinierten T4 und T3 nimmt dem Körper zudem die Möglichkeit, die Feinabstimmung des Schilddrüsen-Hormonbedarfs selbst zu übernehmen und T4 je nach Bedarf in aktives T3 umzuwandeln.

Nichtsdestotrotz macht in Einzelfällen eine Kombinationstherapie Sinn. Etwa dann, wenn es einem Patienten oder einer Patientin trotz optimaler Schilddrüsenwerte nicht gut geht und der gemessene freie T3-Wert im Blut zu niedrig ist. Dann ist möglicherweise die Fähigkeit des Körpers T3 zu T4 umzuwandeln, eingeschränkt.

Gut eingestellt

Die richtige Dosis zu finden, dauert. In regelmäßigen Kontrollen wird geprüft, ob die Hormonmenge passt, ob die Medikamente zu stark oder zu wenig wirken. Auskunft darüber geben einerseits die Laborwerte, andererseits auch der Patient selbst.

Der empfindlichste Laborwert ist der TSH-Spiegel. Angestrebt wird ein TSH-Wert im Normbereich. Bei den meisten ist der untere TSH-Wert bei circa 0,5 mU/ml angesetzt, der obere liegt zwischen 2,5 und 5,0 mU/ml. Faktoren wie das Alter lassen ihn teilweise etwas abweichen. Bei Kindern und Jugendlichen ebenso wie bei älteren Menschen ist zum Beispiel ein höherer TSH-Wert normal. Bei Erwachsenen im mittleren Alter liegt der Normbereich darunter

Doch der TSH-Wert alleine ist nicht zuverlässig genug, da er Schwankungen unterliegen kann, zum Beispiel bei schwerer Erkrankung, Stress, Essstörungen oder Fasten. Wichtige Informationen liefert daher auch die Bestimmung der freien Schilddrüsenwerte FT3 und FT4. Zusammen mit dem Patientenbefinden stehen den behandelnden Ärztinnen oder Ärzten mit diesen Laborwerten ausreichend Information zur Verfügung, um das Ergebnis der Hormonersatztherapie einschätzen zu können.

Bei der Hashimoto-Thyreoiditis sind oft die Schilddrüsenantikörper (TPO-Antikörper und Thyreoglobulin-Antikörper) als Ausdruck der Entzündung erhöht. Man weiß, dass diese Antikörper im weiteren Verlauf der Erkrankung häufig rückläufig sind. Allerdings korreliert die Konzentration der Antikörper nicht mit dem Ausmaß der Schilddrüsenunterfunktion.

Gute Werte, aber kein gutes Gefühl

Auch die beste Schilddrüsenhormonersatztherapie kann nur versuchen, die fehlende Funktion nachzuahmen, an das Original reicht sie nicht ganz heran. Es gibt Patientinnen und Patienten, die unter der Standardtherapie mit L-Thyroxin Beschwerden haben, obwohl die Laborwerte gut sind. Wer sich trotz „schöner" Laborwerte nicht wohl fühlt, sollte dies mit einem Endokrinologen besprechen. Mögliche Ursachen dafür gibt es verschiedene: Wie jeder Mensch sein eigenes Wohlfühlgewicht hat, so hat auch jeder seinen eigenen TSH-Wohlfühlbereich. Der kann bei einem an der oberen, bei einem anderen an der unteren Normgrenze liegen und sich auch altersabhängig ändern. Möglich, dass auch weitere Faktoren eine Rolle spielen: hormonelle Probleme, andere Autoimmunerkrankungen, sonstige Beeinträchtigungen der Gesundheit wie zum Beispiel psychische Probleme, Wechseljahre

Jod und gesunde Ernährung

Anders als bei vielen unserer Körperfunktionen, hat die Ernährung wenig Einfluss auf die Schilddrüse. Eine ausgewogene Ernährung mit ausreichend Vitaminen und vielen frischen Produkten wirkt insgesamt entzündungshemmend, entsprechend sind auch an der Schilddrüse positive Auswirkungen einer gesunden Ernährung denkbar. In Fachkreisen geht man außerdem davon aus, dass eine ausreichende Zufuhr von Selen (Selen ist in Nüssen, etwa in Paranüssen enthalten) dazu beitragen kann, die Schilddrüsenantikörper zu senken.

Bei Jod ist das anders: Jod ist ein wesentlicher Bestandteil des Schilddrüsenhormons L-Thyroxin. Eine übermäßige Zufuhr an Jod könnte sich möglicherweise begünstigend auf die Entstehung einer Hashimoto-Thyreoiditis auswirken. Andererseits benötigt die Schilddrüse für die Herstellung von Schilddrüsenhormon Jod. Daher braucht der Körper Jod in Maßen. Für den schilddrüsengesunden Menschen gilt: Zu viel Jod schadet, zu wenig Jod aber ebenfalls. Ein Mangel kann zum Beispiel zu einer Schilddrüsenunterfunktion oder das Entstehen von Schilddrüsenknoten oder Kröpfen begünstigen.

Unabhängig von einer Schilddrüsenunterfunktion ist einen ausgeglichenen Jodhaushalt grundsätzlich wichtig für uns. Der Rat lautet deswegen, mindestens einmal in der Woche Seefisch zu essen und in Jodmangelgebieten bei der Nahrungszubereitung jodiertes Speisesalz zu verwenden.

In manchen Situationen, etwa während des Wachstums bei Kindern und Jugendlichen oder einer Schwangerschaft, braucht der Körper mehr Jod als sonst, das gilt auch für Hashimoto-Thyreoiditis-Patientinnen und -Patienten. Der Bedarf beträgt dann 150 µg pro Tag.

oder Schmerzen. Dazu kommen noch all die vielen Dinge, die unser Wohlbefinden beeinflussen können. Manchmal spielt eben auch das Leben verrückt und nicht die Hormone.

Ziel der Behandlung ist es, alle diese verschiedenen Einflussfaktoren in Betracht zu ziehen und gemeinsam mit der Patientin oder dem Patienten die beste Therapie zu finden.

Hormone vom Schwein

Lieber Hormone vom Schwein als Hormone aus dem Reagenzglas? Sogenannte natürliche Hormongaben, wie etwa Schweine-Schilddrüsenextrakte oder ähnliches, werden als alternative Form der Schilddrüsenhormongabe propagiert. Das klingt zwar natürlicher – Tier scheint doch näher am Mensch als Chemielabor –, in Wirklichkeit aber sind diese tierischen Hormone weiter von unserer menschlichen entfernt als das synthetische T4. Während die künstlichen Hormone mit den körpereigenen Schilddrüsenhormonen, identisch sind, unterscheiden sich die Schilddrüsenextrakte vom Schwein oder anderen Tieren in ihrer Zusammensetzung deutlich von menschlichen. Häufig ist der T3-Anteil viel höher als bei der menschlichen Schilddrüse. Zudem können Verunreinigungen nicht komplett ausgeschlossen werden. Fazit: Die Gabe von tierischen Hormonextrakten ist in der Regel die weitaus unnatürlichere Variante als eine Standard-L-Thyroxintherapie und sollten nur dann in Betracht gezogen werden, wenn eine herkömmliche Therapie nicht anschlägt.

Andere Ursachen der Schilddrüsenunterfunktion

Dass die Schilddrüse zu wenig Hormone produziert, ist nicht immer auf Hashimoto-Thyreoiditis zurückzuführen. Nach einer Schilddrüsenoperation oder nach einer Bestrahlung der Schilddrüse kann das ebenfalls vorkommen. In der Regel handelt es sich um eine interne Bestrahlung des Organs durch eine sogenannte Radiojodtherapie, bei der radioaktives Jod schilddrüsenhormonproduzierendes Gewebe zerstört. Sie wird angewendet, um eine Schilddrüsenüberfunktion zu behandeln, hat aber oft zur Folge, dass danach zu wenig funktionierendes Schilddrüsengewebe übrigbleibt und es zur Unterfunktion kommt.

Weitere mögliche Ursachen für zu wenig Schilddrüsenhormone sind eine angeborene Schilddrüsenunterfunktion oder in seltenen Fällen ein ausgeprägter Jodmangel, der zu einer leichten Schilddrüsenunterfunktion mit Kropf und Schilddrüsenknoten führt. In diesen Fällen sollte einerseits eine Schilddrüsenhormontherapie durchgeführt und gleichzeitig die Dosierung an Hand der Laborwerte und des körperlichen Befindens regelmäßig von ärztlicher Seite überprüft werden. Im Falle eines Jodmangel-Kropfes empfiehlt sich eine Schilddrüsenhormongabe kombiniert mit Jod.

Vorsicht, Nebenschilddrüsen

Nach einer Schilddrüsenoperation muss stets kontrolliert werden, ob die Nebenschilddrüsen noch gut funktionieren, ob genügend des Nebenschilddrüsenhormons Parathormon gebildet wird und ob ausreichend Calcium im Körper vorhanden ist. Ein Mangel an Calcium führt zu Nervenleitungsstörungen, Kribbeln an Händen und im Gesicht, besonders im Bereich des Mundes, sowie zu Muskelkrämpfen. Bei Patientinnen und Patienten, bei denen solche Symptome nach einer Schilddüsenope-

21

ration auftreten, sollte auf jeden Fall ein möglicher Nebenschilddrüsenhormonmangel ausgeschlossen werden.

Kurz zusammengefasst

Die Schilddrüsenunterfunktion ist eine der häufigsten Hormonstörungen überhaupt. Die weitaus häufigste Ursache dafür ist eine Hashimoto-Thyreoiditis. Dabei handelt es sich um eine Autoimmunerkrankung, bei der sich das Immunsystem gegen die eigenen Schilddrüsenzellen richtet. Mögliche Symptome sind: Müdigkeit, Abgeschlagenheit, Trägheit, Gewichtszunahme, Haarausfall, brüchige Fingernägel, Störungen des Zyklus bei Frauen. Im Ultraschall zeigt sich ein typisches Bild, nämlich eine inhomogene, dunkle Schilddrüse mit vermehrter Durchblutung.

Diese Art der Schilddrüsenstörung ist chronisch: In der Regel besteht die Unterfunktion dauerhaft. Die fehlenden Hormone sollten daher lebenslang ersetzt werden. Die meisten Betroffenen erhalten eine Standardtherapie mit synthetischem T4 in Tablettenform. In regelmäßigen Abständen werden die Blutwerte kontrolliert, da verschiedene Einflüsse wie eine Umstellung der Ernährungsgewohnheiten, hormonelle Änderungen, Gewichtszunahme oder -abnahme, Infekte und einiges mehr den Bedarf verändern können.

Schilddrüsenüberfunktion

Inhaltsverzeichnis

Ursachen: Entzündungen und Knoten – 134
Morbus Basedow – 134
Ein heißer Schilddrüsenknoten oder eine
Schilddrüsenautonomie – 134
Eine zerstörende Entzündung der Schilddrüse – 135
Eine Hashimoto-Thyreoiditis – 135
Ein TSHom – 135
Falsche Dosis – 135

Morbus Basedow – 135
Typisch: hervortretende Augen – 136
Diagnose – 136
Therapie – 138

© Springer-Verlag GmbH Deutschland, ein Teil von Springer Nature 2020
H. J. Schneider et al., *Hormone – ihr Einfluss auf mein Leben*,
https://doi.org/10.1007/978-3-662-58978-6_22

22

▶ **Der Mann, der zu viel Wurst aß**

In unserer Praxis stellte sich ein Mann vor, der über Herzrasen, zittrige Händen, vermehrtes Schwitzen, Unruhe und Gewichtsverlust klagte. Die Laborwerte bestätigten den Verdacht: Schilddrüsenüberfunktion. Doch die weiteren Befunde zeigten keine der typischen Auffälligkeiten: im Ultraschall keine Zeichen für eine Schilddrüsenentzündung oder Schilddrüsenknoten, keine Antikörper im Blut, die für einen Morbus Basedow, eine Hashimoto-Thyreoiditis oder eine sonstige Entzündung der Schilddrüse gesprochen hätten. Auch Nachfragen, ob er vielleicht aus Versehen Schilddrüsenhormone eingenommen hatte, ergaben: nichts. Auch die Ernährungsgewohnheiten erschienen normal, zumindest auf den ersten Blick. Der Mann erzählte, dass er gerne und regelmäßig Wurst esse und dass er diese immer beim gleichen Metzger kaufte. Weil das der einzige Hinweis war, bat ein Kollege den Patienten, ein Stück Wurst mitzubringen. Die Untersuchung der Probe an der Universitätsklinik München ergab: Die Wurst enthielt massenhaft Schilddrüsenhormone. Also lautete der Auftrag an den Patienten: Diese Wurstsorte bitte nicht mehr essen! Sechs Wochen später waren die Symptome nicht mehr da, die Schilddrüsenwerte vollkommen normal, die Schilddrüsenüberfunktion weg. Bis heute geht es dem Patient bestens. Die Vermutung: Der Metzger hatte bei der Herstellung der Wurst versehentlich Schweineschilddrüse mitverarbeitet. ◀

Genauso wie die Schilddrüse zu wenig Hormone produzieren kann, gibt es auch Fälle, in denen sie zu viele bildet. Dann spricht man von Hyperthyreose, abgeleitet vom griechischen Wort „hyper": „über". Der Körper reagiert mit einer ganzen Palette von Symptomen auf diesen Hormonüberschuss: Unruhe, Gewichtsabnahme, Zyklusstörungen bei der Frau, Abgeschlagenheit, Schwitzen, Zittern, Konzentrationsstörungen, Haarausfall.

Ursachen: Entzündungen und Knoten

Warum aber macht die Schilddrüse mehr als sie soll? Die Ursachen sind wie immer vielfältig und unterschiedlich. Mal sind sie die Folge einer Krankheit, mal eine ungewünschte Nebenwirkung, mal ein Fehlverhalten der Patientin oder des Patienten, manchmal aber auch eine fehlgeleitete Reaktion unseres eigenen Körpers.

Morbus Basedow

Diese Erkrankung ist bei jüngeren Menschen die häufigste Ursache der Schilddrüsenüberfunktion. Es handelt sich um eine Autoimmunerkrankung, bei der Antikörper gegen die TSH-Rezeptoren gebildet werden. Diese TRAK (TSH-Rezeptor-Antikörper) genannten Antikörper aktivieren die Rezeptoren und führen damit zu einer Mehrproduktion von Schilddrüsenhormonen. Auf der nächsten Seite erfahren Sie noch mehr zu Morbus Basedow.

Ein heißer Schilddrüsenknoten oder eine Schilddrüsenautonomie

Schilddrüsenknoten sind kleine, zum ganz überwiegenden Teil gutartige Geschwüre, die bei älteren Menschen die häufigste Ursache einer Schilddrüsenüberfunktion darstellen. Als „heißer Knoten" werden sie dann bezeichnet, wenn sie selbst Schilddrüsenhormone produzieren. Im Gegensatz dazu bilden kalte Knoteneine Schilddrüsenhormone. Anders als gesunde Schilddrüsenzellen reagieren die Zellen in einem Heißen Knoten nicht mehr auf TSH und produzieren munter immer weiter Schilddrüsenhormone, obwohl die Hypophyse kaum mehr TSH bildet. In der Medizinersprache heißt das, der Knoten ist autonom geworden.

Manchmal „hören" sogar alle Zellen der Schilddrüse nicht mehr auf die Hypophyse und führen ein Eigenleben. Dann spricht man von einer disseminierten Autonomie. Ursache ist fast immer der Jodmangel, der in Deutschland bis Anfang der 2000er-Jahre immer noch herrschte.

Eine zerstörende Entzündung der Schilddrüse

Es gibt Entzündungen der Schilddrüse, die Schilddrüsengewebe vorübergehend zerstören. Hierzu gehört die ebenfalls zu den Autoimmunerkrankungen gehörende sogenannte subakute Thyreoiditis de Quervain ebenso wie bakteriell bedingte Entzündungen der Schilddrüse. Dabei werden aber nicht vermehrt Schilddrüsenhormone produziert, sondern die Schilddrüsenspeicher entleert. Es findet also eine vorübergehende Überfunktion statt. Sie ist jedoch dadurch begrenzt, dass der Vorrat irgendwann einfach leer ist. Die Erkrankung dauert in der Regel einige Wochen bis Monate, danach kann sich das Schilddrüsengewebe wieder regenerieren. Man erkennt diese Entzündungsformen daran, dass sie mit Schmerzen im vorderen Halsbereich und manchmal auch mit erhöhter Körpertemperatur einhergehen. Zur Behandlung werden entzündungshemmende Medikamenten wie Ibuprofen, Metamizol oder Kortisonpräparaten eingesetzt.

Eine Hashimoto-Thyreoiditis

Im vorausgehenden Kapitel haben wir diese Autoimmunerkrankung bereits ausführlich erklärt. Diese Entzündung der Schilddrüse ist eine der häufigsten Ursache einer Schilddrüsenunterfunktion. Eigentlich also dafür also, dass zu wenige und nicht zu viele Schilddrüsenhormone vorhanden sind. Aber! Manchmal – selten und dann auch zumeist nur vorübergehend – kommt es vor, dass die Schilddrüse bei einer Hashimoto-Thyreoiditis anfangs zu viele Schilddrüsenhormone freisetzt. Danach jedoch schlägt die Überfunktion oft in eine Unterfunktion um oder normalisiert sich wieder.

Ein TSHom

Hinter diesem komischen Zwitterwort verbirgt sich ein gutartiger Tumor der Hirnanhangsdrüse, der zu viel TSH produziert. Dieser Form der Hyperthyreose ist äußerst selten. Man erkennt sie daran, dass im Blut die Schilddrüsenwerte T4 und T3 erhöht sind und im Gegensatz zu anderen Hyperthyreoseformen die TSH-Werte steigen statt fallen.

Falsche Dosis

Viele Menschen nehmen Schilddrüsenhormone zur Behandlung einer Schilddrüsenunterfunktion ein. Wenn diese zu hoch dosiert sind, können alle Symptome einer Überfunktion auftreten. Aus diesem Grund muss die Dosis bei einer Therapie mit Schilddrüsenhormonen regelmäßig hinsichtlich Symptomen und Laborwerten überwacht werden. Manchmal nehmen Menschen auch Schilddrüsenhormone ein, ohne dies zu wissen. Der Fall, den wir zu Beginn des Kapitels schildern, zeigt das eindrucksvoll.

Morbus Basedow

Morbus Basedow ist eine Autoimmunerkrankung, also eine fehlgeleitete Abwehrreaktion des Körpers, bei der vermehrt Antikörper gegen bestimmte Zellen in der Schilddrüse gebildet werden. Ein typischer Antikörper, der im Falle einer solchen Krankheit in den Immunzellen entsteht, ist der TSH-Rezeptor-Antikörper. Er dockt, wie der Name schon verrät, an den TSH-Rezeptor an und stimuliert dadurch die Freisetzung von Schilddrüsenhormonen. Eine Schilddrüsenüberfunktion ist die Folge.

Typisch: hervortretende Augen

Im Idealfall binden sich Antikörper nach dem Schlüssel-Schloss-Prinzip nur an einen einzigen Rezeptor. Oft passen sie aber eben nicht nur in ein einziges Schloss, sondern können auch an anderen Gewebestrukturen festmachen. Da ist der Fall bei TSH-Rezeptor-Antikörpern: Sie heften eben nicht nur an den TSH-Rezeptor, sondern auch an das Fett und Muskelgewebe hinter den Augen. Und so entsteht das typische Bild einer Morbus Basedow-Erkrankung: hervortretende Augen, eingeschränkter Lidschluss, Entzündung der Bindehaut. Manchmal sehen Betroffene auch Doppelbilder. Endokrine Orbitopathie lautet die medizinische Bezeichnung für diese in Mitleidenschaft gezogenen Augen.

Die Augenveränderungen sind ein deutlicher Hinweis auf Morbus Basedow. Außerdem leiden Betroffene an den üblichen für eine Schilddrüsenüberfunktion typischen Beschwerden: Unruhe, Gewichtsverlust, Abgeschlagenheit, vermehrtes Schwitzen, Zittern, Konzentrationsstörungen, Haarausfall und bei Frauen auch Zyklusstörungen.

Rauchen kann übrigens diese Auswirkung auf die Augen verschlechtern. Also: Nikotin am besten sofort verbannen!

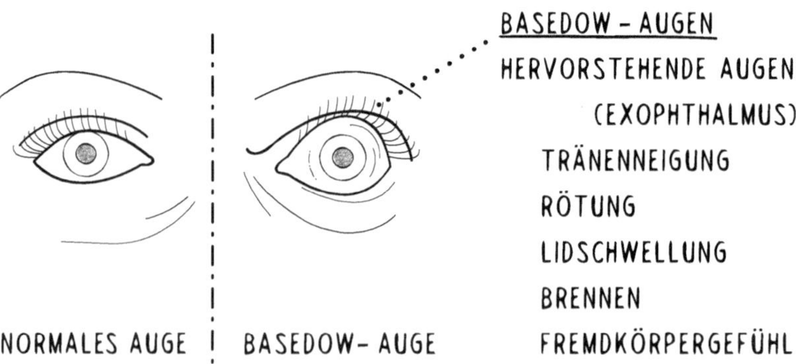

Morbus Basedow tritt oft ohne bestimmte Auslöser oder Vorankündigungen auf. Infekte und Hormonveränderungen wie zum Beispiel eine Schwangerschaft können zwar begünstigend wirken, der Grund dafür aber sind sie nicht.

Diagnose

Die Informationen, ob eine Schilddrüsenüberfunktion vorliegt und wenn ja, welche, finden sich im Blut. Bei einer Schilddrüsenüberfunktion ist das TSH erniedrigt, weil die Hirnanhangsdrüse die TSH-Produktion drosselt, um der Überfunktion entgegenzuwirken. Bei einer leichten Überfunktion sind die freien Schilddrüsenhormone T3 und T4 noch normal, bei einer stärkeren Überfunktion aber erhöht. Nur bei einer Ausnahme, nämlich dem TSHom verhält es sich anders. Hier produziert die Hypophyse zu viel TSH, daher sind hier TSH, T4 und T3 erhöht.

Die Schilddrüsenantikörper geben weitere Hinweise. Erhöhte TRAK (TSH-Rezeptor-Antikörper) sprechen für Morbus Basedow. Andere Antikörper wie TPO- der Thyreoglobulin-Antikörper können sowohl bei Basedow als auch bei Hashimoto-Thyreoiditis auftreten. Außerdem ist ein Ultraschall der Schilddrüsen (Sonographie) sinnvoll, um zu sehen, ob Zeichen für eine Entzündung oder für Knoten vorliegen. Auf die Sonographie folgt oft noch ein weiteres Verfahren, eine Szintigraphie. Damit lässt sich unterscheiden, ob ein Knoten zu viele oder zu wenige Schilddrüsenhormone produziert.

DER HORMON-REGELKREIS BEI SCHILDDRÜSENÜBERFUNKTION

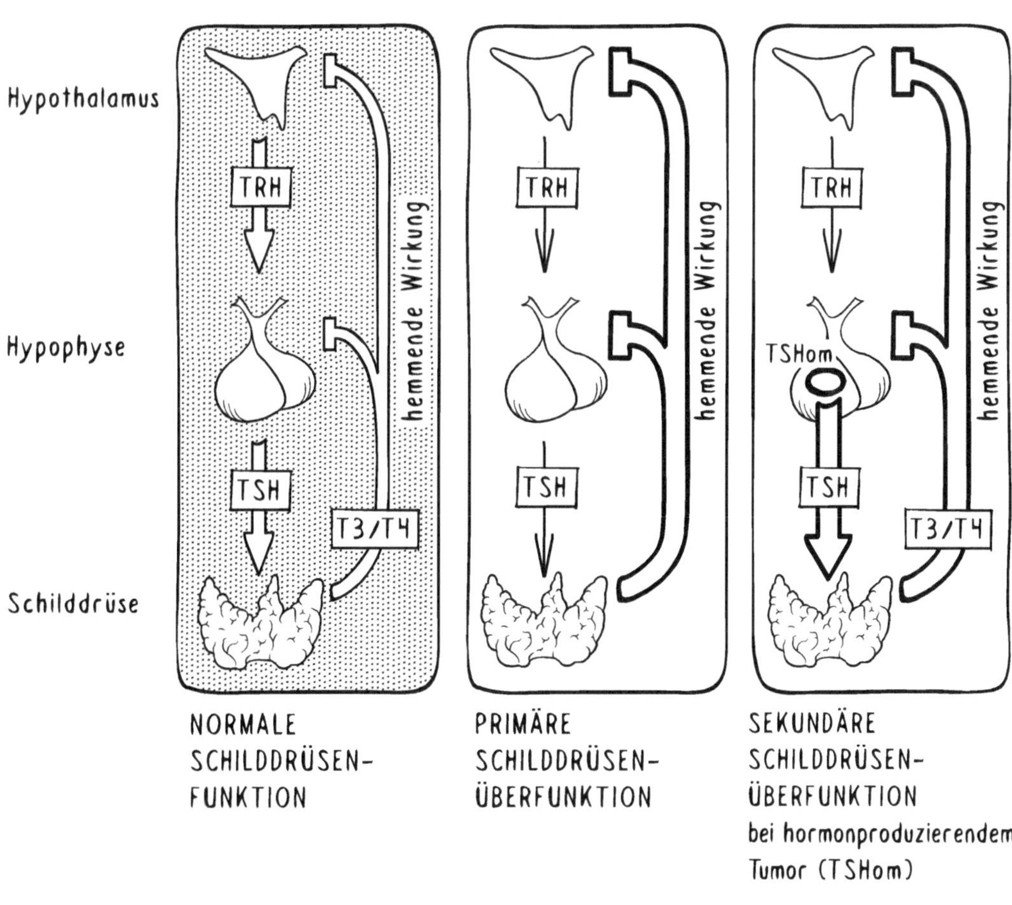

22

Therapie

Morbus Basedow wird in der Regel mit Medikamenten behandelt, die die Schilddrüsenfunktion hemmen. Sollte die Überfunktion nach ein bis eineinhalb Jahren immer noch bestehen, greift oft nur eine endgültige Therapie. Hauptsächlich stehen zwei Optionen zur Verfügung: Operation oder radioaktives Jod. Bei einer Operation wird das Organ per Hand entfernt. Bei einer Radiojod-Therapie wird das kranke Schilddrüsengewebe gezielt zerstört. Dabei wird radioaktives Jod in der Schilddrüse aufgenommen und überschüssiges Schilddrüsengewebe vernichtet. Die Strahlung ist nur über wenige Millimeter wirksam und daher sehr lokal, eine Gefahr für die übrigen Organe besteht deshalb nicht. Bei heißen Knoten kommt diese Therapie ebenfalls zum Einsatz, operiert wird in solchen Fällen nur, wenn Unklarheit darüber besteht, ob die Knoten bösartig sind oder nicht.

Eine gute Nachricht zum Schluss: Morbus Basedow ist häufig selbst eindämmend, das heißt, er heilt sich selbst. Gar nicht so selten normalisiert sich die Schilddrüsenfunktion nach einer Therapiedauer von ein bis eineinhalb Jahren ganz von allein.

Störungen der Nebenschilddrüsen

Inhaltsverzeichnis

Parathormonmangel – 140
Zu wenig Calcium – 140

Zu viel Parathormon – 140
Primär und sekundär – 141

Behandlung – beobachten oder beheben? – 141

© Springer-Verlag GmbH Deutschland, ein Teil von Springer Nature 2020
H. J. Schneider et al., *Hormone – ihr Einfluss auf mein Leben*,
https://doi.org/10.1007/978-3-662-58978-6_23

23

Kaum einer kennt sie, schließlich sind sie auch enorm klein, nur wenige Millimeter groß. Aber die Größe sagt ja bekanntlich nichts aus über die Wichtigkeit. Das gilt auch für Organe wie die Nebenschilddrüsen. Wie der Name schon sagt, liegen sie sehr nah an der Schilddrüse, je eine Nebenschilddrüse direkt hinter dem oberen und dem unteren Schilddrüsenlappen. Insgesamt gibt es also vier dieser kleinen Organe, die eine wichtige Rolle für unsere Knochengesundheit spielen. Sie bilden das Parathormon und steuern damit wesentlich unseren Calcium- und Phosphatstoffwechsel. Der Name Parathormon leitet sich übrigens von dem lateinischen Namen für die Nebenschilddrüse „Glandulae parathyroideae" ab.

Parathormonmangel

Die häufigste Ursache für einen Mangel an Parathormon (die medizinische Bezeichnung lauet: Hypoparathyreoidismus) ist eine vorausgegangene Schilddrüsenoperation. Die Nebenschilddrüsen sind so klein und liegen so nah an der Schilddrüse, dass es leider häufig zu Verletzungen kommt, wenn eine Schilddrüse in einer Operation entfernt werden muss. Nur erfahrene Chirurginnen und Chirurgen können das Organ entfernen, ohne die Nebenschilddrüsen zu verletzen. Noch dazu sind diese extrem empfindlich. Sie stellen ihre Funktion schon bei leichter Berührung durch das chirurgische Skalpell ein. Glücklicherweise tun sie das oft nur vorübergehend und erholen sich wieder. Operateurinnen und Operateure versuchen einer Verletzung manchmal vorzubeugen, indem sie während einer Schilddrüsenoperation zuerst die Nebenschilddrüse vorsichtig freilegen und diese anschließend anderswo, etwa in der Halsmuskulatur oder im Oberarm, einsetzen, damit sie sich dort wieder in Ruhe erholen kann. Das klingt zwar komisch, funktioniert aber bestens, denn die Nebenschilddrüsen sind nicht an ihren Standort in der Nähe der Schilddrüse gebunden. Sie tun

ihre Arbeit auch an einer anderen Stelle und können dort auch dauerhaft bleiben.

Selten, aber dennoch möglich ist auch, dass ein Mangel an Parathormon auf eine Autoimmunerkrankung der Nebenschilddrüsen, auf eine Bestrahlung im Halsbereich, auf eine genetisch bedingte Störung oder auf einen Magnesiummangel zurückzuführen ist.

Zu wenig Calcium

Einen Hypoparathyreoidismus erkennt man typischerweise daran, dass der Spiegel an Parathormon erniedrigt ist, der Spiegel an Calcium ebenfalls, die Phosphatwerte dagegen normal oder etwas erhöht sind. Besonders einen Calciummangel spürt man deutlich. Die Muskeln sind schnell erregbar, man fühlt ein Kribbeln in den Händen und um den Mund herum. In extremen Fällen verkrampfen sich die Hände in der sogenannten Pfötchenstellung, das heißt: Die Finger ziehen sich zusammen, das Handgelenk klappt nach unten, die Handstellung ähnelt denen von Pfoten.

Ist ein Parathormonmangel dauerhaft und sehr stark ausgeprägt, kann das auch Folgen für die Psyche haben. Bekannt sind psychiatrische Veränderungen mit psychotischen Symptomen, Depressionen oder sogar Demenz. Diese schwerwiegenden Folgen lassen sich allerdings vermeiden, denn Hypoparathyreoidismus kann durch die Gabe von Calcitriol, also aktivem Vitamin D, behandelt werden. So wird der Calciummangel ausgeglichen und die Symptome verschwinden. Alternativ gibt es ein zugelassenes Parathormon-Analog-Medikament, das bei besonders schweren Fällen beziehungsweise für eine gewisse Zeit, bis sich der Hormonhaushalt wieder normalisiert hat, eingesetzt werden kann.

Zu viel Parathormon

Wo zu wenig möglich ist, ist auch zu viel möglich. Das gilt auch für Parathormon. Die Ursachen sind allerdings andere. Die erste Möglichkeit: Zu viel Parathormon im Blut als Folge eines Vitamin-D-Mangels oder einer schweren Niereninsuffizienz, die ihrerseits zu einem Calciummangel führt. Um diesem Mangel an Calcium entgegenzuwirken, produziert die Nebenschilddrüse vermehrt Parathormon. Diese Überproduktion liegt also nicht an einer defekten Nebenschilddrüse. Das Organ ist im Gegenteil voll funktionstüchtig und passt sich nur an die Bedingungen an. Man spricht deshalb auch von sekundärem Hyperparathyreodismus. Er lässt sich durch die Einnahme von Vitamin D leicht beheben.

Primär und sekundär

Die zweite Möglichkeit ist ein sogenannter primärer Hyperparathyreoidismus. Das heißt, das Problem liegt diesmal direkt in der Nebenschilddrüse. Diese Art des Parathormonüberschusses lässt sich leider nicht so einfach behandeln wie ein sekundärer Hyperparathyreodismus.

Die Nebenschilddrüse produziert in diesem Fall unabhängig vom Calciumspiegel zu viel Parathormon, das heißt sie arbeitet autonom. Wegen der Mehrleistung, die sie dauerhaft zu bewältigen hat, ist sie meist auch vergrößert. Im Gegensatz zum sekundären Hyperparathyreoidismus bleibt der primäre Hyperparathyreoidismus für den Patienten oft unbemerkt – zumindest anfangs. Langfristig jedoch verursacht er Schmerzen und andere unangenehme Folgeerscheinungen. Durch die vermehrte Calciumausscheidung können schmerzhafte Nierensteine entstehen. Zu viel Parathormon führt außerdem dazu, dass verstärkt Knochenmasse abgebaut wird, so steigt die Gefahr von Osteoporose. Auch Magen-Darm-Beschwerden wie Appetitlosigkeit, Übelkeit und Magengeschwüre sowie unspezifische Symptome wie Abgeschlagenheit, Muskelschmerzen oder Bluthochdruck können auftreten. Auch die Psyche leidet, möglicherweise entwickeln sich depressive Verstimmungen. Im Medi-

zinstudium lernen Studierende diese Folgen von Hyperparathyreoidismus unter „Stein-, Bein- und Magenpein" kennen. Lesen Sie dazu auch das ▶ Kap. 6 über die Nebenschilddrüsen im ersten Teil des Buches.

Behandlung – beobachten oder beheben?

Durchschnittlich leiden eine bis sieben von 1.000 Personen an einem primären Hyperparathyreoidismus, mit steigendem Alter nimmt die Häufigkeit zu. Wie behandelt wird, richtet sich nach den Beschwerden und nach dem Alter. Weil man weiß, dass diese Art von Parathormonüberfluss in der Regel nur langsam fortschreitet, ist es bei älteren Patientinnen und Patienten meist sinnvoll, den Befund zunächst nur zu kontrollieren. Erst wenn Beschwerden auftreten, ist eine Therapie nötig. In jüngeren Jahren sollte er möglichst immer behandelt werden. Vor allem dann, wenn bereits Folgen erkennbar sind, wie etwa eine Beeinträchtigung der Knochendichte. Bei manchen Menschen können in seltenen Fällen auch genetische Mutationen einen primären Hyperparathyreoidismus verursachen. Diese sind dann zumeist im Rahmen einer sogenannten Multiplen Endokrinen Neoplasie auch mit Tumoren in anderen Organen, etwa der Schilddrüse, den Nebennieren oder der Hypophyse und der Bauchspeicheldrüse vergesellschaftet.

Ist eine Nebenschilddrüse vergrößert, wird sie meist chirurgisch entfernt. Bei genetischen Ursachen sind möglicherweise aber nicht nur eine, sondern mehrere Nebenschilddrüsen erkrankt. Dann kommen zwei Behandlungsmöglichkeiten in Frage. Entweder mehrere betroffene Nebenschilddrüsen werden zumindest teilweise entfernt oder die Patientinnen und Patienten bekommen Medikamente, die die Funktion der Nebenschilddrüse hemmen.

Medikamente, die den Parathormon- und Calciumspiegel senken, werden vor allem dann eingesetzt, wenn aus irgendwelchen Gründen eine Operation nicht möglich ist, die Betroffenen aber dennoch Beschwerden haben. Das gilt zum Beispiel bei alten oder sehr kranken Menschen, bei denen eine Operation nicht in Frage kommt. Für solche Fälle zugelassen ist das Medikament Cinacalcet. Es ist allerdings nicht ganz einfach in der Handhabe. Erstens muss es mehrmals täglich eingenommen werden, zweitens muss der Calciumspiegel dabei engmaschig überwacht werden, um schwere Calciummängel – eine mögliche Nebenwirkung – zu vermeiden. Andere Substanzen wie zum Beispiel Bisphosphonate senken ebenfalls den Calciumspiegel im Blut. Egal bei welcher Art der Medikation, auf jeden Fall sollten Patient und Arzt die Therapie sorgfältig abwägen.

Um die Behandlung zu unterstützen, ist eine entsprechende Ernährung unbedingt empfehlenswert, solange das Problem nicht durch eine Operation behoben werden kann: calciumarme Nahrungsmittel und ausreichend Flüssigkeit, damit die Nieren gut durchgespült werden. Dazu eine niedrig dosierte Therapie mit Vitamin D, um den Parathormonspiegel zu senken. Aber Vorsicht bei Vitamin D: Ist die Dosierung zu hoch, lässt das den Calciumspiegel wieder steigen.

Vorsicht auch bei Medikamenten: Manche Präparate, zum Beispiel entwässernde Tabletten aus der Kategorie der Thiaziddiuretika, erhöhen die Calciumrückresorbtion in der Niere und steigern den Calciumspiegel. Andere entwässernde Tabletten – solche aus der Gruppe der Schleifendiuretika – haben dagegen sogar einen positiven Effekt, da sie die Ausscheidung von Calcium aus der Niere steigern.

PCO-Syndrom und Co.: zu viel Testosteron bei der Frau

Inhaltsverzeichnis

PCO – zu viel Mann in der Frau – 144
Die Rotterdam-Kriterien – 144
Die Nebenkriterien – 144

Behandlung des PCO-Syndroms: Der Kinderwunsch entscheidet – 144

Weitere Ursachen von zu viel Testosteron bei der Frau – 145

© Springer-Verlag GmbH Deutschland, ein Teil von Springer Nature 2020
H. J. Schneider et al., *Hormone – ihr Einfluss auf mein Leben*,
https://doi.org/10.1007/978-3-662-58978-6_24

Testosteron und Östrogen werden zwar als weibliches und männliches Geschlechtshormon bezeichnet, was aber nicht heißt, dass Männer nur Testosteron und Frauen nur Östrogene produzieren. Denn Männer bilden auch weibliche Hormone und Frauen männliche. Nur eben in jeweils geringerer Konzentration als das andere Geschlecht. In diesem Kapitel soll es darum gehen, was passiert, wenn Frauen zu viel männliche Hormone haben. Das kommt nämlich gar nicht mal so selten vor.

PCO – zu viel Mann in der Frau

Polyzystische Ovarien, kurz PCO, sind meist die Schuldigen, wenn Frauen einen Damenbart oder Pickel entwickeln, wenn die Periode ausbleibt, oder wenn die Behaarung am Körper zu- und die Haarfülle am Kopf aber abnimmt. Das PCO-Syndrom ist die häufigste Hormonstörung bei Frauen im gebärfähigen Alter.

Die Rotterdam-Kriterien

Eine Reihe typischer Merkmale kennzeichnen das Erscheinungsbild eines PCO-Syndroms. Diese Kennzeichen werden in den sogenannten Rotterdam-Kriterien zusammengefasst:
- Zu viele männliche Hormone im Blut oder Symptome von zu vielen männlichen Hormone wie Mehrbehaarung (im Gesicht, manchmal auch an der Brust, den Armen und Beinen, am Bauch und Schambereich) oder Akne
- Eine zu selten auftretende Periode (eine sogenannte Oligomenorrhoe)
- Im Ultraschall nachgewiesene Polyzystische Ovarien. An den Eierstöcken sind dann kleine Bläschen zu sehen, die typischerweise ringförmig an den Eierstöcken angeordnet sind und zu einer Vergrößerung der Eierstöcke führen.

Treffen zwei von drei Kriterien zu und sind anderen Ursachen (zum Beispiel ein Cushing-Syndrom oder sonstige Erkrankungen, die zu einer vermehrten Produktion männlicher Hormone führen) ausgeschlossen, spricht man von einem PCO-Syndrom.

Die Nebenkriterien

Außer diesen Merkmalen gibt es zwei weitere Kriterien, die typischerweise beim PCO Syndrom vorliegen.

Eine Insulinresistenz: Sie spielt als Auslöser eines PCO-Syndroms eine wichtige Rolle. Frauen mit einem PCO-Syndrom brauchen meist mehr Insulin als gesunde Frauen, um ihren Blutzuckerspiegel normal zu halten. Übergewicht ist daher oft mit dem PCO-Syndrom kombiniert. Aber auch bei schlanken Frauen kann bei einer entsprechenden genetischen Veranlagung eine Insulinresistenz vorliegen.

Ein erhöhter LH-FSH-Quotient: Das bedeutet, dass das Verhältnis von Gonadotropin Luteinisierendem Hormon (LH) und Gonadotropin follikelstimulierendem Hormon (FSH) aus dem Gleichgewicht gekommen ist. Im Blut lässt sich dann ein LH-Spiegel messen, der mindestens doppelt so hoch ist wie der FSH-Spiegel. Auch hier kommt wieder die Insulinresistenz und erhöhte Insulinspiegel ins Spiel. Denn Insulin stimuliert vor allem die Bildung von LH, was wiederum das Verhältnis von LH zu FSH erhöht und die Testosteronüberproduktion anregt.

Daneben gibt es Frauen, die ein PCO-Syndrom haben, obwohl keine Insulinresistenz nachgewiesen werden kann.

Behandlung des PCO-Syndroms: Der Kinderwunsch entscheidet

Das Grundproblem des PCO-Syndroms liegt also fast immer im Energiestoffwechsel. Die Basistherapie besteht daher als allererstes aus Bewegung und einer Optimierung der Ernährung, meistens ergänzt durch Medikamente. Die Entscheidung, wie ein PCO-

Syndrom im Einzelfall weiter behandelt wird, liegt vor allem an einer Frage: Wünscht sich die Frau ein Baby oder nicht?

Option 1: die Antibabypille. Sie wird verordnet, wenn es darum geht, die Beschwerden zu lindern und einen unregelmäßigen Zyklus zu stabilisieren. Aber eben nur, wenn die Frau keinen akuten Kinderwunsch hat. Manche Pillen wirken besonders stark gegen männliche Hormone. Sie werden deswegen auch antiandrogene Pillen genannt. Der Zyklus wird durch die Einnahme wieder regelmäßig und die Symptome wie Mehrbehaarung, Haarausfall und Akne verbessern sich meist deutlich.

Wenn die Frau jedoch schwanger werden möchte, scheidet die Pille als Option aus. Dann werden nicht vorrangig die Symptome, sondern die Ursachen des PCO-Syndroms behandelt.

Option 2: Das Diabetes-Medikament Metformin. Es ist ein Mittel, das an der Insulinresistenz und damit an der Ursache ansetzt. Zwar ist Metformin nicht zur Behandlung des PCO-Syndroms zugelassen, viele Studien haben aber gezeigt, dass die Behandlung anschlägt, der Zyklus wieder regelmäßig wird und Frauen auch während der Behandlung schwanger werden können. Die Problematik von zu vielen männlichen Hormone und den damit verbundenen Beschwerden bessert sich häufig auch, allerdings ist der Effekt nicht so deutlich wie bei der Einnahme der Pille: So nimmt die zu starke Behaarung zwar oft ab, verschwindet aber nicht ganz.

Option 3: Andere Präparate, die die männlichen Hormone senken. Hierzu gehören zum Beispiel Medikamente wie Flutamid und Spironolacton. Auch diese Medikamente haben wie Metformin nur eine Zulassung für andere Erkrankungen, nicht jedoch für das PCO-Syndrom. Im Einzelfall können sie dennoch erwogen werden. Wie sie genau wirken und inwiefern sie die Symptome verbessern können, sollten die Betroffen mit dem ihrem Arzt oder ihrer Ärztin besprechen.

Zusatzoptionen: Wenn Frauen unter einem Damenbart leiden, dieser aber mit den oben genannten Medikamenten nicht gut in den Griff zu bekommen ist, hilft eine Creme mit dem Wirkstoff Eflornithin.

Bei leichteren Fällen des PCO-Syndroms und einer Insulinresistenz kann eine sanfte Heilmethode mit dem Nahrungsergänzungsmittel Myo-Inositol Verbesserung bringen.

Weitere Ursachen von zu viel Testosteron bei der Frau

Auch wenn das PCO-Syndrom die häufigste Ursache dafür ist, dass eine Frau zu viele männliche Hormone bildet, gibt es doch auch noch andere mögliche Gründe. Einer davon sind Vorläuferhormone von Testosteron, die in der Nebenniere entstehen. Der Grund ist meist ein angeborener genetischer Fehler, der dazu führt, dass die Enzyme in der Nebenniere nicht gut funktionieren.

In Normalfall ist der Ablauf wie folgt: Aus dem Cholesteringrundgerüst kann der Körper eine Vielzahl von Hormonen und Hormonvorstufen bilden, wie zum Beispiel Cortisol, Aldosteron und Testosteron. Dabei wird Cholesterin in mehrere Zwischenstufen umgewandelt. Für diesen Prozess sind Enzyme zuständig. Sie sind kleine Maschinen in der Nebenniere, die genau diese Umwandlungen vornehmen und die Entstehung der Hormone ermöglichen. Eines dieser Umwandlungsenzyme in der Nebenniere heißt 21-Hydroxylase. Es wandelt das Vorläuferhormon 17-Beta-Hydroxy-Progesteron (17-OHP) in Cortisol um.

Es gibt eine genetische Erkrankung, das Adrenogenitale Syndrom, bei der genau an diesem Punkt ein Fehler passiert und diese 21-Hydroxylase nicht mehr funktioniert. Die Folge ist zu viel 17-OHP und zu wenig Cortisol. Wenn aber nun die anderen Nebennierenenzyme noch normal arbeiten, die Umwandlung in Cortisol aber nicht mehr gut läuft, wird 17-OHP vermehrt in männliche

Hormone umgewandelt und die bekannten Vermännlichungserscheinungen tauchen auf. In einigen seltenen Fällen kommt es vor, dass auch andere Nebennierenenzyme betroffen sind, die ähnliche Folgen verursachen.

Um ein Adrenogenitales Syndrom nachzuweisen, werden Cortisol, 17-OHP und die Geschlechtshormone im Blut gemessen, ergänzend wird oft ein Nebennieren-Stimulationstest mit ACTH durchgeführt. Typischerweise steigt 17-OHP zu stark und Cortisol zu gering an. Das Adrenogenitale Syndrom kann durch die Gabe von Cortison-Präparaten behandelt werden. Sie unterdrücken die ACTH-Produktion in der Hypophyse und normalisieren die Bildung der männlichen Vorläuferhormone. Außerdem gleichen sie den Mangel an körpereigenem Cortisol aus.

Selten, aber möglich ist außerdem, dass ein Tumor in der Nebenniere oder in den Eierstöcken zu viele männliche Hormone produziert. Wenn alle anderen Tests kein eindeutiges Ergebnis erbracht haben und weder ein PCO-Syndrom noch ein Adrenogenitales Syndrom bestätigen konnten, wird in diese Richtung geforscht. Sollte tatsächlich ein solcher Tumor zu sehen sein, kann er meist operativ entfernt werden.

Geschlechtshormonmangel bei der Frau

Inhaltsverzeichnis

Hitzewallungen und Stimmungsschwankungen – 148

Ursachen eines Geschlechtshormonmangels – 148

Behandlung des Geschlechtshormonmangels – 149

© Springer-Verlag GmbH Deutschland, ein Teil von Springer Nature 2020
H. J. Schneider et al., *Hormone – ihr Einfluss auf mein Leben*,
https://doi.org/10.1007/978-3-662-58978-6_25

Wenn Frauen in die Wechseljahre kommen, befinden sie sich in einer Phase, in der ein Geschlechtshormonmangel völlig normal ist. Denn: Die zyklische Ausschüttung von weiblichen Geschlechtshormonen, also von Östrogenen und Progesteron, beginnt mit der Pubertät und endet mit den Wechseljahren. In den Kapiteln Pubertät und Wechseljahre haben wir diese beiden Lebensphasen und alles, was die Hormone in dieser Zeit machen, bereits etwas näher betrachtet. Die Wechseljahre sind also eine natürliche Form des Geschlechtshormonmangels. Ein Mangel, der sich wie immer deutlich bemerkbar macht. Die Medizin nennt es das Hormonentzugssyndrom. Frauen würden wahrscheinlich eher nur sagen: „Ahhh, die Hormone ...". Doch die Wechseljahre sind nur einer von vielen Gründen, warum Frauen zu wenig Geschlechtshormone bilden.

Hitzewallungen und Stimmungsschwankungen

Die typischen Symptome eines Geschlechtshormonmangels, ob nun in den Wechseljahren oder nicht, sind die gleichen und sie sind besten bekannt: Schwitzen und Hitzewallungen, Stimmungsschwankungen, Gelenkschmerzen und Schlafstörungen. Auch Probleme mit dem Flüssigkeitshaushalt können auftreten, sodass die Haut entweder austrocknet und manchmal ein wenig schrumpelig erscheint oder sich kleine Wassereinlagerungen (Ödeme) bilden. Schleimhauttrockenheit und Scheidentrockenheit sind weitere unangenehme Beschwerden, die unteranderem Schmerzen beim Geschlechtsverkehr verursachen können.

Was allerdings nicht jeder sofort weiß: Die Geschlechtshormone haben auch eine wichtige Wirkung auf den Erhalt der Knochendichte. Gibt es zu wenig, bauen sich die Knochen ab. Genau das ist der Grund, warum Frauen nach den Wechseljahren zu Osteoporose oder Osteopenie, einer Vorstufe

der Osteoporose, neigen. Ihre Knochen werden brüchiger und bei Stürzen oder anderer Krafteinwirkung halten die Knochen nicht mehr stand und brechen. Da ein frühzeitiger Mangel an Geschlechtshormonen einen frühzeitigen Knochenabbau bewirken kann, sollte das unbedingt medizinisch untersucht und abgeklärt werden.

Für eine normale Ausschüttung der weiblichen Geschlechtshormone ist ein regelmäßig auftretender Zyklus unbedingt notwendig. Kommt die Periode zu selten oder bleibt sie ganz aus, gibt das einen möglichen Hinweis darauf, dass mit den Geschlechtshormonen irgendetwas nicht ganz rund läuft. Aber wie so oft sind diese Hormone nur eine von mehreren Möglichkeiten, die die Beschwerden erklären können. In den vorausgegangenen Kapiteln haben wir gesehen, dass zum Beispiel auch zu viele männliche Hormone, zu viel Prolaktin oder ein Mangel an Schilddrüsenhormonen eine Rolle spielen können. Allerdings gilt im Umkehrschluss: Wenn der Zyklus einer Frau regelmäßig ist (etwa einmal pro Monat) und nicht überdurchschnittlich lang (länger als 25 Tage) dauert, ohne dass sie die Pille oder andere hormonelle Verhütungsmittel einnimmt, ist mit großer Wahrscheinlichkeit mit den Geschlechtshormonen alles in Ordnung.

Ursachen eines Geschlechtshormonmangels

Während die Wechseljahre den weiblichen Körper auf natürliche und nicht krankhafte Weise in eine Mangelsituation an Geschlechtshormonen versetzen, haben andere Ursachen einen nicht natürlichen Hintergrund. Beispiele dafür sind Stress, Untergewicht oder organische Probleme.

Der Körper braucht genügend Energie und Muße, um die Sexualfunktion aufrecht zu erhalten. Dazu muss er genügend Geschlechtshormone bilden und einen regelmäßigen Zyklus haben. Steigt aber der Stress oder nimmt das Gewicht stark ab, wird dem Körper signalisiert: Achtung Mangel! Energie sparen! Die Folge: Ressourcen werden geschont und weniger Geschlechtshormone gebildet.

Anders ist die Situation, wenn das Problem an den Organen selbst liegt, an den Eierstöcken, der Hirnanhangsdrüse oder dem Hypothalamus. Wenn die Funktion der Eierstöcke eingeschränkt ist, können sie nicht genügend Geschlechtshormone freisetzen. In diesem Fall gibt eine Blutuntersuchung Aufschluss. Weil die Hypophyse versucht, dem Fehlen der Geschlechtshormone entgegen zu wirken, sind die Hypophysenhormone Gonadotropine LH und FSH erhöht – und das lässt sich im Blut nachweisen.

Liegt die Ursache aber genau dort in der Hypophyse, zum Beispiel aufgrund einer Verletzung oder eines Tumors, sind die Gonadotropine nicht erhöht. Auch dann nicht, wenn die Störung noch ein Stück weiter oben im Hypothalamus sitzt. Oft ist diese Fehlfunktion des Hypothalamus eine Folge von Stress oder von Untergewicht, das seinerseits zu einem Geschlechtshormonmangels geführt hat. Nur ganz selten ist der Hypothalamus direkt verantwortlich. Denkbar ist das zum Beispiel nach einer Verletzung oder einer Einblutung.

Bei einer Störung in der Hypophyse oder im Hypothalamus reicht eine Blutabnahme nicht aus um zu erkennen, wo die Störung liegt. Ein Stimulationstest, der in der Regel von einer Endokrinologin oder einem Endokrinologen durchgeführt wird, macht es aber möglich, zwischen hypothalamischer und hypophysärer Ursache zu unterscheiden. Wenn bei einem solchen Test herauskommt, dass das Problem in der Hypophyse liegt, besteht die Gefahr, dass auch andere Hypophysenhormone betroffen sind. Aus diesem Grund ist es dann auf jeden Fall sinnvoll, auch die anderen dort entstehenden Hormone zu untersuchen.

Behandlung des Geschlechtshormonmangels

Das kommt wie immer ganz darauf an, wo die Ursachen liegen. In manchen Fällen hilft es, einfach abzuwarten und immer wieder zu kontrollieren, besonders dann, wenn der Mangel aller Voraussicht nach vorübergehend ist. Fehlen die Hormone aber bereits seit längerer Zeit, sollten sie ersetzt werden. Die betroffenen Frauen können zum Beispiel die Pille oder Präparate einnehmen, die andere Geschlechtshormone enthalten. Besteht ein Kinderwunsch und die Periode bleibt aus, helfen die Pille und andere Präparate mit Geschlechtshormonen nicht weiter. Dann geht es darum, andere Optionen zu suchen und im Einzelfall zu entscheiden, ob zum Beispiel etwa Präparate, die den Eisprung stimulieren, oder andere Formen der Kinderwunschbehandlung in Frage kommen.

Jede Form der Hormontherapie ist mit gewissen Risiken und Nebenwirkungen verbunden. So kann damit ein erhöhtes Risiko für Thrombose, Herz-Kreislauferkrankungen oder Brust- oder Unterleibskrebs einhergehen. Manche Hormonpräparate führen auch zu Gewichtsveränderungen oder Stimmungsschwankungen und können Depressionen begünstigen. Wie immer bei Nebenwirkungen liegt die Betonung auf „können", nicht müssen. Auch bei psychischen Problemen kann eine Hormonersatz-Therapie Verbesserung bringen. Ein Gespräch mit der Ärztin oder dem Arzt hilft, das Für und Wider abzuwägen und individuell zu entscheiden, welche Therapie zum Einsatz kommen soll. Dann lassen sich die Beschwerden oft erstaunlich gut verbessern.

Testosteronmangel beim Mann

Inhaltsverzeichnis

Hintergründe und Ursachen – 152
Die Gene als Ursache – 153
Die Hoden als Ursache – 153

Individuelle Therapie – 154
Mögliche Nebenwirkungen – 154

Behandlung bei Kinderwunsch – 154

Kurz zusammengefasst – 155

© Springer-Verlag GmbH Deutschland, ein Teil von Springer Nature 2020
H. J. Schneider et al., *Hormone – ihr Einfluss auf mein Leben*,
https://doi.org/10.1007/978-3-662-58978-6_26

Der Fall aus der eigenen Praxis

In unserer Praxis stellte sich ein Mann mittleren Alters vor. Er fühlte sich gestresst, abgeschlagen, hatte einige Kilogramm an Gewicht, vor allem am Bauch, zugenommen. Die Untersuchung zeigte Übergewicht, erhöhten Taillenumfang und zu hohen Körperfettanteil an. Eine Blutabnahme ergab einen grenzwertig hohen Nüchternblutzucker und einen leicht erniedrigten Testosteronspiegel. Der Mann gab an, durch berufliche und private Belastung ein hohes Stresslevel zu haben. Bewegung kam durch Zeitmangel zu kurz. Die Ernährung war ungesund, zu fett, zu süß, zu viel. Er war mittendrin in der Rushhour des Lebens.

Als Endokrinologe habe ich dem Patienten eine Veränderung seines Lebensstils verordnet: Stress reduzieren, weniger, vor allem aber gesünder essen, mehr Bewegung. Und entdeckte dabei, dass all das auch auf mich selbst zutraf. Also versuchte ich, alle meine eigenen Ratschläge umzusetzen, auch wenn das nicht einfach war.

Ich versuchte also, in der Praxis kleine Freiräume für Entspannung zu schaffen und manche Aufgaben zu delegieren. Ich baute mehr Bewegung in den Alltag ein, nahm immer die Treppe, machte Spaziergänge, wenn es auch manchmal nur kleine waren, zum Beispiel den Weg zur Arbeit zu Fuß zurücklegen und in der Mittagspause eine halbe Stunde gehen. Und ich nahm mir vor, mindestens eins bis zweimal in der Woche Sport zu machen. Ich achtete darauf, übermäßig viele Kohlenhydrate zu vermeiden und ließ mindestens fünfmal in der Woche eine Mahlzeit weg. Als Ergebnis zeigte die Waage bald ein paar Kilos weniger. Vor allem aber war die Energie wieder da und das empfundene Stresslevel deutlich geringer. Die Lebensqualität war zurück. Das spiegelte sich auch in den Testosteron- und Blutzuckerspiegeln wider. Sie normalisierten sich.

Testosteron steht für Männlichkeit pur. Dass Männer auch weibliche Geschlechtshormone bilden und sogar bilden müssen, um gesund zu sein, geht dabei oft unter. Dass es noch dazu Zeiten gibt, in dem ein Mangel an Testosteron bei Männern völlig normal ist, scheint gar unglaublich. Doch Stress, Übergewicht, Stoffwechselstörungen oder andere Erkrankungen können einen Testosteronmangel bewirken, der anfangs nicht behandelt werden muss, wohl aber ein Warnsignal sein kann. Im ▶ Kap. 20. „Männer im Wechsel?" gehen wir genauer darauf ein. Manchmal kann der Mangel aber auch durch eine Erkrankung der Hoden oder der Hypophyse selbst bedingt sein. In diesem Kapitel soll es darum gehen, welche Ursachen des Testosteronmangels es gibt, was das für den Mann bedeutet und wann wie therapiert werden sollten.

Hintergründe und Ursachen

Viele Männer, deren Testosteronspiegel erniedrigt sind, merken davon überhaupt nichts. Einfach deshalb, weil nicht jeder erniedrigte Testosteronwert gleich Beschwerden bereitet. Zumindest keine Beschwerden, die direkt auf das Fehlen bestimmter Hormone schließen lässt. Ein Testosteronmangel kommt natürlich nicht von ungefähr, oft ist er eine Reaktion auf eine akute Erkrankung, auf eine besondere Stresssituation oder auf eine sonstige, außergewöhnliche Belastung. Auch chronische Erkrankungen der inneren Organe, Krebserkrankungen, Stoffwechselstörungen wie Diabetes und Übergewicht oder Depressionen können einen Testosteronmangel bedingen.

Hormonelle Störungen wie ein Überschuss an Prolaktin oder Cortisol können den Testosteronspiegel ebenfalls senken. In solchen Fällen ist der Mangel die Folge einer anderen akuten oder chronischen Erkrankung. Wenn die Grunderkrankung erfolgreich behandelt wird, normalisiert sich in der Regel auch der Spiegel an männlichen Geschlechtshormonen – in einer derartigen Situation sollte der Testosteronspiegel zuerst einmal beobachtet und nicht behandelt werden. Auf jeden Fall nicht mit einer Hormontherapie, sondern am besten mit natürlichen Maßnahmen, die die Lebenssituation verbessern und die Ursachen angehen. Es geht also darum, gesünder zu leben, Stress zu vermeiden, sich ausgewogen zu ernähren, regelmäßige Bewegung in den Tagesablauf einzubauen und Krankheiten bewusst vorzubeugen. Nicht jeder erniedrigte Wert muss daher sofort therapiert werden, als ein Hinweis auf Belastung oder andere Grunderkrankungen sollte er aber ernst genommen werden.

Anders liegt die Sache, wenn der Testosteronmangel dauerhaft bestehen bleibt und

Beschwerden bereitet. Als Symptome können auf der einen Seite solche auftreten, die direkt mit der Männlichkeit zu tun haben: fehlende Libido, Erektionsstörungen, verminderte morgendliche Erektionen, eingeschränkte Spermienproduktion oder sogar Unfruchtbarkeit. Auf der anderen Seite unspezifische Symptomen wie Müdigkeit, Abgeschlagenheit, Zunahme des Bauchfetts, Abnahme der Muskelmasse. Bevor man eine adäquate Behandlung beginnen kann, muss man aber wissen, wo die Ursache liegt.

Erfahrungen aus der eigenen Forschung und Praxis
Wir haben in unserer Praxis bei 3.000 Männern, die deutschlandweit bei Hausärzten in Behandlung waren, die Testosteron-Spiegel gemessen und außerdem untersucht, welche Erkrankungen und Beschwerden damit zusammenhängen. Das Ergebnis: Jeder fünfte Mann wies einen erniedrigten Testosteronspiegel auf. Eine statistische Auswertung erbrachte, dass folgende Gesundheitszustände mit einem Testosteronmangel zusammenhingen: starkes Übergewicht, Metabolisches Syndrom (eine Kombination aus erhöhten Taillenumfang, Fettstoffwechselstörung, Insulinresistenz und Bluthochdruck), Krebs und die Einnahme mehrerer Medikamenten gleichzeitig. Bei Männern mit sehr niedrigen Testosteronspiegeln (unter 1 ng/ml) trat folgende Kombination gehäuft auf: Sie hatten Krebs oder eine Lebererkrankung und waren älter als Männer mit normalen Testosteronspiegeln. Viele andere, ähnliche Studien kamen zu ähnlichen Ergebnissen, nämlich, dass Krankheiten, sowohl akute als auch chronische, Übergewicht und Stoffwechselstörungen zu einem Testosteronmangel führen. Das bedeutet: Ein Testosteronmangel ist häufig selbst gemacht. Er lässt sich bei einem gesunden Lebenswandel sehr oft verhindern.

Die Gene als Ursache

Es gibt genetische Störungen, die direkt oder indirekt dazu führen, dass entweder zu wenig Testosteron in den Hoden produziert wird oder dass die Bildung des männlichen Geschlechtshormons in irgendeiner Weise gehemmt ist. Manche genetische Syndrome schädigen die Hoden als Bildungsort des Testosterons direkt, andere hemmen die Freisetzung der Gonadotropine in der Hypophyse und führen so zu einem Testosteronmangel.

Ein Beispiel für eines solchen genetischen Fehlers ist das Klinefelter-Syndrom. Menschen, die daran erkrankt sind, haben zu viele Chromosomen, sie besitzen 47 oder mehr statt wie normal 46. Eine Folge ist, dass im Hoden zu wenig Testosteron entsteht. In einem Bluttest kann man die Erkrankung daran erkennen, dass der Testosteronspiegel erniedrigt ist, die Gonadotropine LH und FSH aus der Hirnanhangsdrüse jedoch höhere Werte zeigen. In dem ▶ Kap. 51 gehen wir näher auf diese genetische Störung ein.

Das Kallmann-Syndrom ist ein zweites Beispiel. Bei diesem Syndrom aber liegt die Störung in der Hypophyse, nicht direkt in den Hoden. Zwar ist das Ergebnis – nämlich das fehlende Testosteron – ähnlich, aber die Ursache ist eine andere. Durch den Defekt in der Hirnanhangsdrüse schüttet sie zu wenig Gonadotropin aus und daraus folgt, dass im Hoden zu wenig Testosteron entsteht. Das Kallmann-Syndrom wird oft begleitet von einem weiteren, sehr typischen Symptom: der Beeinträchtigung des Geruchssinns. Ein auffälliges Ergebnis bei einem Riechtest kann ein wichtiger Hinweis darauf sein.

Die Hoden als Ursache

Angeborene Erkrankungen sind eine mögliche Erklärung, ein in irgendeiner Weise geschädigter Hoden eine andere. So können auch Hodenverletzungen oder Entzündungen der Hoden beziehungsweise Nebenhoden ebenso wie Bestrahlungen oder eine Chemotherapie einen Testosteronmangel herbeiführen. Weil der Hoden dadurch manchmal auch dauerhaft Schaden nimmt, gilt das auch, wenn die Erkrankungen oder Therapien schon länger zurückliegen. Und genau da liegt oft das Problem: Die Patienten denken häufig gar nicht mehr daran und bringen sie nicht mit der aktuellen Problematik in Verbindung. Die Kinderkrankheit Mumps ist so ein Fall. Also nicht wundern, wenn der Arzt oder die Ärztin nach zurückliegenden Erkrankungen fragt, wenn er oder sie nach den Ursachen eines Testosteronmangels sucht.

Individuelle Therapie

Zusammengefasst gibt es folgende Ursachen für einen Testosteronmangel beim Mann: eine Störung der Hypophyse, eine Störung der Hoden, eine sonstige Beeinträchtigung der Hodenfunktion oder eine Belastungssituation oder Begleiterkrankung. Je nachdem, wie sich der Patient fühlt, richtet sich die Therapie nach den jeweiligen Beschwerden und nach den Wünschen des Patienten. Wenn das Ziel der Therapie sein soll, den Testosteronspiegel „nur" zu normalisieren und die Symptome zu verbessern, gibt es die Möglichkeit, Testosteron zu ersetzen, zum Beispiel in Form von Spritzen oder Gelen. Normalerweise verbessern sich die Beschwerden dann relativ zügig. Wenn nicht, liegt es nicht an den Hormonen, zumindest nicht an zu wenig Testosteron.

Mögliche Nebenwirkungen

Allerdings: Eine Testosterontherapie hat Nebenwirkungen. Auch wenn, wie bei jeder Medikation, diese Nebenwirkungen selten auftreten, sollten die Risiken unbedingt bekannt sein und Nutzen und Risiken sorgfältig abgewogen werden.

- Verschlechterung der Blutfette: Das kann passieren – und dann möglicherweise das Risiko einer Herz-Kreislaufstörung steigern. Bei Männern mit einer Herz-Kreislauf-Erkrankung ist also Zurückhaltung geboten.
- Anstieg der roten Blutkörperchen: Das allerdings ist oft eine gewollte Nebenwirkung, da Männer mit einem Testosteronmangel eine eher niedrige Anzahl an roten Blutkörperchen haben. Trotzdem: Das Blutbild muss regelmäßig kontrol-

liert werden, um einen übermäßigen Anstieg zu vermeiden.
- Thrombosegefahr: Je mehr rote Blutkörperchen desto dicker das Blut desto größer das Risiko einer Verstopfung, das heißt: einer Thrombose.
- Prostatakarzinom: Testosteron kann ein sogenanntes schlafendes Prostatakarzinom wecken. Das bedeutet, es ist möglich, dass durch die Gabe von Testosteron ein verstecktes Krebsgeschwür in der Prostata aktiviert wird. Daher gilt bei Männern über 35 Jahren: vor Beginn der Therapie unbedingt einen Urologen konsultieren, um ein solches Karzinom auszuschließen.

Behandlung bei Kinderwunsch

Wenn der Hoden geschädigt ist oder die Hypophyse zu wenig Gonadotropine produziert, ist häufig nicht nur die Testosteron- sondern auch die Spermienproduktion eingeschränkt. Und damit natürlich auch die Fortpflanzungsfähigkeit. Für Männer, die Kinder haben möchten, ist das eine schlimme Situation. Es besteht die Gefahr, dass ihr Kinderwunsch unerfüllt bleibt. Testosteron zu geben, ist in so einem Fall aber auch nicht sinnvoll, da Testosteron die Spermienproduktion nicht anregt, sondern eher hemmend wirkt.

Bei Männern mit Kinderwunsch wird daher getestet, wie fit die Spermien sind. Ob eine Störung der Spermienfunktion vorliegt, erkennt der Urologe durch eine Untersuchung des Spermas im Mikroskop, einem sogenannten Spermiogramm. Es wird überprüft, wie viele Spermazellen vorliegen, ob sie sich normal bewegen und wie viele der Spermien überhaupt am Leben sind. Sollte die Funktion der Spermien durch einen Mangel an Gonadotropinen stark eingeschränkt sein, ist häufig auch der Testosteronspiegel erniedrigt. Eine Stimulation mit künstlichen Gonadotropinen kann dann sowohl die Spermienproduktion als auch den Testosteronspiegel steigern.

Kurz zusammengefasst

Es gibt Zeiten und Gegebenheiten, die für den Körper belastend sind – Stress, eine akute Erkrankung, Übergewicht. Die Energie wird dann anderswo dringender gebraucht, Geschlechtshormone herzustellen ist nicht erste Priorität. So entsteht ein Mangel an Testosteron. Bessert sich die Lebenssituation, kommt auch der Testosteronhaushalt meist wieder ins Lot. Genau das aber passiert nicht, wenn die Produktion des Hormons wegen einer genetischen Störung oder einer früheren Erkrankung oder Therapie gestört ist. Dadurch kann der Hoden direkt oder die Hypophyse geschädigt sein. Als Folge bildet sich zu wenig Testosteron. In solchen Fällen gibt es die Option einer Testosterontherapie. Weil sie verschiedene, teils auch schwere Nebenwirkungen haben kann, muss immer sorgfältig zwischen Nutzen und Risiken abgewogen werden.

Diabetes mellitus – Zucker im Überfluss

Inhaltsverzeichnis

Die Gefahr von zu viel Zucker – 158
Zuckerüberschuss oder Diabetes – 158

Die Folgen des Diabetes – 159
Die Nerven – 159
Die Gefäße – 159

Diabetes mellitus Typ I – 160
Symptome bei Diabetes mellitus Typ I – 160
Therapie: Insulin – 160
Wann und wie viel spritzen? – 161
Künstliche Bauchspeicheldrüse? – 162

Diabetes mellitus Typ II – eine Wohlstandskrankheit – 162
Volkskrankheit Diabetes Typ II – 162
Therapie – gesünder leben und Medikamente – 163

Weitere Diabetes-Formen – 163

Diabetes und andere Hormone – 164

Kurz zusammengefasst – 164

© Springer-Verlag GmbH Deutschland, ein Teil von Springer Nature 2020
H. J. Schneider et al., *Hormone – ihr Einfluss auf mein Leben*,
https://doi.org/10.1007/978-3-662-58978-6_27

Honigsüßer Durchfluss lautet die wörtliche Übersetzung von Diabetes mellitus zusammengesetzt aus dem Griechischen „diabétes", abgeleitet von „diabainein" (hindurchgehen, durchfließen) und dem Lateinischen Wort „mellitus" (honigsüß). Ein Name, der die Zuckerkrankheit sehr gut beschreibt und noch dazu Einblicke gewährt, wie früher diagnostiziert wurde. Den Ärztinnen und Ärzten von früher standen bis vor nicht allzu langer Zeit noch keine modernen Messverfahren zur Verfügung wie es sie heute gibt. Sie hatten andere Methoden, die ebenfalls zu recht guten Ergebnissen führten – und dazu gehörte zum Beispiel das Schmecken von Urin, das ziemlich aufschlussreich sein konnte. Wie im Fall von Diabetes. Schmeckte nämlich der Urin süß, wusste der Arzt, der eine Zuckerkrankheit vorlag. Denn bei dieser Erkrankung bildet der Körper zu viel Zucker, den er dann wieder mit dem Urin ausscheidet. Und das kann man schmecken.

Die Gefahr von zu viel Zucker

Unser Körper betreibt tagtäglich einen enormen Aufwand, um unseren Blutzucker im Normbereich zu halten. Dieser liegt nüchtern zwischen 70 bis 100 mg/dl und nach dem Essen bei maximal 160 mg/dl. Dass der Körper das tut, hat sehr gute Gründe. Auf der einen Seite vermeidet er so die Gefahr einer Unterzuckerung, die vor allem unsere wichtigste Schaltzentrale betreffen würde, unser Gehirn. Es ist auf eine dauerhafte und gleichmäßige Energiezufuhr über Zucker angewiesen, um perfekt arbeiten zu können. Auf der anderen Seite sind die Zellen unseres Körpers nur in der Lage, eine gewisse Menge an Zucker zu verarbeiten. Wenn zu viel Zucker in die Zellen gelangt, entstehen giftige Abbauprodukte, die die Zellen schädigen. Vor allem unsere Gefäß- und Nervenzellen sind davon betroffen. Den Nervenzellen fügen die Zucker-Abbauprodukte Schäden an den Nervenleitungen zu. Verstärkt wird diese Gefahr noch dadurch, dass sich Ablagerungen an den Gefäßen bilden und die Durchblutung stören.

Zuckerüberschuss oder Diabetes

Bei Diabetes mellitus ist der Blutzucker – wenn er nicht behandelt wird – über einen längeren Zeitraum oder dauerhaft erhöht. Für die Definition gibt es festgelegte Werte, die auch im Kasten rechts noch einmal zusammengefasst sind. Von Diabetes spricht man, wenn der Nüchtern-Blutzuckerwert über 126 mg/dl, der Blutzuckerwert zwei Stunden nach einem zweistündigen standardisierten Zuckerbelastungstest bei über 200 mg/dl liegt, wenn eine spontane Blutzuckermessung, egal ob nüchtern oder nicht, ebenfalls ein Ergebnis über 200 mg/dl ergibt oder wenn der sogenannte Langzeitblutzuckerwert HbA1c einen Wert von über 6,5 Prozent hat. Der HbA1c ist der Prozentsatz an glykiertem Hämoglobin. Zu Erklärung: Als Glykierung wird der Vorgang bezeichnet, wenn sich bei einem über einen längeren Zeitraum erhöhten Blutzucker Zuckerreste an den Zellen unseres Körper sammeln. Hämoglobin ist der rote Blutfarbstoff in unserem Blut, der den roten Blutkörperchen ihre Farbe verleiht. Zu einem gewissen Prozentsatz liegt Hämoglobin immer in glykierter Form vor. Bei gesunden Menschen bleibt dieser Wert aber bei unter 5,7 Prozent des gesamten Hämoglobins. Steigt er über 6,5, ist eindeutig zu viel Zucker im Blut – ein Hinweis auf Diabetes Mellitus.

Zuckerwerte bei Diabetes

Nicht jede erhöhte Zuckermessung bedeutet Diabetes. Folgende Werte gelten als Richtmaß bei Diabetes:

Nüchtern-Blutzuckerwert: über 126 mg/dl

Blutzuckerwert zwei Stunden nach einem zweistündigen, standardisierten Zuckerbelastungstest: über 200 mg/dl

spontane Blutzuckermessung (nüchtern oder nicht nüchtern): über 200 mg/dl

Langzeitblutzuckerwert HbA1c: über 6,5 Prozent

Die Folgen des Diabetes

Sie sind – das muss man leider so sagen – immens. Wenn Diabetes nicht behandelt wird, sind Nerven, Gefäße, Organe, Blutversorgung, eigentlich alles betroffen.

Die Nerven

Als erstes zieht eine Zuckererkankung die langen Nervenfasern in Mitleidenschaft. Deutlich spürbar beginnt es dann, in den Zehen, in den Fußsohlen und später im ganzen Bein zu kribbeln. Die Medizin nennt diese Störungen des Empfindens, die meist an den langen Nervenendigungen beginnen, Polyneuropathien. Die längsten Nerven in unserem Körper ziehen vom unteren Rückenmark durch die Beine bis zu den Zehen. Daher merken Patientinnen und Patienten mit einer Polyneuropathie als allererstes oft ein Kribbeln an den Zehen. Wenn die Krankheit fortschreitet, breiten sich diese Gefühlsstörungen von den Zehen nach oben aus – wie ein Strumpf, den man anzieht. Es gibt auch Polyneuropathien, die die Nerven der inneren Organe betreffen und beispielsweise die Darmbeweglichkeit oder die Anpassungsfähigkeit unseres Herzschlages stören. Manchmal treten zu den Empfindungseinschränkungen auch Muskelschwächen auf, das allerdings kommt deutlich seltener vor.

Die Gefäße

Auch unsere Gefäßzellen reagieren sehr empfindlich auf zu viel Zucker im Blut. An den Gefäßinnenwänden bilden sich Ablagerungen und verstopfen die Gefäße. In der Sprache der Medizin heißt das Arteriosklerose. Treten diese Verstopfungen oder Engstellen an kleinen Blutgefäßen auf, nennt man das Mikroangiopathie, entstehen sie an großen Blutgefäßen, spricht man von Makroangiopathie.

Die Mikroangiopathie betrifft vor allem Nieren und Augen. Die Ablagerungen an den dortigen kleinen Arterien stören die Durchblutung und beeinträchtigen die Funktion der Organe. Können die Nieren nicht richtig arbeiten, steigt der Blutdruck. Im extremsten Fall ist die Nierenfunktion so weit eingeschränkt, dass sie ihre Aufgabe der Blutreinigung nicht mehr selbst übernehmen können und die Betroffenen zur Dialyse müssen. Fast allen Diabetikerinnen und Diabetiker haben daher auch Probleme mit den Augen. Durch die verstopften Blutgefäße entwickelt sich eine sogenannte diabetische Retinopathie, eine Erkrankung der Netzhaut. Gerade deshalb werden die Augen bei Diabetes-Patientinnen und -Patienten regelmäßig kontrolliert, um rechtzeitig vorzubeugen. Sonst könnten sie schlimmstenfalls erblinden.

Große Gefäße laufen dagegen zum Beispiel in die Beine. Wenn eine Makroangiopathie dort Durchblutungsstörungen verursacht, nennen Mediziner das periphere arterielle Verschlusskrankheit (pAVK). Typischerweise macht sie sich vor allem bei Belastung bemerkbar, zum Beispiel bei längerem Gehen. Weil Menschen mit einer Gefäßerkrankung der Beine immer wieder stehen bleiben, wie um in ein Schaufenster zu sehen, wird diese Erkrankung oft auch als Schaufenster-Krankheit bezeichnet. Wenn die Krankheit fortschreitet, können die Gefäße ganz verstopfen. Damit ist die Durchblutung des Beins unterbrochen. Im schlimmsten Fall kann eine Amputation des Beins die Folge sein. In diesem Fall kann nur durch eine sofortige Erweiterung des Gefäßes durch eine Operation oder das Einlegen einer Gefäßstütze (im Fachjargon Stent genannt) verhindert werden.

Generell kann die gestörte Durchblutung Wundheilungsstörungen und Infektionen verursachen.

Die Makroangiopathie ist aber vor allem eine Bedrohung für die Blutversorgung der wichtigsten Organe unseres Körpers: Gehirn und Herz. Ist die Durchblutung gestört, ist das Leben in Gefahr – durch einen Schlaganfall, einen Herzinfarkt, durch Herzschwäche oder Herzrhythmusstörungen.

Diabetes mellitus Typ I

Es gibt zwei Haupttypen von Diabetes. Beide führen dazu, dass der Blutzuckerspiegel erhöht ist, beide haben aber unterschiedliche Ursachen. Hintergrund für diesen Typ von Diabetes ist eine Autoimmunerkankung. Eine eigentlich falsche, überschießende Reaktion des Immunsystems führt dazu, dass die Betazellen der Bauchspeicheldrüse zerstört werden. Weil diese Zellen aber normalerweise Insulin produzieren und Insulin den Zuckerhaushalt regelt, steigt der Blutzucker an. Wie wichtig die Einhaltung des Blutzuckerspiegel ist und wie sehr unser Körper dafür kämpft, erkennt man auch daran, dass der Blutzuckers beim Typ I-Diabetes mellitus erst sehr spät ansteigt. Die Zerstörung der Bauchspeicheldrüse beginnt langsam und schleichend. Aber erst wenn 90 Prozent aller Betazellen zerstört sind, erhöhen sich die Blutzuckerwerte über den kritischen Punkt. Dieser schleichende, unterschwellige Beginn macht es so schwierig, die Zerstörung der Bauchspeicheldrüse frühzeitig festzustellen.

Im Gegensatz zu Diabetes mellitus Typ II, den wir im nächsten Abschnitt dieses Kapitels betrachten, tritt Diabetes mellitus Typ I oft schon in jungen Jahren auf. Übergewicht spielt bei dieser Art der Zuckerkrankheit keine Rolle. Das Risiko liegt eher in den Genen. Sind andere Familienmitglieder daran erkrankt, ist die Wahrscheinlichkeit höher, auch selbst betroffen zu sein.

Bei Menschen mit einer Autoimmunerkrankung reagiert das Immunsystem nicht angemessen auf bestimmte Reize. Neben Diabetes mellitus Typ I gibt es eine Reihe weiterer solcher Krankheiten, die auf ein überschießendes Immunsystem zurückzuführen sind und die gemeinsam auftreten können. Zwei Beispiele, Hashimoto-Thyreoiditis und Morbus Addison, haben wir bereits kennengelernt. In Fällen, in denen mehrere solcher Erkrankungen gleichzeitig auftreten, spricht man von einem Polyglandulären Autoimmunsyndrom.

Der Mangel an Insulin hat neben der fehlenden Blutzuckerregulierung noch eine zweite ungünstige Folge: Der Körper kann nicht mehr genug Fett abbauen, um sich selbst mit ausreichend Energie zu versorgen. Denn zum Abbau von Fett braucht der Körper Insulin. Er sucht daher nach anderen Quellen und steigt auf den Abbau der Kohlehydratspeicher (Glykogenspeicher) um. Bei dieser Umwandlung von Glykogen in Energie entstehen jedoch saure Abbauprodukte, die Ketonkörper. Wenn sie übermäßig zunehmen, übersäuert der Körper und die Säure schädigt die Zellen. Das führt im schlimmsten Fall dazu, dass die Patientin oder der Patient in ein sogenanntes Ketoazidotisches Koma fällt. Diesen absoluten Notfall zu vermeiden, hat oberste Priorität! Ein Urinschnelltest gehört daher zur Grundausstattung für jede Person, die weiß, dass sie an Typ I-Diabetes erkrankt ist. Mit diesem Test lassen sich die Ketonkörper im Urin messen. Und das sollte unbedingt erfolgen, sobald der Zuckerwert über 250 mg/dl steigt.

Symptome bei Diabetes mellitus Typ I

Erhöhte Blutzuckerwerte registriert man oft gar nicht sofort, einfach deshalb, weil sie nicht immer Beschwerden machen. Meist führen verschiedene Symptome dazu, dass Untersuchungen stattfinden, die dann am Ende zur Diagnose Diabetes führen: Gewichtsverlust, Müdigkeit, Sehstörungen, vermehrter Durst, viel Urin, vermehrter Hunger, Neigung zu Infekten, trockener Mund, Kribbeln oder Taubheit in Händen oder Füßen, Erektionsstörungen, Bewusstseinsstörung oder Koma.

Therapie: Insulin

Bei Typ I Diabetes wird das fehlende körpereigene Insulin durch die Gabe von künstlichem Insulin ausgeglichen – mit Insulinspritzen. Insulin ist ein großes Molekül, das unsere Magen-Darm-Schleimhaut oder unsere Haut nicht aufnehmen kann, es muss also unter die Haut gespritzt werden. Dabei versucht man, den natürlichen Vorgängen im Körper so nahe wie möglich zu kommen. Eine gesunde Bauchspeicheldrüse reagiert sehr genau und direkt auf die Schwankungen der Zuckerwerte und auf Nahrungsaufnahme. Wenn die natürliche Insulinausschüttung fehlt, versucht man eine für jede Person individuelle Basis-Insulinrate zu finden und immer bei Nahrungsaufnahme zusätzlich Insulin zu gegeben. Wann jemand wieviel zusätzliches Insulin braucht, kann man berechnen. Viele entwickeln im Laufe der Jahre ein sehr gutes Gespür für die Bedürfnisse ihres Körpers.

Wann und wie viel spritzen?

Lang wirksame Insuline werden ein bis zweimal pro Tag gespritzt und sorgen dafür, dass dem Körper in Ruhephasen genug Insulin zur Verfügung steht. Kurz wirksame Insuline kommen immer bei den Mahlzeiten zum Einsatz. Doch zu wissen, wieviel wovon man wann braucht, ist alles andere als einfach. Und dazu noch ein relativ aufwändiges Verfahren: Man muss vor der Mahlzeit messen, nach der Mahlzeit messen und die Nahrungsmittel in Broteinheiten (BE) umrechnen. Diese Berechnung in BE hilft abzuschätzen, wieviel Insulin je Nahrungsmittel benötigt wird. Denn Nahrung ist nicht gleich Nahrung. Manches Essen lässt den Zuckergehalt schnell, anderes weniger schnell ansteigen. Nicht nur die Nahrungsaufnahme beeinflusst den Bedarf an Insulin. Es kommt eine ganze Reihe weiterer Faktoren hinzu: Bewegung, Tageszeit Alkoholkonsum, Stress, Erkrankungen und vieles mehr.

Für die Betroffenen bedeutet das: Sie müssen nicht nur lernen, wie und wie oft sie ihren Blutzucker messen müssen und wie und wie oft sie spritzen müssen, sie müssen sich auch mit der Umrechnung von Nahrungsmitteln in Broteinheiten auskennen und mit allem, was die benötige Insulinmenge verändern kann. Eine gute Schulung durch diabetologisch erfahrenes Personal sollte also unbedingt stattfinden.

Eine Erleichterung für viele Patientinnen und Patienten mit Diabetes mellitus Typ I sind Insulinpumpen. Diese kleinen Geräte können über eine dünne Nadel, die im Unterhautfett fixiert ist, kontinuierlich Insulin abgeben. Eine solche Pumpe übernimmt das Spritzen. Sie wird vorab individuell eingestellt und kann jederzeit angepasst werden. Wenn jemand einmal wirklich, als große Ausnahme, über die Stränge geschlagen hat (etwa ein Kuchenstück auf der Geburtstagsfeier), sind Extragaben möglich.

In der Zwischenzeit hat die Medizintechnik noch weitere Hilfsmittel entwickelt, die Diabetes-Kranken den Alltag erleichtern. So gibt es zum Beispiel auch Blutzuckersensoren, die unter die Haut gelegt werden und den Blutzucker automatisch in regelmäßigen Abständen messen. Hält man ein Lesegerät an den Sensor, kann der Blutzuckerwert jederzeit abgelesen werden. Fingerstechen und ständiges Blutzuckermessen fallen damit weg.

Ernährung bei Diabetes

Typ-1-Diabetikerinnen und -Diabetiker dürfen alles essen, solange sie die richtige Insulin-Dosis dazu nehmen. Um zu berechnen, welche Dosis gespritzt werden muss, helfen die sogenannten Broteinheiten (BE, manchmal auch Kohlenhydrateinheiten, KE). Sie geben an, wie hoch der Insulinbedarf ist. Eine Scheibe Brot, 100 ml Saft, ein Apfel oder zehn Gummibärchen enthalten beispielsweise je eine BE. Zusätzliche Faktoren wie der Blutzuckerspiegel vor dem Essen, Tageszeit, Bewegung, Alkoholkonsum, Stress etc. können die Berechnung, wie viele Einheiten Insulin pro BE gespritzt werden müssen, zusätzlich beeinflussen. Um all dies zu wissen, müssen Diabetikerinnen und Diabetiker gut geschult werden.

Künstliche Bauchspeicheldrüse?

Es gibt, wie oben beschrieben, medizinische Hilfsmittel, die den Blutzucker automatisch messen, und Pumpen, die den Körper kontinuierlich mit Insulin versorgen. Gibt es vielleicht auch ein künstliches System, das beides zusammenschließt, Blutzuckermessung und Insulingaben miteinander kombiniert und so die Aufgabe der Bauchspeicheldrüse übernimmt? Eine künstliche Bauchspeicheldrüse sozusagen? Die Antwort lautet: Ja, die gibt es und zwar schon seit längerem. Der Haken an der Sache ist: Diese als Closed Loop (geschlossener Kreislauf) bezeichneten Systeme haben keine offizielle Zulassung. Dennoch gibt es bereits eine ganze Reihe von Menschen, die dieses System anwenden, Looper werden sie auch genannt. Mehrere Studien haben bestätigt, dass die Technik funktioniert. Die Zulassung aber fehlt, weil bisher noch kein Hersteller die Verantwortung übernehmen möchte für eventuelle Fehlmessungen und die damit verbundenen Folgen. Theoretisch kann es passieren, dass das System falsche Messungen durchführt. Wenn infolgedessen zu viel Insulin abgegeben wird, kann die Patientin oder der Patient in einen Zustand der Unterzuckerung (Hypoglykämie) geraten, der zu schweren Schädigungen oder zu Verletzungen durch Stürze führen kann.

Looper, die trotz allem solche Systeme anwenden, tun das auf eigenes Risiko. In der Regel sind es technikaffine Menschen, die sich ihre Systeme selbst zusammen gebaut haben. Die meisten von ihnen berichten, dass die Blutzuckereinstellung damit deutlich besser funktioniert.

Bleibt also zu hoffen, dass mögliche Sicherheitsbedenken irgendwann aus dem Weg geräumt werden können und solche Closed-Loop-Systeme allen Zuckerkranken zur Verfügung stehen.

Diabetes mellitus Typ II – eine Wohlstandskrankheit

Diabetes mellitus Typ II unterscheidet sich von Typ I vor allem in einem zentralen Punkt: Es besteht ein Insulin-Überschuss, nicht ein Insulin-Mangel. Trotzdem leiden die Betroffenen unter erhöhten Blutzuckerwerten, weil das Insulin beim Diabetes mellitus Typ II aufgrund einer Insulinresistenz nicht mehr wirken kann. Der häufigste Grund dafür sind Übergewicht und Fettleibigkeit. Gefährliche Folgen dieses Typs von Diabetes sind Bluthochdruck und Fettstoffwechselstörungen. Treten diese Erkrankungen kombiniert auf, sprechen Mediziner von einem „Metabolisches Syndrom". Lesen Sie dazu mehr im Kasten nebenan.

Das Metabolische Syndrom …

… ist eine Kombination aus verschiedenen Erkrankungen, die alle mit Diabetes Typ II zusammenhängen. Sie stellen ein enormes Risiko für Herz und Kreislauf dar, vor allem deswegen, weil sie sich gegenseitig verstärken. Wenn drei oder mehrere der folgenden Risikofaktoren gleichzeitig auftreten, spricht man von einem Metabolischen Syndrom: bauchbetontes Übergewicht (erhöhter Taillenumfang), Bluthochdruck, erhöhter Blutzuckerspiegel oder Insulinresistenz, niedriges „gutes" Cholesterin (HDL-Cholesterin), erhöhte Triglyzeride (eine bestimmte Art von Fetten).

Volkskrankheit Diabetes Typ II

Die aktuelle Entwicklung ist mehr als bedenklich. Weltweit steigen die Zahlen. Immer häufiger sind auch junge Menschen betroffen, obwohl sich Diabetes mellitus Typ II eigentlich erst im Erwachsenenalter entwickelt. Inzwischen geht man davon aus, dass jede zehnte in Deutschland lebende Person an Diabetes mellitus Typ II leidet. Umgerechnet sind das allein in Deutschland acht Millionen Menschen. Schätzungen zufolge werden die Zahlen noch weiter in die

Höhe gehen: 2040 könnten es dann bereits doppelt so viele Betroffene geben wie heute.

Bei Diabetes mellitus Typ II ist das Grundproblem ähnlich wie bei Typ I ein Überschuss an Zucker. Wenn auch die Ursache eine andere ist, so zeigen sich doch bei beiden Typen ähnliche Symptome: Müdigkeit, Sehstörungen, vermehrter Durst, viel Urin, starker Hunger, Neigung zu Infekten, trockener Mund, Kribbeln oder Taubheit in den Händen oder Füßen, Bewusstseinsstörung. Es gibt jedoch bestimmte Risikofaktoren, die einen Hinweis darauf geben, um welchen Diabetes-Typ es sich handelt. Bei Typ II gehören dazu vor allem Übergewicht, das metabolische Syndrom, wenig körperliche Bewegung, Familienmitglieder mit Diabetes Mellitus Typ II, ein früherer Schwangerschaftsdiabetes und höheres Alter.

Therapie – gesünder leben und Medikamente

Diabetes Typ II hat viel mit dem Lebensstil zu tun. Einige, um nicht zu sagen sehr viele der bestehenden Risikofaktoren lassen sich ändern, ganz ohne Medikamente. Schon eine ausgewogene, gesunde Ernährung, viel Bewegung und einige Kilos weniger wirken oft Wunder.

Wenn der Blutzucker aber schon deutlich erhöht ist, stehen eine ganze Reihe von Medikamenten zur Verfügung, die den Blutzucker senken können.

Das älteste bekannte Medikament zur Behandlung von Diabetes Mellitus Typ II ist Metformin. Es ist bereits seit 60 Jahren auf dem Markt und bis heute eines der am häufigsten verschriebenen Arzneimittel. Es wirkt, indem es die Insulinempfindlichkeit verbessert und die Zuckerbildung in der Leber hemmt. Positiver Nebeneffekt ist, dass es eine Gewichtsabnahme unterstützt. Daneben gibt es andere Medikamente, die entweder nur die Insulinresistenz verbessern, die Insulinausschüttung stimulieren oder die Zuckerausscheidung über den Urin stärken. Je nach Patientin oder Patient passt das eine oder andere Medikament, die eine oder andere Therapie besser. Wichtig ist dabei, dass immer auch die anderen Herz-Kreislauf-Risikofaktoren wie Bluthochdruck und Cholesterinwerte beobachtet und optimal eingestellt werden.

Bei manchen Menschen, die schon sehr lange mit Typ II-Diabetes leben, kann die Bauchspeicheldrüse bereits in Mitleidenschaft gezogen worden sein. Durch die dauerhafte Mehrproduktion von Insulin sind die Betazellen im Pankreas erschöpft. Diabetes-Medikamente wie die oben aufgeführten wirken dann womöglich nicht mehr ausreichend. Die Patientinnen und Patienten brauchen dann eine Therapie mit Insulinspritzen, ähnlich wie bei Diabetes Typ I. Sie sollten dann ebenso engmaschig kontrolliert und umfassend geschult werden, damit sie wissen, worauf sie achten müssen.

Weitere Diabetes-Formen

Es gibt außer Typ I- und Typ II-Diabetes noch andere Sonderformen, die zwar seltener vorkommen, aber auch Besonderheiten in der Behandlung haben:

MODY-Diabetes: MODY steht für Maturity Onset Diabetes of the Young. Es handelt sich um eine Form von Diabetes, die durch eine genetische Mutation bedingt ist. Sie tritt zumeist in der Kindheit oder Jugend auf. Es gibt mehrere Typen dieser Zuckerkrankheit, bei denen verschiedene Gene, die den Zuckertransport, den Zuckerumbau, die Insulinbildung oder andere Wege betreffen. Orale Diabetesmedikamente helfen in diesen Fällen nicht. Je nach Typ ist Verlauf milder oder ausgeprägter. Danach richtet sich auch die Behandlung. Entweder muss Insulin gespritzt werden oder der Verlauf wird nur beobachtet.

LADA-Diabetes: LADA steht für Late Autoimmune Diabetes in Adults, also einen spät auftretenden autoimmun bedingten Diabetes im Erwachsenenalter. Wie bei Diabetes mellitus Typ I zeigt der Körper eine Autoimmunreaktion und bildet Antikörper. Es handelt sich also um eine spät auftretende und oft mildere Art von Typ I-Diabetes. Auch hier wird meist Insulin benötigt, aber nicht von Anfang an.

Diabetes und andere Hormone

Das Hormon Insulin ist der Hauptakteur bei Diabetes. Je nach Typ gibt es entweder zu wenig davon oder es wirkt nicht richtig. Weil aber jedes Hormon mit anderen Hormonen in Wechselwirkungen steht, gibt es einen Zusammenhang zwischen Diabetes und verschiedenen anderen Hormonstörungen. So kann zum Beispiel ein Cushing Syndrom (Hauptakteur: Cortisol) oder eine Hypophyseninsuffizienz (verschiedene Hormone) die Entstehung von Diabetes mellitus begünstigen. Ein Fehler in der Schilddrüse bringt den Zucker- und Fettstoffwechsel ebenfalls mächtig durcheinander.

Auch eine Wechselwirkung in die andere Richtung ist möglich, dass nämlich eine Diabetes-Erkrankung andere Störungen erst auslöst. So kann durch die Insulinresistenz und die Zuckerstoffwechselstörung beispielsweise ein Testosteronmangel entstehen. Ob er behandelt werden muss, hängt davon ab, ob er Beschwerden verursacht und wie lange er bereits besteht. Die Begleiterkrankungen wie etwa Hormonstörungen oder Gefäß- oder Nervenschädigungen zu über-

prüfen und mitzubedenken ist immens wichtig, um die Risiken einzuschätzen und eine entsprechende Behandlung auszuarbeiten. Erst wenn alle diese Informationen erfasst sind, entsteht eine optimal an den einzelnen Menschen angepasste Therapie.

Kurz zusammengefasst

Ein ausgeglichener Zuckerhaushalt ist essenziell. Zu viel Zucker schädigt vor allem unsere Gefäße, zu wenig hat schwerwiegende Auswirkungen auf unser Gehirn. Deshalb versucht unser Körper mit viel Aufwand, die Zuckerwerte im Normbereich zu halten. Aber das gelingt nicht immer. Diabetes mellitus ist eine Erkrankung, bei der der Blutzucker dauerhaft erhöht ist. Ohne Behandlung hat das gefährliche Folgen für das Herzkreislaufsystem.

Es gibt neben seltenen Sonderformen zwei Typen von Diabetes mellitus: Typ I und Typ II. Bei Typ I handelt es sich im eine erbliche Autoimmunerkrankung, bei Typ II um eine Folgeerkrankung, die vor allem auf eine ungesunde Lebensweise und Übergewicht zurückzuführen ist.

Eine entscheidende Rolle bei Diabetes spielt Insulin. Das Hormon, das für die Regulierung des Blutzuckers verantwortlich ist, wird nicht mehr gebildet oder wirkt nicht mehr entsprechend. Hier setzen auch die möglichen Therapien an. Menschen mit Diabetes Typ I erhalten Insulin über Spritzen. Bei Typ II ist das erste Gebot: gesünder leben. Sie erhalten künstliches Insulin erst dann, wenn die Werte dadurch nicht verbessern lassen.

Wenn Sie wissen wollen, ob sie selbst ein Risiko für Diabetes für Typ II in sich tragen, können Sie das online testen, zum Beispiel unter ▶ www.diabetesstiftung.de/findrisk.

Im Unterzucker – wenn dem Körper Zucker fehlt

Inhaltsverzeichnis

Wenn Zucker fehlt – 166
Unterzuckerung bei Diabetes – 166
Unterzuckerung ohne Diabetes – 167

Ursachen – Insulin und andere Hormone – 167

Diagnose – der Hungertest – 168

Behandlung – je nach Ursache – 168

© Springer-Verlag GmbH Deutschland, ein Teil von Springer Nature 2020
H. J. Schneider et al., *Hormone – ihr Einfluss auf mein Leben*,
https://doi.org/10.1007/978-3-662-58978-6_28

Süßes ist einfach zu gut, finden zumindest die meisten. Unser Körper, unsere Gesundheit und die Wissenschaft sind da allerdings ganz anderer Meinung. Sie finden, dass die Menge an Zucker, die wir durchschnittlich verzehren, ist viel zu viel ist: Süßigkeiten, Gebäck, süße Getränke, Zuckerzusätze in Säften, Haushaltszucker und noch so einiges mehr.

Diese Art von Zucker in Nahrungsmitteln nennt man Einfachzucker (zum Beispiel Trauben- und Fruchtzucker) beziehungsweise Zweifachzucker (zum Beispiel Haushaltszucker). Solche Zuckersorten machen unser Essen süß und liefern direkte Energie.

Daneben enthalten auch Nahrungsmitteln, die nicht süß schmecken Zucker – in Form von Kohlenhydraten. Kohlenhydrate bestehen aus Zuckermolekülen. Diejenigen Kohlenhydrate, die aus langen Zuckermolekülketten zusammengesetzt sind (sogenannte Polysaccharide), müssen im Körper erst aufgespalten werden, um als Energie zur Verfügung zu stehen. Sie sind vor allem als Stärke in Getreide, Vollkorn, Kartoffeln und Hülsenfrüchten enthalten. Der Zucker aus Kohlehydraten reicht unserem Körper als Energielieferant im Normalfall völlig aus.

Dennoch kommt es vor, dass sich der Körper aufgrund einer Erkrankung, die Einfluss auf den Zuckerhaushalt nimmt, nicht mehr selbst mit Energie versorgen kann. In diesem Kapitel soll es darum gehen, was in unserem Körper passiert, wenn Zucker fehlt.

Wenn Zucker fehlt

Während ein Zuckerüberschuss wie bei Diabetes anfangs häufig unerkannt bleibt, bemerkt man eine Unterzuckerung (Hypoglykamie) in der Regel sehr schnell. Und zwar deswegen, weil unser Körper sofort reagiert, um die Zuckerwerte schnell wieder in den Griff zu bekommen. Sobald sie eine kritische Grenze unterschreiten, versucht er mit Hormonen gegenzusteuern – mit dem Ziel, den Zuckergehalt im Blut wieder zu erhöhen. Fallen also die Zuckerwerte zu stark ab, bringt es das Gleichgewicht der Hormone gehörig durcheinander. Die wahrscheinlich wichtigste Reaktion ist die Ausschüttung von Glukagon. Dieses Hormon ist so etwas wie der Gegenspieler von Insulin.

Zusätzlich schüttet der Körper mehr Adrenalin und Noradrenalin sowie mehr ACTH, Cortisol und Wachstumshormone aus. Sie alle bewirken einen Zuckeranstieg. Aber auch eine ganze Reihe anderer körperlicher Reaktionen, die deutlich zu spüren sind: Schwitzen, Hitzegefühl, Herzklopfen und Herzrasen, Zittern, Schwäche, Heißhunger, Angst und Übelkeit sind typische Symptome einer Hypoglykämie. Wenn die Zuckerwerte trotz dieser Gegenreaktion noch weiter abrutschen, macht sich dieses Fehlen im Gehirn bemerkbar. Die Anzeichen reichen von Schwindel, Kopfschmerzen, eingeschränktem Sehvermögen (wie verschwommene Bilder oder Doppelbilder) bis hin zur Verwirrtheit, Verhaltensänderungen und sogar Koma.

Unterzuckerung bei Diabetes

Die häufigste Ursache für eine Unterzuckerung sind blutzuckersenkende Medikamente, die bei Diabetikern eingesetzt werden. Allen voran ist das natürlich Insulin. Daneben gibt es aber auch orale Diabetes-Medikamente wie Sulfonylharnstoffe und Glinide, die ähnliche Folgen haben können. Diabetiker kennen das. Sie werden darin geschult, auf diese bekannten Symptome einer Hypoglykämie ganz besonders zu achten, sie so frühzeitig wie möglich wahrzunehmen, um dann entsprechend reagieren zu können. Viele, die schon längere Zeit mit der Krankheit leben, haben dafür sehr feine Antennen. Sie merken etwa ab Werten zwischen 70 und 80 mg/dl (Milligramm pro Deziliter), dass ein Zuckerabfall droht. Normal sind Nüchtern-Blutzuckerwerte zwischen 70 und 100 mg/d. Dann heißt es schnell reagieren, um gefährliche neurologischen Symptome zu vermeiden: Insulinzufuhr stoppen und Traubenzucker schlucken. Im Traubenzucker steckt schnell verfügbare Glukose, die direkt ins Blut aufgenommen wird. Reicht das nicht, haben Diabetiker immer auch Notfallspritzen mit Glukagon dabei, das sie sich im Notfall selbst unter die Haut spritzen können. Da Insuline meist länger wirken als die kurzzeitigen Gegenmaßnahmen, müssen Diabetikerinnen und Diabetiker jetzt vor allem: essen, zum Beispiel ein belegtes Brot. Denn darin stecken länger wirksame Kohlenhydrate, aus denen der Körper dann selbst Zucker gewinnen kann.

Problematisch wird es, wenn bei Patientinnen und Patienten durch eine lange bestehende Diabetes-Erkrankung die Nerven geschädigt sind und die Wahrnehmung der Unterzuckerung deswegen eingeschränkt ist. Man spricht dann von autonomer Polyneuropathie. Die Frage, die sich dann stellt, ist, ob auf besonders stark blutzuckersenkende Medikamente verzichtet werden kann. In diesem Fall allerdings muss der Blutzucker besonders engmaschig überwacht werden.

Unterzuckerung ohne Diabetes

Können auch bei Menschen, die keine blutzuckersenkenden Medikamente einnehmen, Unterzuckerungen auftreten? Die Antwort lautet: Ja. Leichter Unterzucker kann zum Beispiel als Reaktion auf einen schnellen Blutzuckeranstieg auftreten, etwa nach dem Konsum von vielen Süßigkeiten. Bei schweren Hypoglykämien liegt zumeist aber eine andere Grunderkrankung vor.

Als erstes muss geklärt werden, ob es sich tatsächlich um echte Unterzuckerungen handelt. Denn Schwitzen, Kaltschweißigkeit, Heißhunger und Herzrasen können zwar einer Hypoglykämie zugeordnet werden, aber auch völlig andere Ursachen haben. Ein Blutzuckermessgerät, das den Blut-

zucker genau dann misst, wenn die Symptome auftreten, gibt Aufschluss.

Um eine echte schwere Hypoglykämie handelt es sich, wenn die sogenannte Whipple-Trias erfüllt ist. Das bedeutet, es müssen drei Kriterien auftreten: Ein Blutzuckerspiegelwert unter 45 mg/dl, die dazu gehörige passende Beschwerdesymptomatik und eine Verbesserung der Situation durch Nahrungsaufnahme.

Ursachen – Insulin und andere Hormone

Zu viel Insulin ist eine mögliche Ursache für eine echte schwere Hypoglykämie. Schuld daran, dass die Bauchspeicheldrüse mehr als nötig von diesem Hormon produziert, kann ein Insulinom sein. Das ist ein zumeist gutartiger Tumor in der Bauchspeicheldrüse, der kann symptomatische Hypoglykämien mit schweren Blutzuckerabfällen auslösen kann. Möglich ist auch, dass der Grund in einer anderen Allgemeinerkrankung liegt. So treten auch bei schweren Lebererkrankungen, bei Niereninsuffizienz oder bei einer Mangelernährung unter Umständen Unterzuckerungen auf. Auch bei Alkoholismus ist das mitunter der Fall.

Andere Hormone neben Insulin können ebenso Schuld sein. Dann nämlich, wenn diejenigen Hormone fehlen, die dafür verantwortlich sind, dass der Zuckergehalt im richtigen Maß steigt. Um diesen fehlenden Hormonen auf die Spur zu kommen, wird geprüft, ob die Nebenniere genügend Adrenalin und Noradrenalin ausschütten kann oder ob ein Mangel an ACTH, Cortisol oder Wachstumshormone besteht.

Einen Sonderfall sind Menschen mit psychiatrischen Erkrankungen. Manche führen sich blutzuckersenkende Medikamente oder Insulin absichtlich zu, um sich selbst zu schädigen. Die Schwierigkeit liegt darin, genau das herauszufinden und so auszuschließen, dass ein hormonproduzierender Tumor in der Bauchspeicheldrüse sitzt.

Am ehesten geben dann ein genauer Blick auf die Patientengeschichte und die Bestimmung der Insulinvorstufen Hinweise darauf, ob es sich um einen Medikamentenmissbrauch oder um eine organische Ursache handelt.

Diagnose – der Hungertest

Bei einem Blutzucker unter 45 mg/dl und den typischen Symptomen müssen sich die Patientinnen und Patienten einem Hungerversuch unterziehen. Er findet in der Klinik statt und dauert in der Regel 72 Stunden. Während dieser Zeit stehen die Zuckerwerte und die Vorstufen des Insulins, die im Körper gebildet werden, unter ständiger Kontrolle. Die Messungen geben dann Aufschluss darüber, wie und wann die Werte zu stark sinken.

Behandlung – je nach Ursache

Wie eine Unterzuckerung behandelt wird, hängt von der Grunderkrankung ab. Ein Insulinom wird meistens operativ entfernt. Außerdem können Medikamente verschrieben werden, die den Zuckergehalt im Blut steigern. Zum Beispiel dann, wenn mehrere insulinproduzierende Tumore an verschiedenen Stellen vorliegen die nicht ohne weite-res chirurgisch entfernt werden können. Oder wenn eine Operation aus gesundheitlichen Gründen nicht möglich ist. Bei einer Nebenniereninsuffizienz oder einem Wachstumshormonmangel entscheidet die Ausprägung der Störung über die Art und Weise der Behandlung. Bei anderen Erkrankungen, die zu einer Unterzuckerung führen, muss die Behandlung am Grundproblem ansetzen.

Neben schweren Fällen von Hypoglykämie gibt es auch leichte Formen mit grenzwertig niedrigen Blutzuckerwerten, die trotzdem stören können. Ähnlich wie geschulte Diabetikerinnen und Diabetiker spüren einige Menschen schon dann milde Symptome, wenn ihre Blutzuckerwerte noch gar nicht unter den kritischen Wert von 45 mg/dl gefallen sind. Das kommt zum Beispiel dann vor, wenn die Zuckerwerte nach dem Essen durch eine etwas übermäßige Reaktion des Körpers zunächst stark ansteigen und anschließend leicht unter den Normbereich sinken.

Häufig hilft eine Umstellung der Essgewohnheiten. Statt wenige große Mahlzeiten nehmen sie dann besser mehrere kleine Portionen zu sich und verzichten auf schnell resorbierbare Kohlenhydrate. Denn diese sind es, die in Kombination mit Zucker Blutzuckerschwankungen verstärken können. Dennoch sollte auch in solchen Fällen überprüft werden, ob eine mögliche Insulinresistenz vorliegt.

Osteoporose – wenn Knochen zu leicht brechen

Inhaltsverzeichnis

Die Hormone und die Knochen – 170

Osteoporose als Volkskrankheit – 170

Knochenschwund in den Wechseljahren – 170

Chronische Schmerzen – 171

Osteoporose vorbeugen – 172

Wann zum Arzt? Wie behandeln? – 173

Kurz zusammengefasst – 174

© Springer-Verlag GmbH Deutschland, ein Teil von Springer Nature 2020
H. J. Schneider et al., *Hormone – ihr Einfluss auf mein Leben*,
https://doi.org/10.1007/978-3-662-58978-6_29

Unser Skelettsystem ist kein lebloser Stützapparat. Bei unseren Knochen handelt es sich um ein hochgradig stoffwechselaktives Gewebe, das durch viele Einflüsse gesteuert wird. Dazu zählen auch Hormone. Sie wirken auf das Gewebe ein, das Gewebe bildet aber auch selbst Hormone, wie zum Beispiel das Knochenhormon Osteocalcin. Neue Forschungen haben sogar gezeigt, dass dieses Hormon neben den Hormonen aus der Nebenniere (zum Beispiel Adrenalin) an der Kampf- und Fluchtreaktion in Bedrohungssituationen beteiligt ist – ein Ergebnis, das selbst erfahrenen Knochenforscher überrascht hat.

Die Hormone und die Knochen

Im ständigen Wechsel werden unsere Knochen auf- und abgebaut. Für den Knochenaufbau sind die sogenannten Osteoblasten verantwortlich. Die Osteoklasten dagegen bauen den Knochen wieder ab. Nur wenn Knochenaufbau und -abbau sich die Balance halten, bleibt der Knochen stabil. Geschlechtshormone, Wachstumshormon, IGF1 und Vitamin D sind wichtig für den Aufbau der Knochen und den Erhalt der Knochenmasse. Hormone wie Cortisol, die Schilddrüsenhormone und Parathormon können dagegen zum Abbau von Knochendichte führen. Ist das hormonelle Gleichgewicht gestört, hat das also auch Auswirkungen auf unser Skelett. Die Knochen verlieren ihre Stabilität – und brechen leichter. Osteoporose, zu deutsch: Knochenschwund, entsteht.

Osteoporose als Volkskrankheit

Der Begriff Osteoporose leitet sich von altgriechisch „ostéon" für Knochen und „poros" für Pore her – und sagt damit schon ziemlich viel über die Problematik dieses Krankheitsbildes aus: poröse Knochen. Osteoporose betrifft das gesamte Skelett. Nicht nur die Knochenmasse nimmt ab, auch die Mikroarchitektur des Knochengewebes verschlechtert sich. Unsere Röhrenknochen haben in ihrem Inneren eine schwammartige Knochenstruktur, die man Spongiosa nennt. Diese Spongiosa ist eine geniale Einrichtung der Natur. Die kleinen Knochenbälkchen sind so angeordnet, dass die Knochen nicht nur extrem stabil, sondern auch extrem leicht sind: maximale Stabilität kombiniert mit maximaler Gewichtsersparnis. Bei Patientinnen und Patienten mit Osteoporose werden diese Bälkchen immer dünner, zum Teil verschwinden sie ganz. Die Folge: Die Knochen brechen.

Bei Osteoporose verändert sich somit die Knochendichte. Man kann sie mithilfe spezieller Röntgenaufnahmen wie zum Beispiel eine Dual X-Ray absorptiometry (DXA)-Knochendichtemessung kann man die Knochendichte messen.

Für jedes Alter gibt es dafür standardisierte Werte. Liegt der Wert unterhalb des Mittelwerts im jungen Erwachsenenalter (20 bis 29 Jahre), genauer genommen bei minus 2,5 der Standardabweichung darunter, spricht man von Osteoporose. Zur Erklärung: Die Standardabweichung ist ein Maß für die Streuung von Daten. Sie gibt an, in welchem Umfang erhobene Werte vom Durchschnittswert abweichen. Im medizinischen Bereich ist die Standardabweichung ein statistisches Maß für einen Normbereich. Hierbei ist ein Normbereich für einen bestimmten Wert in der Regel so definiert, dass er knapp zwei Standardabweichung oberhalb und knapp zwei Standardabweichung unterhalb der Mittelwerte liegt.

Knochenschwund in den Wechseljahren

Vor allem in Zeiten, in denen sich der Hormonhaushalt umstellt und genau jene Hormone abnehmen, die für die Knochen wichtig sind, ist die Gefahr groß, dass unser Skelett in Mitleidenschaft gezogen wird.

Vor allem ältere Frauen nach der Menopause sind betroffen. Auswertungen aus Krankenkassendaten haben ergeben, dass insgesamt 14 Prozent der Bevölkerung an Osteoporose leiden, Frauen sind mit 24 Prozent weitaus häufiger betroffen als Männer mit sechs Prozent. Frauen nach den Wechseljahren machen dabei den Hauptanteil aus. Man geht davon aus, dass fast ein Drittel aller Frauen nach den Wechseljahren eine Osteoporose entwickelt. Über die Hälfte der Patientinnen und Patienten, deren Daten ausgewertet wurden, bekamen die Folgen des Knochenschwunds auch deutlich zu spüren: Sie erlitten alle einen oder gar mehrere Knochenbrüche. Typischerweise brechen die Knochen bei Stürzen oder Verletzungen, die einen gesunden Knochen nicht beschädigen können. Leichte Gartenarbeit oder ein Stolperer reichen da teilweise schon aus. Häufig bemerken die Betroffenen die Brüche anfangs gar nicht, weil sie an den Wirbelkörpern passieren. Was sie allerdings spüren, sind chronische Schmerzen.

Warum aber sind Frauen in den Wechseljahren besonders gefährdet? Sie ahnen es wahrscheinlich schon: Es liegt an den Hormonen. In den Wechseljahren versiegen die Geschlechtshormone Östradiol und Progesteron – genau diese aber sind besonders wichtig für den Erhalt der Knochendichte.

Da diese Veränderung im Hormonhaushalt aber ein natürlicher Entwicklungsschritt und keineswegs krankhaft ist, gilt es, eine Osteoporose schon im jungen Lebensalter vorzubeugen. In der Kindheit und Jugend nimmt die Dichte unserer Knochen so lange zu, bis sie im Alter zwischen von 20 und 30 Jahren die höchsten Werte erreicht. Danach baut sie stetig ab. Dieser Prozess ist unumkehrbar. Entscheidend ist, welche maximale Knochendichte wir im jungen Erwachsenenalter aufgebaut haben. Denn davon zehren wir. Man könnte es mit einem Bankkonto vergleichen. Je mehr wir in jüngeren Jahren eingezahlt haben, desto mehr können wir im weiteren Lebensverlauf davon zehren.

Chronische Schmerzen

Meist sind es die immer wieder kehrenden Schmerzen, die die Betroffenen eine Arztpraxis aufsuchen lassen. Ihre Lebensqualität ist stark eingeschränkt. Sie leiden nicht nur an den akuten Schmerzen, sondern auch daran, dass ihre Beweglichkeit deutlich abnimmt. Im Grunde tut ihnen einfach alles weh, die Gelenke, die Knochen, der Rücken, die Wirbelkörper (vor allem, wenn sie abgeklopft werden). Nicht selten werden Menschen mit Osteoporose langsam immer kleiner und gehen immer gebeugter. Sie schrumpfen sozusagen. Dahinter verbergen sich zwei Phänomene: Erstens die sogenannten Sinterungsfrakturen der Wirbelkörper. Dabei sacken die Wirbelkörper in sich zusammen, so dass sich der Rücken verkürzt. Und zweitens eine Kyphose, ein Buckel. Er kommt dadurch zustande, dass die Wirbelkörper der Brustwirbelsäule einbrechen und sich keilförmig verformen.

Bei der Untersuchung bemerken Ärztinnen oder Ärzte häufig ein weiteres typisches Zeichen. Durch die Verkürzung des Rückens wirft die überschüssige Haut Falten: Das sogenannte Tannenbaum-Phänomen entsteht. Es wird so genannt, weil am Rücken der Patientinnen und Patienten Hautfalten zu sehen sind, die von der Wirbelsäule seitlich nach unten abgehen und wie ein Nadelbaum aussehen. Wenn man ganz penibel sein will, müsste es eigentlich wegen der Art des Wuchses richtiger Fichten-Phänomen heißen, denn die Äste von Tannen wachsen nach oben, die von Fichten nach unten.

Das Tückische an chronischen Schmerzen ist, dass sie nicht nur verdammt weh tun, sondern auch auf die Psyche schlagen. Dadurch, dass Bewegung immer beschwerlicher wird, ziehen sich viele Betroffene zurück, aus dem öffentlichen Leben ebenso wie von Freunden oder Familie. Das Alleinsein und die körperlichen Einschränkungen machen dann leider sehr oft auch seelisch krank. Es drohen soziale Isolation und Depressionen. Umso wichtiger sind eine entsprechende Behandlung und vor allem eine individuelle Schmerztherapie.

Osteoporose vorbeugen

Wie oben schon angesprochen, gibt es Risikofaktoren für Osteoporose, die wir nicht beeinflussen können: steigendes Alter und weibliches Geschlecht. Das heißt aber nicht, dass alle älteren Frauen Osteoporose bekommen müssen. Es gibt viele, deren Knochen auch im Alter stabil bleiben.

Frauen können eine ganze Reihe von Dingen tun, um sich bis ins hohe Alter fit zu halten, ihre Knochen inklusive. Im Umkehrschluss: Es gibt ein paar wichtige Sachen, die sie nicht tun sollten. Dazu gehört erstens Rauchen. Nikotinkonsum gefährdet die Knochengesundheit und fördert das Risiko, an Osteoporose zu erkranken. Die zweite Gefahr ist Untergewicht: Wenn der Körper zu wenig Energie hat, spart er dort, wo's geht. Das heißt auch an Knochen und Muskeln. Eine Essstörung erhöht das Osteoporose-Risiko noch zusätzlich, weil dadurch wichtige Nährstoffe fehlen. Auch eine Mangelernährung oder Magen-Darm-Krankheiten, die die Nahrungsaufnahme beeinträchtigen, gehören entsprechend zu den Risikofaktoren.

■ **Bewegung**

Damit die Knochen so stabil aufgebaut werden, dass sie auch im Alter davon profitieren, gibt es ein Zaubermittel: Bewegung. Wichtig ist dabei, dass unsere Knochen stetig trainiert werden. Alles, was unsere Muskeln stärkt, stärkt auch unsere Knochen. Im besten Fall gehört Bewegung in jeder Lebensphase zum täglichen Programm. Stabile Knochen sind der Dank. Wer jetzt denkt „Oje, viel bewegt habe ich mich nie, dann ist es jetzt sowieso zu spät!", der hat Unrecht. Natürlich wäre es besser gewesen, bereits früher mit regelmäßiger Bewegung anzufangen, aber es ist nie zu spät. Bewegung muss auch dann sein, wenn die Kno-

chen bereits brüchig sind oder zumindest die Gefahr dafür besteht. In diesem Fall kommt es sehr darauf an, die richtige körperliche Ertüchtigung auszusuchen. Welche Sportarten besonders gut geeignet sind, lesen Sie im Kasten nebenan.

Um Stürze und Brüche vorzubeugen, sollte man auch die eigene Wohnung einem Stolper-Check unterziehen – und versteckte Sturzgefahren nach Möglichkeit beseitigen. Das sind zum Beispiel Teppiche, erhöhte Türschwellen oder schlechte Beleuchtung.

■ **Ernährung**

Zur Vorbeugung gehört neben Bewegung auch eine ausgewogene Ernährung. Vor allem eine ausreichende Zufuhr von Calcium und Vitamin D ist wichtig. Kräftige Knochen brauchen außerdem Folsäure und – zumindest wird das vermutet – Vitamin B12, alles in ausreichender Menge. Die Empfehlungen der deutschen Osteoporose-Leitlinien liegen bei 1000 mg für Calcium und 800–1000 internationale Einheiten (IE) für Vitamin D, gegebenenfalls auch etwas mehr. Diese Menge an Vitamin D über die normale Nahrung zu erreichen, ist schwierig. Deswegen nehmen viele Vitamin D-Präparate ein. Der Calciumbedarf lässt dagegen in der Regel gut über die Nahrung decken.

Den Calciumbedarf optimal decken

Calcium ist vor allem in Milchprodukten wie Jogurt und Hartkäse enthalten. Aber auch grünes Gemüse wie Blattspinat und Brokkoli sind gute Calciumlieferanten. Ein paar Beispiele: 200 ml Joghurt enthalten 260 mg Calcium, 30 g Parmesan 360 mg, 30 g Camembert 150 mg, 110 g Brokkoli enthalten 120 mg und 160 g, Grünkohl 280 mg Calcium. Weitere Informationen zum Calciumbedarf finden sich auf der Seite ▶ www.gesundheits information.de. Wer möchte, kann dort auch den eigenen Bedarf über einen Online-Rechner auswerten lassen.

■ Risikofaktoren für Osteoporose

Alter und Geschlecht sind die beiden Natur gegebenen Faktoren, die ein gewisses Osteoporose-Risiko in sich tragen, die sich aber durch einen gesunden Lebenswandel minimieren lassen. Leider gibt es daneben auch bestimmte Grunderkrankungen, die mit Alter und Geschlecht nichts zu tun haben, aber dennoch die Knochen schädigen können. Hierzu gehören das Cushing-Syndrom, bei dem zu viel körpereigenes Cortisol gebildet wird, eine Schilddrüsenüberfunktion, ein Testosteron- oder Östrogenmangel, ein Überschuss an Parathormon (bei primärem Hyperparathyreoidismus, siehe dazu auch ▶ Kap. 23), rheumatische Erkrankungen, Magen-Darm-Erkrankungen und im geringeren Maße auch Epilepsien, Diabetes und Nieren-, Leber- und Herzerkrankungen. Da bei diesen Allgemeinerkrankungen sowohl die Erkrankung selbst als auch die Medikamente, mit denen sie behandelt wird, einen Einfluss auf Nährstoffbedarf, Stoffwechsel und Hormone haben, können die Knochen in Mitleidenschaft gezogen werden.

Auch einige Medikamente haben schlechten Einfluss auf die Knochen und begünstigen damit die Entstehung von Osteoporose. Das sind zum Beispiel Kortisonpräparate oder eine Überdosierung von Schilddrüsenhormonen; Medikamente, die die Geschlechtshormone unterdrücken (wie etwa Aromatasehemmer) oder Mittel zur Behandlung von Brustkrebs oder Prostatakrebs; auch Antiepileptika, Abführmittel, Wassertabletten, Magensäureblocker, Antidepressiva und Schmerzmittel, die Opiate enthalten, tun den Knochen nicht gut. Doch wie immer bleibt die Frage: Was ist wichtiger? Welche Nebenwirkung muss man bei einer bestimmten Medikation in Kauf nehmen? Im Zweifelsfall müssen Patient oder Patientin, Arzt oder Ärztin gemeinsam entscheiden.

Die Hexe in Hänsel und Gretel – ein besonders schwerer Fall von Osteoporose?
Hat die Hexe im Märchen Hänsel und Gretel etwa Osteoporose? „Da ging auf einmal die Türe auf und eine steinalte Frau, die sich auf eine Krücke stützte, kam herausgeschlichen" heißt es, als Hänsel und Gretel bei dem Lebkuchenhaus ankommen. Sie will Hänsel aufessen, kann ihn aber nicht gut erkennen, denn „die Hexen haben rote Augen und können nicht weit sehen".

Beschreiben die Gebrüder Grimm da nicht tatsächlich eine ältere Frau mit Knochenschwund? Es klingt zumindest sehr danach: Die alte Frau geht gebeugt und langsam und sie muss sich beim Gehen auf eine Stock stützen. Sie scheint starke Schmerzen zu haben, womöglich hat sie sich deswegen in ihr Häuschen im Wald zurückgezogen, ist eben deshalb einsam, missmutig und böse. Dass sie schlecht sieht, passt auch ins Bild. Das Einbüßen der Sehkraft ist zwar keine direkte Folge von Osteoporose, aber tatsächlich kommen Sehstörungen im Alter – die Hauptursachen sind grauer Star und die altersabhängige Makula-Degeneration (Zerstörung der Netzhaut im Auge) – bei Frauen mit Osteoporose deutlich häufiger vor als bei gleichaltrigen Frauen ohne Osteoporose.

Man kann so noch weiter machen: Durch ihr abgeschiedenes Leben im dunklen Wald hat sie sehr wahrscheinlich einen Vitamin-D-Mangel, womöglich ist sie auch mangelernährt. Wer fast nur Lebkuchen isst, dem fehlen Calcium, Vitamin B12 und Folsäure. Wollte sie etwa ihren Nährstoffbedarf auf eine besonders makabre Art und Weise ausgleichen? Alles Spekulation. Aber wenn es so wäre, dann wäre aus der Hexe mit der richtigen Vorbeugung und der richtigen Therapie keine Hexe geworden. Und Hänsel und Gretel wäre ein schreckliches Erlebnis erspart geblieben.
(Quelle: Große Ausgabe der Kinder- und Hausmärchen, Band 1 aus dem Jahre 1850).

Wann zum Arzt? Wie behandeln?

Wenn Symptome auftreten, seien es gebrochene Knochen nach einer Bagatellverletzung, seien es Skelett- oder Rückenschmerzen, sei es, dass jemand stetig an Körpergröße verliert und am Rücken ein Tannenbaum-Phänomen zu erkennen ist, sei es eine Verformungen des Rückens zu einem Buckel – dann bitte nicht zögern und zum Arzt gehen. Vor allem wenn noch Risikofaktoren wie Rauchen, Untergewicht, Medikamenteneinnahmen, bestimmte Vorerkrankungen, höheres Alter und weibliches Geschlecht hinzukommen, ist es empfehlenswert sich checken zu lassen.

Auch wenn das vielleicht bei chronischen Schmerzen an den Knochen paradox erscheint: Zur Basistherapie bei Osteoporose

29

gehört unbedingt Bewegung. Und dazu wie oben schon erwähnt, eine Ernährung mit ausreichend Calcium und Vitamin D.

Je nachdem wie stark der Knochenschwund bereits fortgeschritten ist, welche Risikofaktoren vorliegen und wie die Ergebnisse der Knochendichtemessung ausfallen, kommen auch Medikamente zum Einsatz. Zum Beispiel Medikamente aus der Klasse der sogenannten Bisphosphonate, künstliche Parathormonpräparate oder Geschlechtshormone. Neue Therapien arbeiten mit Antikörpern, die den Kochenaufbau stärken. Da alle diese Medikamente spezifische Wirkungen, aber auch Nebenwirkungen haben, können sie teilweise nur über einen begrenzten Zeitraum eingenommen werden.

Zur Unterstützung des Knochengerüsts gibt es auch verschiedene physikalische Maßnahmen wie eine Korsett-Therapie und Krankengymnastik. Und dass akute Knochenbrüche unter Umständen operiert werden müssen, versteht sich von selbst.

Jeder Patient ist anders, jede Patientin hat ihre eigene Geschichte – und genau so individuell muss auch über die Behandlung und den Einsatz von Medikamenten oder anderen Maßnahmen im Einzelfall entschieden werden, um die optimale Versorgung zu finden und die Schmerzen zu lindern.

bietet sich Krafttraining mit dem eigenen Körpergewicht oder leichten Gewichten an. Der Wechsel der Muskulatur zwischen Ziehen und Drücken stärkt die Knochen. Zusätzlich verbessert es die Körperhaltung, wenn vor allem die Muskeln am Bauch, am Rücken, am Gesäß und an den Oberschenkeln trainiert werden. Wichtig dabei ist, bei Osteoporose lieber mehrmals die Woche mit hoher Intensität und wenigen Wiederholungen zu trainieren als unregelmäßig bei geringer Belastung und vielen Wiederholungen. Professionelle Anleitung gibt es in jeder Stadt bei Gymnastik- und Bewegungsprogrammen, die speziell auf die Bedürfnisse von Patientinnen und Patienten mit Osteoporose zugeschnitten sind.

Zusätzlich zum Krafttraining hat Koordinationstraining einen sehr positiven Einfluss. Es fördert das Gleichgewicht und die Reaktionsfähigkeit. Tanzen ist zum Beispiel ideal. Das Schöne daran ist, dass es gleich zwei wichtige Dinge miteinander verbindet. Er ist ein sehr gutes Training für Ausdauer, Orientierungsvermögen und Gleichgewicht. Und es macht noch dazu großen Spaß, sich zur Musik und mit anderen gemeinsam zu bewegen.

Sport bei Osteoporose: Kräftigen und Tanzen

Kraft und Koordination sind das oberste Ziel. Natürlich können Osteoporose-Patienten nicht alle Sportarten ausüben, sollen sie auch nicht. Bei manchen ist das Verletzungsrisiko viel zu hoch. Skifahren, Schlittschuhlaufen, Reiten oder das Heben von schweren Gewichten fallen daher flach. Aber es gibt viele Arten, sich zu bewegen, die bei Osteoporose sehr empfehlenswert sind. Am besten sind Sportarten, die einerseits wichtige Muskelpartien stärken und andererseits die Koordination trainieren. Für den Muskelaufbau

Kurz zusammengefasst

Osteoporose ist inzwischen eine Volkskrankheit. Sie müsste es aber nicht sein, denn sie lässt sich in vielen Fällen vorbeugen und zwar je früher desto besser. Viel Bewegung und eine ausreichend Zufuhr von Nährstoffen, insbesondere von Calcium, ist die wichtigste Basis, um das Osteoporose-Risiko im Alter zu reduzieren.

Vor allem ältere Frauen leiden häufig an Knochenschwund. Alter und Geschlecht sind Risikofaktoren, sie sich leider nicht beeinflussen lassen. Es gibt aber eine Reihe anderer Risiken, die vermeidbar sind. Dazu gehören Bewegungsmangel, Mangelernährung, Rauchen und Untergewicht. Außerdem können bestimmte Krankheiten und verschiedene Medikamente die Entstehung von Osteoporose begünstigen.

Je nach Grunderkrankung und je nach individuellem Risikoprofil wird für jede Patientin und jeden Patienten eine optimale Therapie zusammengestellt. Sie besteht meist aus verschiedenen Elementen wie Bewegung, Ernährung, eventuell Medikamenten und weiteren Maßnahmen.

Hypophyseninsuffizienz

Inhaltsverzeichnis

Ursachen der Hypophyseninsuffizienz – 178
Folgen und betroffenen Hormone – 178

Die Kaskade des Hormonausfalls – 179
Wachstumshormonmangel – 179
Ausfall von LH und FSH – 180
Der Ausfall von TSH – 180
Mangel an ACTH – 180
Prolaktinmangel – 181

Diagnose und Therapie – 181

Kurz zusammengefasst – 181

© Springer-Verlag GmbH Deutschland, ein Teil von Springer Nature 2020
H. J. Schneider et al., *Hormone – ihr Einfluss auf mein Leben*,
https://doi.org/10.1007/978-3-662-58978-6_30

Wenn die Hypophyse, eines der wichtigsten Organe unseres Hormonsystems, nicht arbeitet wie sie soll, kann das unseren Hormonhaushalt gewaltig durcheinander bringen. Bildet sie zu wenig Hormone, hört man Misstöne im Orchester unserer Hormone – und spürt die Auswirkungen. Experten sprechen dann von einer Hypophyseninsuffizienz.

Ursachen der Hypophyseninsuffizienz

Es gibt verschiedene Möglichkeiten, die zu einer Hypophyseninsuffizienz führen:

- **Raumforderungen in der Hypophyse:** Darunter versteht man alle Arten von gutartigen und bösartigen Tumoren. In den meisten Fällen handelt es sich um gutartige Adenome. In der Regel führen erst Tumore mit einer Größe von über einem Zentimeter zu einer eingeschränkten Funktion der Hypophyse. Doch auch bei kleineren Knoten kann eine Beeinträchtigung in ganz seltenen Fällen nicht ausgeschlossen werden.
- **Ein Trauma/eine Verletzung:** Schädelhirntraumata treten bei Unfällen mit Kopfverletzungen auf. Sie können Hypothalamus oder Hypophyse beeinträchtigen und dazu führen, dass die Hormonproduktion stockt.
- **Eine Subarachnoidalblutung:** Solche plötzlichen Einblutungen aus Arterien an der Hirnbasis können unmittelbare Ausfälle von Hypophysenhormonen zur Folge haben. Als Ursache einer Subarachnoidalblutung kommen zum Beispiel Kopfverletzungen oder sogenannte Aneurysmata in Frage. Darunter versteht man die Aussackung, also die krankhafte Erweiterung, von Gefäßen, die im schlimmsten Fall platzen können. Sind die Gefäße an der Hirnbasis verletzt, kommt es zu einem plötzlichen Druckanstieg im Hirn, der die Hypophysenfunktion hemmen kann.
- **Bestrahlungen:** im Bereich der Schädelbasis zur Behandlung von Tumoren im Kopfbereich.

- **Genetische Veränderungen:** Sie können bereits bei der Geburt zu Ausfällen einzelner oder auch mehrerer Hypophysenhormone führen.

In manchen Fällen ist die Hypophyseninsuffizienz idiopathisch. Das bedeutet, dass sie zwar festgestellt wurde, aber keine klaren Ursachen bekannt sind.

Folgen und betroffenen Hormone

Bei einer Hypophyseninsuffizienz können sowohl die Hormone des Hypophysenvorderlappens als auch des Hypophysenhinterlappens ausfallen. Da jedes Hormon unterschiedliche, sehr spezifische Funktionen hat, sind auch die Folgen eines Fehlens vielseitig.

Ausfall des Hypophysenhinterlappens

Beim Ausfall des Hypophysenhinterlappens wird zu wenig Antidiuretisches Hormon (ADH) freigesetzt. Infolgedessen wird der Urin nicht mehr ausreichend konzentriert und der Körper scheidet vermehrt Wasser aus. Damit verbunden ist oft ein ständiges Durstgefühl. Die Betroffenen trinken und trinken und haben dennoch Durst. Sie nehmen bis zu zehn oder mehr Liter Flüssigkeit täglich zu sich, normal ist eine Trinkmenge von bis zu drei Litern am Tag. Das Gefährliche an diesem Krankheitsbild ist, dass der Körper unablässig deutlich mehr Wasser als normal ausscheidet. Steht aber nicht genügend Flüssigkeit zur Verfügung, zum Beispiel auf längeren Flugreisen, trocknen die Betroffenen innerlich aus.

Ausfall des Hypophysenvorderlappens

Der Hypophysenvorderlappen schüttet mehrere Steuerungshormone aus, die verschiedene Systeme in unserem Körper beeinflussen. ACTH steuert die Ausschüttung von Cortisol in unseren Nebennieren, TSH die Ausschüttung von Schilddrüsenhormonen aus unserer Schilddrüse. LH und FSH steuern die Ausschüttung unserer Geschlechtshormone, Wachstumshormone unser Wachstum und die Ausschüttung von IGF 1, einem Faktor, der zusätzliche Effekte von Wachstumshormonen auslöst. Prolaktin steuert vor allem den Milcheinschuss bei Frauen nach der Schwangerschaft. All das funktioniert nicht mehr oder nur mehr eingeschränkt, wenn der Hypophysenvorderlappen ausfällt.

Die Kaskade des Hormonausfalls

Der Ausfall jedes einzelnen dieser Hormone kann bestimmte Symptome hervorrufen. Da Erkrankungen oder Verletzungen der Hypophyse aber in der Regel nicht nur ganz bestimmte hormonproduzierende Zellen stören, fallen zumeist mehrere Hormone gleichzeitig aus. So entsteht eine Mischung verschiedener Symptome und Krankheitsbilder, die erst entschlüsselt und zugeordnet werden muss.

Dabei hilft, dass bei einer Hypophyseninsuffizienz zwar oft mehrere Hormone nicht mehr (ausreichend) gebildet werden, dieser Mangel aber oft zeitlich verschoben auftritt. Das kommt daher, dass die hormonproduzierenden Zellen in der Hypophyse unterschiedlich empfindlich sind. So fallen manche Hormonsysteme deutlich häufiger und früher aus als andere. Es bildet sich eine Art Kaskade an Hormonausfällen. Am empfindlichsten sind die Zellen, die das Wachstumshormon und die Hormone LH und FSH produzieren. Sie sind es daher auch, die zumeist als erstes nicht mehr in ausreichender Menge vorhanden sind, was dann dazu führt, dass auch zu wenig Nachfolgehormone gebildet werden.

Die Verbindung aus Hypothalamus-, Hypophysen- und deren Nachfolgehormonen bezeichnet man als Hypophysenhormonachsen. Eine solche Achse ist zum Beispiel: GHRH (im Hypothalamus gebildet) – Wachstumshormon (in der Hypophyse gebildet) – IGF1 als deren Folgehormone. Eine andere: GnRH (Hypothalamus) – LH/FSH (Hypophyse) – Testosteron (bei Männern) beziehungsweise Östrogene und Progesteron (bei Frauen) als deren Folgehormone.

Anders als bei LH und FSH sind die TSH- und ACTH-produzierenden Zellen etwas robuster und fallen oft erst dann aus, wenn bereits kein Wachstumshormon, kein LH und kein FSH mehr produziert wird. Nicht umsonst ist diese Reihenfolge so und nicht anders herum, denn TSH und vor allem ACTH sind lebenswichtige Hormone. Wird eine Insuffizienz nicht entsprechend behandelt, fallen auch diese Botenstoffe aus und das kann lebensbedrohlich werden.

Wachstumshormonmangel

Ist wegen einer defekten Hypophyse die Bildung von Wachstumshormonen gestört, lässt sich das am offensichtlichsten bei Kindern erkennen. Ihr Längenwachstum ist eingeschränkt, sie bleiben zu klein. Prominentes Beispiel dafür ist der Weltklassefußballer Lionel Messi. Wäre er nicht als Kind mit Wachstumshormonen behandelt worden, wäre er heute wohl kleinwüchsig. Lesen Sie dazu mehr im ▶ Kap. 51.

Wachstumshormone und das Folgehormon IGF 1 haben daneben weitere wichtige Funktionen. Ein Mangel hat nicht nur im Kindesalter, sondern auch bei Erwachsenen schwerwiegende Folgen. Er führt zu geringerer Muskelmasse und vermehrter Fetteinlagerung vor allem im Bauchbereich. Zu wenige dieser Hormone bringen auch den Cholesterinstoffwechsel durcheinander: Das oft als „böse" bezeichnete, weil für Gefäßablagerungen und -verengungen mitverantwortliche LDL-Cholesterin steigt an, das „gute" HDL-Cholesterin fällt ab. Die Leistungsfähigkeit lässt nach, die Energie sinkt, die Konzentrationsfähigkeit leidet, die gesamte Lebensqualität nimmt ab. Wachstumshormone sind darüber hinaus wichtig für die Bildung von Nervenzellen. Untersuchungen ergaben, dass Patientinnen und Patienten durch eine Therapie mit Wachstumshormonen ihre Leistungsfähigkeit hinsichtlich Gedächtnis und Konzentration deutlich verbessern konnten.

Was macht Lebensqualität aus?

Jede Patientin und jeder Patient mit einer chronischen Erkrankung weiß, was es bedeutet, eine eingeschränkte Lebensqualität zu haben. Doch Lebensqualität ist nicht nur ein diffuses Konstrukt oder eine rein individuelle Empfindung, man kann sie messen. Mit spezifischen Lebensqualität-Fragebögen lässt sich wissenschaftlich erfassen, was Lebensqualität ausmacht und welche Faktoren sie mindern. Es gibt Fragebögen, die die allgemeine Lebensqualität erfassen, aber auch Fragebögen, die die krankheitsspezifische Lebensqualität erforschen.

Studien zeigen, dass etwa bei einem Wachstumshormonmangel typische Einschränkungen der Lebensqualität bestehen, insbesondere hinsichtlich Energie, Selbstwertgefühl und Leistungsfähigkeit.

Ausfall von LH und FSH

Der Ausfall dieser beiden Hormone hat eine direkte Wirkung auf die Sexualität. Kein LH und FSH, keine Geschlechtshormone. Bemerkbar macht sich ihr Fehlen dadurch, dass das sexuelle Verlangen nachlässt. Bei Frauen gerät der Zyklus durcheinander, die Periode bleibt ganz aus oder tritt nur mehr selten und unregelmäßig ein. Männer leiden vor allem unter Erektionsstörungen und/oder einer deutlichen Verkleinerung der Hoden. Werden über einen längeren Zeitraum keine Geschlechtshormone produziert, sind die Zeichen auch äußerlich immer deutlicher sichtbar: Insbesondere bei Männern fällt die Achsel- und Schambehaarung aus und die Haut erscheint wächsern und bleich.

Der Ausfall von TSH

Ohne TSH werden keine Schilddrüsenhormone mehr gebildet. Dieser Mangel zeigt sich vielfältig: Müdigkeit, Abgeschlagen-

heit, Trägheit, Gewichtszunahme, Haarausfall, Brüchigkeit der Fingernägel, bei Frauen auch Zyklusstörungen – all diese Symptome können auf zu wenig Hormone aus der Schilddrüse zurückgeführt werden. Bei einem längerfristigen Mangel sind die Folgen noch gravierender. Lethargie und sogar Wesensveränderungen, auch ein verlangsamter Herzschlag oder Verstopfungen finden darin ihre Ursache. Zur genauen Entstehung, den Folgen und Therapiemöglichkeiten einer Schilddrüsenunterfunktion lesen Sie das erste Kapitel dieses Teils.

Mangel an ACTH

Ein Mangel an ACTH zieht eine Nebenniereninsuffizienz nach sich. Man spricht auch von einer hypophysären oder sekundären Insuffizienz. Anders als bei einer primären Insuffizienz der Nebenniere ist die Haut bei der Hypophyseninsuffizienz mit ACTH-Mangel eher bleich. Ansonsten können aber sehr ähnliche Symptome auftreten: Apathie, Müdigkeit, Schwäche, Gewichtsverlust, in Stresssituationen manchmal auch Übelkeit, Erbrechen und Unterzuckerung.

Die große Gefahr bei einer Nebenniereninsuffizienz ist – unabhängig davon, ob primär oder sekundär – ist die sogenannte Nebennierenkrise. Durch die fehlende Produktion von körpereigenem Cortisol fehlt die entsprechende Reaktion des Körpers in Krankheits- und Stresssituationen. Während der gesunde Körper bei Krankheiten wie etwa fieberhaften Infekten oder Durchfallerkrankungen in der Regel ausreichend Cortisol produziert, um die Entzündungseffekte abzufangen und sich selbst zu helfen, reagiert der Körper bei einer Nebennierenkrise nicht und die Selbstheilungskraft bleibt aus. Mögliche Folgen sind ein gefährlicher Blutdruckabfall, Bewusstseinsstörungen und Unterzuckerungen, die sogar lebensbedrohlich werden können. Wichtig sind dann eine schnelle und ausreichende Zufuhr von Cortisol und ärztliche Hilfe.

Prolaktinmangel

Anders als bei den oben genannten Hormonausfällen sind bei einem Prolaktinmangel keine eindeutigen Symptome beziehungsweise Beschwerden bekannt. Man weiß allerdings, dass zu viel Prolaktin Beschwerden verursachen kann, etwa dass Milch in die Brüste einschießt oder der Zyklus gestört ist.

Diagnose und Therapie

Diagnostizieren kann man eine Hypophyseninsuffizienz über spezielle Tests im Blut. Dabei werden sowohl die Hormone in der Hypophyse als auch die Hormone der Folgeorgane gemessen und von einem Endokrinologen in die entsprechende Beziehung gesetzt. Für manche Hormonsysteme, bei denen die Hormone entweder sehr stark von der Situation abhängig sind (ACTH, Cortisol), oder pulsatil, also in stark schwankender Menge, ausgeschüttet werden (Wachstumshormon), sind teilweise auch Stimulationstests notwendig. Das gilt auch für die Bestimmung der Hypophysenhinterlappenfunktion (siehe dazu auch das ▶ Kap. 52).

Die Therapie einer Hypophyseninsuffizienz ist im Prinzip relativ einfach: Die fehlenden Hormone werden ersetzt. Damit versucht man, die natürliche Hormonausschüttung möglichst naturgetreu nachzuahmen. Auch wenn das Ersetzen der fehlenden Hormone immer nur eine Annäherung an den natürlichen Hormonverlauf darstellt, bemerken die meisten Betroffenen eine deutliche Verbesserung der Lebensqualität und viele Symptome der Hormonmängel schwächen sich ab.

Kurz zusammengefasst

Ein Hormonausfall kommt selten allein. Ist die Tätigkeit der Hypophyse eingeschränkt, hat das Auswirkungen auf eine ganze Reihe verschiedener Körperfunktionen und Organe. Hormone werden nicht mehr gebildet, können selbst nicht mehr wirken oder ihre Wirkung auf andere Bereiche und andere Hormone nicht mehr ausüben. Viele verschiedene, teilweise sehr unspezifische Symptome und diffuse Krankheitsbilder sind die Folge. Beschwerden wie Trägheit, Bleichheit, der Ausfall der sexuellen Funktionen, Gewichtsveränderungen oder ständiger starker Durst sind ein Alarmzeichen – und sollten daran denken lassen, die Hypophyse genauer zu untersuchen. Besonders dann, wenn Risikofaktoren wie ein Schädel-Hirn-Trauma, eine Bestrahlung der Schädelbasis oder eine Raumforderung der Hypophyse bekannt sind. Bestätigt sich die Diagnose, werden in der Therapie die fehlenden Hormone ersetzt.

Bei einer Hormonstörung richtet sich die Behandlung nach der Art der Störung. Besteht ein Hormonüberschuss ist eine Therapie mit Medikamenten möglich, etwa wenn es sich um einen prolaktinproduzierenden Tumor handelt. Andere hormonproduzierende Tumore müssen dagegen operiert werden.

Hypophysentumore

Inhaltsverzeichnis

Harmlose Knoten – 184

Zu wenig Raum für die Hypophyse – 184

Kurz zusammengefasst – 185

© Springer-Verlag GmbH Deutschland, ein Teil von Springer Nature 2020
H. J. Schneider et al., *Hormone – ihr Einfluss auf mein Leben*,
https://doi.org/10.1007/978-3-662-58978-6_31

Ein möglicher Grund dafür, dass die Hypophyse schwächelt, könnte auch ein Tumor in der Hypophyse sein. Solche Tumore sind meist gutartige Adenome. Sie werden häufig per Zufall, also inzidentiell entdeckt, wenn bei Patientinnen oder Patienten wegen Kopfschmerzen, Schwindel oder sonstigen neurologischen Beschwerden eine Schnittbildgebung des Kopfes gemacht wird. Dann spricht man von Inzidentalomen. Diese Zufallsbefunde sind gar nicht so selten. So tauchen in solchen Bildern im Rahmen einer Untersuchung, die ursprünglich gar nicht eine Auffälligkeit der Hypophyse abklären sollte, immer wieder beispielsweise kleine Knötchen auf, sogenannte Raumforderungen der Hypophyse. Da Bildgebungen des Kopfes inzwischen immer häufiger zur Diagnose eingesetzt werden und die Qualität der Auflösung stetig steigt, treten diese Fälle immer öfter auf. Je nach Studie geht man davon aus, dass jeder vierte bis jeder zehnte Mensch ein Inzidentalom der Hypophyse hat.

Harmlose Knoten

In vielen Fällen steckt hinter einem Inzidentalom nur eine harmlose Auffälligkeit, die nicht bedrohlich ist. Manchmal handelt es sich nur um ein kleines Artefakt (einen Abbildungsfehler), das keinen Krankheitswert hat, manchmal um einen kleinen harmlosen Knoten aus Drüsengewebe, der die Funktion der Hypophyse nicht stört. Wie viele andere Drüsen auch neigt auch die Hypophyse dazu, manchmal gutartige Knoten zu bilden.

Solche Veränderungen sind meistens sehr klein, oft nur ein paar Millimeter, höchstens ein Zentimeter. In der Regel beeinflussen sie den Hormonhaushalt nicht. Dennoch müssen sie überprüft werden, weil es sich in Einzelfällen um Adenome, das heißt gutartige Neubildungen, handeln kann, die selbst Hormone produzieren. Im Prinzip kann jede Zelle in der Hypophyse (es gibt verschiedene hormonproduzierende Zellen) selber anfangen zu wachsen, autonom zu werden, einen Knoten zu und damit vermehrt Hormone zu bilden. Am häufigsten ist das Prolaktin, manchmal Wachstumshormon oder ACTH sowie in seltenen Fällen TSH und die Gonadotropine LH und FSH.

Zu wenig Raum für die Hypophyse

Wenn eine solche Raumforderung gefunden worden ist, und sei es nur als Zufallsbefund, ist es wichtig, sich von einem Hormonspezialisten untersuchen zu lassen um auszuschließen, dass eine Störung der Hormonfunktion vorliegt. Bei größeren Knoten im Bereich der Hypophyse kann es vorkommen, dass gesundes Gewebe in der Hypophyse durch den Knoten so stark verdrängt und beeinträchtigt wird, dass das Organ selbst zu wenig Hormone bildet. Die Folge ist eine Hypophyseninsuffizienz.

Möglich ist auch, dass die Hypophyse dann selbst auf andere Organe drückt. Die Hirnanhangsdrüse liegt, wie der Name schon nahelegt, direkt unterhalb des Gehirns. Sie hängt im wahrsten Sinne des Wortes daran, denn sie ist über den sogenannten Hypophysenstiel mit dem Gehirn verbunden. Eine knöcherne Ausbuchtung, Sella turcica (Türkensattel) genannt, schützt sie sehr gut gegen Verletzungen. Diese Lage ist ein Hinweis darauf, welch hohe Bedeutung der Hypophyse in der evolutionären Entwicklung zukommt.

Die Sella turcica begrenzt die Hypophyse von drei Seiten. Ein Knoten kann demnach nur nach oben oder seitlich wachsen. Breitet er sich zur Seite aus, ummauert er die seitlichen Hirnschlagadern. Wächst er nach oben, kann er auf den Sehnerv drücken und eine Gesichtsfeldstörung hervorrufen, da dieser Nervenstrang nur wenige Millimeter oberhalb der Hypophyse kreuzt.

In diesem Fall kann es zu einer Gesichtsfeldstörung kommen. Die Betroffenen sehen dann in der Regel an den seitlichen Rändern des Gesichtsfeldes nichts mehr, so als ob sie Scheuklappen tragen würden. Woran liegt das? Wenn eine vergrößerte Hypophyse auf die innen liegenden Bahnen des Sehnervs drückt, blockiert sie die dort geleiteten Sehimpulse. Diese Bahnen des Sehnervs aber leiten genau die Bilder weiter, die von der Seite auf unsere Augen treffen.

Ein Hypophysenadenom kann nur in wenigen Ausnahmefällen (zum Beispiel Prolaktinome) mit Medikamenten behandelt werden. Es besteht daher eine dringende Notwendigkeit zur Operation. Erfahrene Neurochirurginnen und -chirurgen operieren über einen Zugang durch die Stirnhöhle oder über die beiden Nasenlöcher, eine große Operation mit Öffnung des Schädels ist so nicht notwendig.

Kurz zusammengefasst

Je nach Art und Ort haben Tumore unterschiedliche Folgen. Die einen stören das Hormongleichgewicht, die anderen drücken auf benachbartes Gewebe, zum Beispiel auf den Sehnerv und gefährden damit das Augenlicht. Je nach Beschwerden wird abgewogen: operieren oder bestrahlen, in leichteren Fällen auch einfach nur abwarten und beobachten.

Prolaktinom und Prolaktinüberschuss

Inhaltsverzeichnis

Prolaktin – 188

Die Folgen von zu viel Prolaktin – 188

Prolaktinom – ein Tumor in der Hypophyse – 188

Prolaktin und Dopamin – 188

Behandlung: Meistens helfen Medikamente – 189
Bei Hyperprolaktinämie – 189
Behandlung des Prolaktinoms – 189

© Springer-Verlag GmbH Deutschland, ein Teil von Springer Nature 2020
H. J. Schneider et al., *Hormone – ihr Einfluss auf mein Leben*,
https://doi.org/10.1007/978-3-662-58978-6_32

Wenn zu viel Prolaktin im Körper unterwegs ist, hat das meist einen ganz einfachen Grund: ein Baby. Dann nämlich steigt das Hormon an, um die Milchproduktion anzukurbeln, dann dürfen und müssen die Werte hoch sein und alles liegt im grünen Bereich. Ist das Hormon aber aus anderen Gründen stark erhöht, muss man nachforschen – und eventuell mit Medikamenten eingreifen.

Prolaktin

Prolaktin, der Name dieses Hormons ist Programm: Er stammt aus dem Lateinischen beziehungsweise Altgriechischen und beinhaltet die Worte „pro" (für) und „lac" bzw. „galaktos", was beides Milch bedeutet. Prolaktin ist das Milchdrüsenhormon. Gegen Ende der Schwangerschaft steigt der Spiegel stark an und bleibt auch danach noch hoch. Es wirkt entscheidend bei der Milchproduktion mit – und reagiert auf Reize von außen, damit die Milch nicht ausgeht. Wenn ein Baby an der Brust nuckelt, steigt die Prolaktinmenge. Schwimmt viel Prolaktin im Körper einer Frau, spürt sie das deutlich: Die Brüste spannen und schmerzen, Milch schießt ein, die Periode bleibt aus. Letzteres hat auch durchaus einen Sinn, es verhindert – normalerweise – eine erneute Schwangerschaft.

Die Folgen von zu viel Prolaktin

Bei Frauen ruft ein Zuviel an Prolaktin teilweise ähnliche Symptome wie in der Stillzeit hervor: Flüssigkeit tritt aus der Brust aus, die Brüste spannen und die Periode bleibt manchmal aus. So kann ein Prolaktinüberschuss auch die Ursache für einen unerfüllten Kinderwunsch sein.

Hat ein Mann zu viel Prolaktin, dann spürt auch er das: Die Brüste werden größer, manchmal schmerzen sie und sondern sogar Flüssigkeit ab. Dieses Erscheinungsbild heißt im Fachjargon Gynäkomastie. Im ▶ Kap. 43 erklären wir genauer, was da los ist.

Schwanger trotz Stillen

Auch Frauen, die stillen, können schwanger werden. Es sind nicht viele, denen das ungewollt passiert, aber es kommt vor. Das erhöhte Prolaktin verhindert normalerweise zwar die Freisetzung der Gonadotropine LH und FSH in der Hypophyse und damit den Eisprung. Aber hundert Prozent sicher ist das nicht. Eine zuverlässige Verhütungsmethode ist Stillen also nicht.

Prolaktinom – ein Tumor in der Hypophyse

Je nach Lebenssituation schwanken die Werte des Milchdrüsenhormons. Im Verlauf eines Tages sind sie dagegen recht stabil. Dennoch können die Werte unter manchen Umständen leicht nach oben abweichen. Zum Beispiel bei Personen, die stark im Stress sind, bei Frauen, die sich die Brüste haben operieren lassen, oder bei Menschen, die bestimmte Medikamente (Psychopharmaka oder Geschlechtshormone) schlucken müssen. Sie leiden unter Hyperprolaktinämie, so der Fachausdruck für zu viel Prolaktin im Blut.

Sind die Werte aber deutlich zu hoch, weist das auf ein Prolaktinom, einen Tumor, hin. In diesem Fall liegt der Prolaktinspiegel mindestens vier- bis fünfmal höher als die obere Normgrenze. Prolaktinome sind die häufigsten hormonproduzierenden Tumore in der Hypophyse – und in fast allen Fällen gutartig.

Prolaktin und Dopamin

Ein Prolaktinüberschuss kann aber auch mit einem anderen Hormon zu tun haben: Dopamin. Wenn ein Tumor oder ein anderes Geschwür auf den Hypophysenstiel drückt, stört das die Produktion von Dopamin. Weil aber Dopamin, das im Hypothalamus in der Hypophyse entsteht, Prolaktin unterdrückt, wird auch dieses Hormon in Mitleidenschaft gezogen: Weniger Dopamin aus der Hypothalamus, weniger hemmende Wirkung auf das Prolaktin. Diesen Zusammenhang nennt man auch Enthemmungsprolaktinämie. In diesem Fall ist also eigentlich nicht das Zuviel an Prolaktin das Problem, sondern die Grunderkrankung.

Behandlung: Meistens helfen Medikamente

Bei Hyperprolaktinämie

Eine milde, stressbedingte Hyperprolaktinämie wird in der Regel gar nicht behandelt, zumindest nicht mit Pillen. Eher mit einer Veränderung des Lebenswandels. Denn sinkt der Stress, sinkt auch das Prolaktin wieder.

Der medikamentös bedingte Prolaktinüberschuss (zum Beispiel bei Einnahme von Psychopharmaka) tritt oft in milder Ausprägung auf und verursacht nur wenig Symptome. Er bleibt zumeist auch unbehandelt und verschwindet in der Regel, wenn die entsprechenden Medikamente wieder abgesetzt werden können. Treten dennoch Beschwerden auf, gibt es die Möglichkeit, zusätzlich Medikamente zur Senkung des Prolaktinspiegels einzusetzen. Dies aber immer nur nach psychiatrischer Rücksprache, da die Prolaktinhemmer in manchen Fällen die Wirkung der Psychopharmaka beeinflussen.

Behandlung des Prolaktinoms

Prolaktin lässt sich leicht im Blut bestimmen – und entsprechend schnell steht fest, ob und wie viel zu hoch die Werte sind. Ein Prolaktinom wird in der Regel mit Medikamenten behandelt und muss nicht operiert werden. Sogenannte Dopaminagonisten unterdrücken die Prolaktinausschüttung, bis sie sich normalisiert. Sie führen oft auch dazu, dass das Prolaktinom kleiner wird und manchmal sogar ganz verschwindet. Die Nebenwirkungen sind eher gering: Manche klagen über Übelkeit oder Schwindelgefühle. Der Gewöhnungseffekt hilft aber, dass diese Nebenwirkungen im Laufe der Zeit nachlassen und die meisten Medikamente schließlich gut vertragen. Manchmal sprechen Prolaktinome sogar so gut auf Dopaminagonisten an, dass sie in der Bildgebung nicht mehr sichtbar sind. Auch die Prolaktinwerte bewegen sich dann wieder im Normbereich. Bleibt das einige Jahre so, werden die Medikamente unter enger Beobachtung der Prolaktinspiegel abgesetzt. Bei einigen Patientinnen oder Patienten bleibt er normal, bei anderen steigt er möglicherweise erneut an. Sie müssen die Dopaminagonisten dann wieder einnehmen, meist als Dauertherapie. Eine Operation des Prolaktinoms oder eine Bestrahlung kommt nur bei einer eventuellen Unverträglichkeit der Medikamente in Frage.

Im falschen Geschlecht: Transsexualität

Inhaltsverzeichnis

Transsexualität – 192

Transvestiten – 193

Transgender – 193

Intersexualität – 193

Divers – 193

Im neuen Geschlecht – 194
Hormontherapie – 194
Operation – 194

© Springer-Verlag GmbH Deutschland, ein Teil von Springer Nature 2020
H. J. Schneider et al., *Hormone – ihr Einfluss auf mein Leben*,
https://doi.org/10.1007/978-3-662-58978-6_33

► **Promis im anderen Geschlecht**

Caitlyn Jenner ist wohl eine der berühmtesten Frauen, die biologisch nicht als Frau, sondern als Mann geboren wurden. Caitlyn hieß früher Bruce und war auch da schon ein Star. 1976 gewann Bruce Jenner die Goldmedaille im Zehnkampf bei den Olympischen Spielen in Montreal. Dass er 1991 nach zwei gescheiterten Ehen Kris Kardashian heiratete, machte ihn zu einem Teil des glamourösen Kardashian-Clans und damit gleich noch prominenter. Als Bruce Jenner 2015 bekannt gab, transsexuell zu sein und ab sofort Caitlyn Jenner zu heißen, war das öffentliche Interesse riesig. Sie selbst ließ die ganze Welt in der Reality-TV-Doku „I Am Cait" zusehen, wie sie sich auf den Weg zu ihrer weiblichen Identität machte. Der Prozess, nicht mehr Mann, sondern Frau sein zu wollen, hatte aber bereits lange davor begonnen. In ihrem 2017 erschienenen Buch „The Secrets of my Life" (Trapeze Verlag) beendete Caitlyn dann auch endgültig die vielen Spekulationen um eine operative Geschlechtsumwandlung. „Ich will einfach die richtigen Körperteile haben."

Caitlyn Jenners nicht ganz so berühmter, aber dennoch unter Sportlern recht bekannter Gegenpart ist Balian Buschbaum. Als Stabhochspringerin Yvonne Buschbaum feierte er große sportliche Erfolge im Stabhochsprung: EM-Bronze 1998, Junioren-Weltrekord 1999, Platz sechs bei den Olympischen Spielen 2000. Doch schon als Kind fühlte er sich nicht als Mädchen, sondern als Junge. Der Sport wurde zu seinem Ventil, um mit dem Gefühl umzugehen, im falschen Körper zu stecken. Mit 27 Jahren beschloss er, dass aus Yvonne Balian werden soll. Gleichzeitig mit seinem Rücktritt vom Profisport informierte er 2007 die Öffentlichkeit über seine Transsexualität, begann eine Hormontherapie und wurde später durch eine geschlechtsangleichende Operation auch anatomisch zum Mann. 2010 erschien sein Buch „Blaue Augen bleiben blau. Mein Leben" Fischer Taschenbuch Verlag ◄

Dass Menschen ambivalente Gefühle gegenüber dem eigenen Geschlecht und der eigenen Geschlechtsidentität haben, kommt häufiger vor als viele meinen. Eine in Holland durchgeführte Umfrage erbrachte, dass sich 4,6 Prozent der Männer und 3,2 Prozent der Frauen ihrem eigenen Geschlecht nicht eindeutig zugehörig fühlten.

Bevor wir auf das Thema genauer eingehen können, müssen zu allererst ein paar Begrifflichkeiten geklärt und voneinander abgegrenzt werden. In diesem Kapitel geht es vor allem um Transsexualität. Die Frage, was Hormone damit zu tun haben, wollen wir hier näher behandeln. Damit aber kein Durcheinander entsteht und klar ist, worüber wir hier sprechen, erklären wir kurz auch Begriffe wie Transgender, Transvestit, Intersexualität und divers.

Transsexualität

Transsexualität bezeichnet die Tatsache, dass sich Menschen im falschen Geschlecht fühlen. Transsexualität ist keine Erkrankung, die durch eine hormonelle Störung verursacht ist, zumindest nicht durch eine klar umschriebene hormonelle Erkrankung. Trotzdem sind transsexuelle Personen nicht selten in einer endokrinologischen Praxis anzutreffen. Dies liegt daran, dass sie bei bestätigter Diagnose hormonell behandelt werden – und das geschieht unter fachärztlicher Kontrolle.

Das Gefühl, im falschen Körper zu leben, besteht bei Transsexuellen meistens bereits seit der frühen Kindheit. Die Wissenschaft geht deshalb davon aus, dass das Gefühl der Geschlechtszugehörigkeit bereits im Mutterleib festgelegt ist. Typischerweise bestehen keine körperlichen Auffälligkeiten, keine Auffälligkeiten im Chromosomensatz und keine eindeutigen hormonellen Auffälligkeiten, aber die Person merkt, dass das biologische Geschlecht nicht mit dem gefühlten Geschlecht zusammenpasst. Eben dieser Widerspruch lässt die Betroffenen oft extrem leiden, auch deswegen, weil sie von anderen in einer Rolle wahrgenommen werden, die nicht zur eigenen Wahrnehmung passt. Im täglichen Leben, im Freundeskreis, bei der Partnersuche, im Beruf und in vielen anderen Bereichen führt das zu großen psychischen Belastungen.

Typisch für die Transsexualität ist, dass eine psychiatrische Behandlung genauso wie die Verschreibung von Medikamenten (zum Beispiel Antidepressiva oder ähnliches) keine Besserung bringt. Umso wichtiger ist es, dass sie von erfahrenen Fachärzten oder -ärztinnen psychiatrisch und endokrinologisch gut betreut werden. Bei vielen lässt der Leidensdruck erst dann nach, wenn die eigentliche Ursache behoben ist, das heißt, wenn eine Geschlechtsumwandlung stattgefunden hat und der Körper zum Gefühl passt.

Transsexuelle Menschen gibt es gar nicht so selten, wie man meinen könnte. Genaue Schätzungen zur Häufigkeit gibt es nicht, aber eine absolute Rarität ist Transsexualität nicht, wie zum Beispiel holländische Daten zeigen. Demnach haben acht von 100.000 Mann-zu-Frau- und drei von 100.000 Frau-zu-Mann-Transsexuelle Operationen zur Geschlechtsumwandlung durchführen lassen. Das sind lediglich die Zahlen derer, sie sich tatsächlich operieren ließen, es gibt aber eine ganze Reihe von Patientinnen und Patienten mit Transsexualität, die auf diese geschlechtsumwandelnde Operation verzichten.

Transvestiten

Transvestiten haben, anders als Transsexuelle in der Regel nicht den Wunsch, dauerhaft im anderen Geschlecht zu leben. Sie spielen mit den Rollen und verkleiden sich entsprechend dem anderen Geschlecht oder agieren irgendwo zwischen den Geschlechtern.

Transgender

Transgender ist ein Überbegriff. Er umfasst sowohl transsexuelle Menschen, die eine Geschlechtsumwandlung anstreben als auch Menschen, die sich in ihrem Körper zwar nicht wohl fühlen, aber nur wenige körper-

liche Veränderungen und keine völlige Geschlechtsumwandlung machen wollen. Transvestitismus wird zum Teil in diesen Begriff mit eingeschlossen.

Intersexualität

Intersexualität bezeichnet eine oft hormonelle Veränderung, bei der das Geschlecht psychisch und physisch nicht eindeutig dem männlichen oder weiblichen Geschlecht zuzuordnen ist. Bei intersexuellen Menschen liegen teilweise auch chromosomale Auffälligkeiten vor. Ein Beispiel sind Frauen mit dem sogenannten Turnersyndrom. Bei ihnen fehlt ein X-Chromosom. Das zeigt sich in der Regel durch Kleinwuchs, flügelartige Hautverbreiterungen an den Halsseiten, einen tiefen Haaransatz im Nackenbereich und später durch ein Ausbleiben der Periode.

Ein anderes Beispiel sind Frauen mit einer ausgeprägten Form des Adrenogenitalen Syndroms, das bereits kurz nach der Geburt zur Vermännlichung führen kann. Bei manchen zum Beispiel kann die Klitoris so vergrößert sein, dass sie wie ein Penis nach außen steht. Intersexualität bei Männern findet man unter anderem bei ausgeprägten Formen des Klinefelter Syndroms oder bei Patienten mit einer Resistenz des Testosteronrezeptors. Sie sehen eher wie Frauen als wie Männer aus. Genaueres dazu lesen Sie auch im ▶ Kap. 9.

Divers

Der Geschlechtseintrag divers (von lateinisch „diversus": „ungleichartig, verschieden") bildet in Deutschland und Österreich eine dritte amtliche Geschlechtsoption neben weiblich und männlich. Damit sind Menschen gemeint, die mit biologischen Geschlechtsmerkmalen geboren wurden, die nach der herrschenden Norm weder als männlich noch als weiblich gelten. In Deutschland können Eltern können ihr Neugeborenes seit Januar 2019 als „divers" ins Geburtenregister eintragen lassen, wenn es weder eindeutig als Mädchen noch eindeutig als Junge identifiziert werden kann. Auch intergeschlechtliche Erwachsene können ihre Einträge nachträglich ändern lassen.

Im neuen Geschlecht

Nun aber noch einmal zurück zur Transsexualität. Was passiert, wenn sich jemand dazu entscheidet, in dem Geschlecht zu leben, dem er oder sie sich zugehörig fühlt, aber nicht geboren ist. Dass diese Entscheidung häufig auf Widerstand im näheren und weiteren sozialen Umfeld stößt, ahnen die meisten. Um die Tragweite der Entscheidung im wahrsten Sinne des Wortes am eigenen Leib zu erfahren, ist der erste Schritt daher ein sogenannter Alltagstest. Der Mann oder die Frau leben eine gewisse Zeit in der gewünschten Rolle, um zu erleben, wie ihre Umgebung mit diesem Rollenwechsel umgeht. Dieser Alltagstest dauert in der Regel eins bis zwei Jahre, bevor die nächsten Schritte eingeleitet werden. Währenddessen erfolgt auch eine Reihe hormoneller und genetischer Untersuchungen, um eine Intersexualität endgültig auszuschließen. Erst nach diesem Rollentausch, wenn Patientin oder der Patient die eine sichere Entscheidung getroffen hat, beginnt eine endokrinologisch eng begleitete Hormontherapie. Man nennt eine solche Therapie, die das Geschlecht verändert, auch gegengeschlechtlich.

Hormontherapie

Frau-zu-Mann-Transsexuelle (Transmänner) erhalten Testosteron in Form von Gel oder Spritzen. Häufig reicht das bereits aus, um die körpereigene Östrogenproduktion zu senken und die Periodenblutung zu beenden. Wenn nicht werden zusätzlich Medikamente verabreicht, die die Gonadotropine hemmen

und so zu einem schnelleren Abfall der weiblichen Hormone führen.

Mann-zu-Frau Transsexuelle (Transfrauen) werden mit Östrogenen behandelt, mit Gel oder mit Tabletten. Dazu erhalten sie zumindest zu Beginn der Therapie oft auch ein androgensenkendes Medikament, um die körpereigene Testosteronproduktion zu drosseln.

In dieser Zeit der Hormontherapie ist es wichtig, dass die Patientinnen und Patienten engmaschig betreut werden. Diese entscheidende Phase auf dem Weg hin zum Wunschgeschlecht ist nicht nur eine emotionale Herausforderung, sondern auch eine gesundheitliche. Das Thromboserisiko erhöht sich, teilweise auch die Osteoporose-Gefahr, zumindest leicht. Auch die Leber- und Nierenwerte und das Blutbild sollten im Auge behalten werden. Bei Transfrauen gehört auch ein Check der Prolaktin-Werte zur Routinekontrolle, da eine eine Therapie mit Östrogenen dazu führen kann, dass das Prolaktin ansteigt.

Trotz aller Risiken geht es den Betroffenen aber bereits in dieser Phase psychisch sehr gut, Viele empfinden allein die Tatsache, dass die Hormontherapie beginnt, als Erleichterung. Ihr Leidensdruck sinkt bereits in dieser Phase deutlich.

Operation

Der nächste große Schritt ist die operative Geschlechtsangleichung. Ein medizinischer Begriff, hinter dem für viele Transsexuelle aber eine ganz neue Welt verborgen ist. Nämlich die, auch optisch das Geschlecht zu haben, in dem sie sich wohl fühlen. Eine tiefe Stimme zu bekommen zum Beispiel, breitere Schultern zu haben, Muskeln wachsen zu sehen. Oder aber Brüste zu haben, den Bart und die Brustbehaarung loszuwerden.

Bei einer solchen Operation werden im ersten Schritt die Eierstöcke beziehungsweise die Hoden und damit die körpereigenen Hormonquellen entfernt. Im zweiten erfolgt eine sogenannte genitalaufbauende Operation. Bei Transfrauen wird eine künstliche Vagina und bei Transmännern ein künstlicher Penis gebildet. Die Ärztinnen und Ärzte versuchen dabei, die sexuelle Empfindungsfähigkeit zu erhalten, indem die besonders empfindlichen Stellen der Klitoris beziehungsweise der Eichel an die entsprechenden Stellen transplantiert werden. Außerdem wird bei Transmännern gegebenenfalls die Brust entfernt, bei Transfrauen entsprechend aufgebaut.

Der Endpunkt der Umwandlung ist die Namens- und Personenstandänderung. Dasselbe ist gemeint mit dem Ausdruck: Änderung des amtlichen Geschlechts und des Vornamens. Konkret bedeutet das, dass dann in allen amtlichen Dokumenten „männlich" statt „weiblich" oder „weiblich" statt „männlich" steht, ein neuer Name eingetragen wird und die Männer und Frauen nun auch rechtlich im Wunschgeschlecht geführt werden.

Erfahrungen aus der eigenen Wissenschaft und Praxis

Gibt es vielleicht doch eine hormonelle Ursache, die das Entstehen von Transsexualität begünstigt? Gibt es Hinweise dafür, dass bereits im Mutterleib möglicherweise eine veränderte Konzentrationen an Geschlechtshormonen vorlag? Das wollte ich herausfinden und habe während meiner Arbeit in der endokrinologischen Ambulanz am Max-Planck-Institut in München dazu eine umfassende Studie geleitet.

Um zu untersuchen, ob es an den Geschlechtshormonen im Mutterleib lag, habe ich ein Trick angewendet: Die Messung der Länge des Zeige-und Mittelfingers. Was haben die Finger damit zu tun, werden Sie sich womöglich fragen. Die Antwort ist einfach: Das Verhältnis der Länge von Zeige- und Mittelfinger ist bei Frauen und Männern unterschiedlich und zwar deswegen, weil dieses Verhältnis mit der Menge an Testosteron im Mutterleib zusammenhängt. Wenn man die Finger vom Ansatz bis zur Kuppe misst, sind bei Frauen Zeige- und Mittelfinger ungefähr gleich lang, während bei Männern der Zeigefinger in der Regel etwas kürzer ist als der Mittelfinger. Im Durchschnitt liegt das Verhältnis zwischen Zeige- und Mittelfingerlänge bei Frauen bei 0,98 und bei Männern 0,94. Man geht davon aus, dass dieser Unterschied dadurch bedingt ist, dass Jungen im Mutterleib höheren Testosteronspiegeln ausgesetzt sind als Mädchen und eben dies die Unterschiede im Fingerlängenverhältnis verursacht.

Wir haben also die Hände von über 100 transsexuellen Personen und 120 unauffälligen Männern und Frauen gemessen. Und zwar so: Die Personen legten ihre Hände auf einen normalen Bürokopierer und wir maßen anschließend die Fingerlängen aus.

Das Ergebnis: Bei Frau-zu-Mann-Transsexuellen entdeckten wir keine Auffälligkeit. Das Fingerlängenverhältnis war genau gleich wie bei Frauen ohne Geschlechtsidentitätsstörung. Insofern passten die Messungen zum bisherigen wissenschaftlichen Stand, dass es eben keine hormonelle Ursache für die Transsexualität gibt.

Bei den Mann-zu-Frau-Transsexuellen aber staunten wir. Ihre Fingerlängenverhältnisse bewegten sich eindeutig im weiblichen Bereich und lagen deutlich über dem für Männer erwarteten Werten, obwohl es sich bei allen Probanden biologisch eindeutig um Männer handelte! Ein klarer Hinweis dafür, dass sie im Mutterleib geringeren Mengen an männlichen Hormonen ausgesetzt waren als andere männliche Babys. Woran das liegen könnte, weiß man noch nicht genau. Ziemlich klar ist allerdings, dass die Anlage für eine Störung der Geschlechtsidentität schon im Mutterleib besteht. Unsere Forschung ergab nun, dass diese hormonelle Einflussfaktoren sogar messbar sind. Sehr wahrscheinlich aber sind die Hormone nicht die einzigen Verursacher. Welche weiteren Faktoren noch eine Rolle spielen, wird hoffentlich die zukünftige Forschung zeigen.

Akromegalie – Riesen gibt es wirklich

Inhaltsverzeichnis

Menschliche Riesen – 199
Die Rekordhalter – 200
Bekannte Riesen – 200

Normal groß – 200

Schmerzhafte Begleiterscheinungen – 200

Diagnose und Therapie – 201

© Springer-Verlag GmbH Deutschland, ein Teil von Springer Nature 2020
H. J. Schneider et al., *Hormone – ihr Einfluss auf mein Leben*,
https://doi.org/10.1007/978-3-662-58978-6_34

▶ **Aus der eigenen Forschung und Praxis**

An eine Patientin, die vor vielen Jahren zu mir in die Praxis kam, erinnere ich mich ganz besonders. Sie hatte bereits über Jahre unklare Symptome: das Kinn wurde größer, die Nase ebenfalls, die Gesichtsfalten wurden tiefer, sie schnarchte und wachte nachts immer wieder auf, weil die Zunge länger und dicker geworden war, alte Ringe und ihre Schuhe passten nicht mehr, weil die Hände und Füße größer geworden waren. Sie klagte außerdem über Gelenk- und Kopfschmerzen, und schwitzte vermehrt. Meine Untersuchungen bestätigten, was ich vermutete: Sie litt an Akromegalie.

Das Besondere an dieser Patientin war der Grund, der sie in unsere Ambulanz führte. Sie kam nämlich gar nicht von sich aus, sondern wir hatten sie sozusagen gefunden. Ich leitete zu der Zeit eine deutschlandweite Studie, in der wir untersuchen wollten, wie hoch die Häufigkeit von Akromegalie in Deutschland ist, wenn man aktiv danach sucht. Für unsere Studie haben wir bei 7.000 Patienten in Hausarztpraxen in ganz Deutschland Blut abgenommen und den Wachstumshormonmarker IGF 1 bestimmt. Bei einem erhöhten Wert haben wir empfohlen, eine spezielle Testung zum Ausschluss eines Wachstumshormonüberschusses durchzuführen. Die Patientin in meiner Praxis war eine dieser 7.000 Personen und ihr IGF1-Wert war erhöht, der behandelnde Hausarzt hatte sie deswegen zu uns geschickt. Bisher ging man davon aus, dass Akromegalie eine seltene Erkrankung ist. Unsere Studie bestätigte, was schon viele Experte vermuteten: Es gibt eine nicht zu unterschätzende Dunkelziffer. Patientinnen und Patienten mit Akromegalie haben zumeist einen langen Leidensweg hinter sich. Viele Ärztinnen oder Ärzte sehen diese Erkrankungen in ihrer täglichen Praxis zu selten, um die Symptome zu erkennen, die den Weg zu einer frühzeitigen Diagnose weisen.

Die Patientin wurde nach weiterer Diagnostik erfolgreich an der Hypophyse operiert. Sie freute sich über die neue Lebensqualität, denn viele Beschwerden waren danach einfach verschwunden. Hätte sie nicht an dieser Studie teilgenommen, hätte es vielleicht noch viele Jahre gedauert, bis die richtige Diagnose gestellt worden wäre.

Mir aber machte dieses Beispiel deutlich, dass es sich lohnt, genau auf die subtilen Zeichen vermeintlich seltener Erkrankungen zu achten. In den darauffolgenden Jahren widmete ich meine wissenschaftliche Karriere der besseren und früheren Erkennung endokrinologischer Krankheiten. ◄

Der Terminus Akromegalie stammt aus dem Griechischen und bedeutet „Vergrößerung der Körperendigungen". Die Akromegalie beruht auf einem Wachstumshormonüberschuss, der in den meisten Fällen durch einen gutartigen Tumor der Hirnanhangsdrüse entsteht. Das Organ schüttet dann unkontrolliert Wachstumshormone aus, was dazu führt, dass sich die Endigungen des Körpers stark vergrößern: Füße und Hände wachsen verstärkt, ebenso alle hervorstehenden Körperteile wie die Nase und vor allem der Unterkiefer. Die Zähne gehen auseinander. Die Gesichtszüge verändern sich. Die Lippen werden wulstiger, die Nasolabialfalte (die Falte zwischen den Nasenflügeln und den Mundwinkeln) wird tiefer. Insgesamt wird auch die Haut gröber und das gesamte Gesicht bekommt einen anderen, grobschlächtigen Ausdruck. Die inneren Organe sind ebenfalls betroffen, auch sie sind deutlich vergrößert.

Die Typischen Symptome der Akromegalie

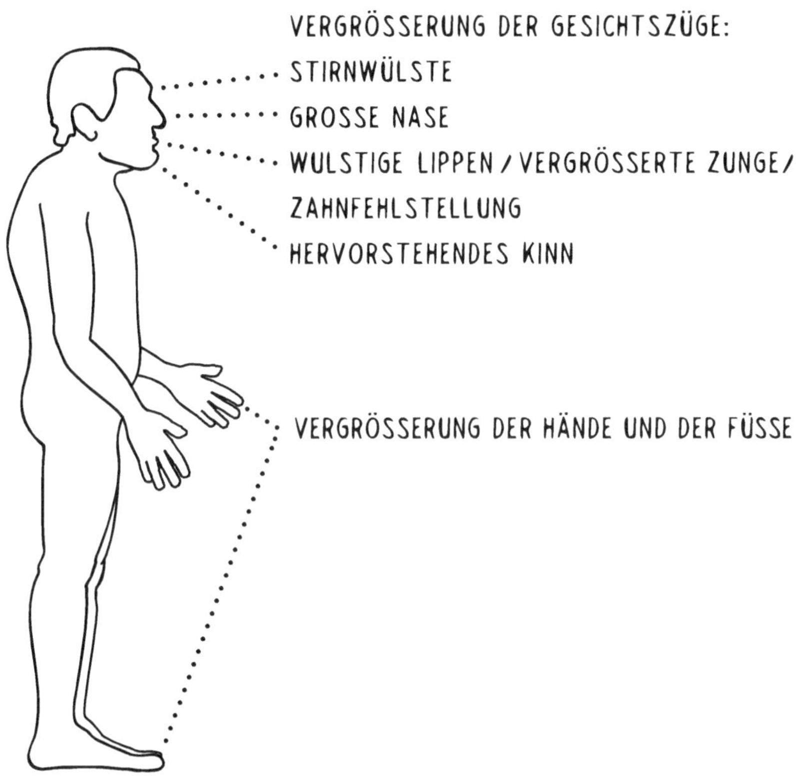

Menschliche Riesen

Noch auffälliger sind die Auswirkungen, wenn der Wachstumshormonüberschuss bereits im Kindesalter auftritt. Dann vergrößern sich nicht nur die Endigungen des Körpers, sondern auch die langen Röhrenknochen. Diese Knochen wachsen im Kindes- und Pubertätsalter noch, bis sich die Wachstumsfugen sich schließen. Akromegalie führt in diesem Alter zu einem ungebremsten Körperwachstum und damit zum sogenannten hypophysären Riesenwuchs. Im Gegensatz

dazu ist bei Erwachsenen das Wachstum abgeschlossen und ein Wachstumshormonüberschuss kann kein weiteres Längenwachstum auslösen.

Der größte lebende Mensch der Welt derzeit ist Sultan Kösen. Er misst 2,51 Meter und hält auch den Rekord für den (lebenden) Menschen mit den größten Händen. 1982 in der Türkei geboren litt er bereits im Kindesalter unter einem wachstumshormonproduzierenden Tumor. Schon bald passte in keinen normalen Stuhl, in kein normales Auto und in kein normales Haus mehr.

Die Rekordhalter

Der größte Mensch, der je gelebt hat und zuverlässig vermessen wurde, war Robert Pershing Wadlow. Er wurde 1918 in Illinois geboren und verstarb 1940. Bereits in der Kindheit begann er, infolge eines Hypophysenadenoms enorm schnell zu wachsen. Mit vier Jahren betrug seine Körpergröße bereits 1,63 Meter, mit acht überragte er seinen 1,82 Meter großen Vater. Seine zuletzt gemessene Körpergröße zeigte unglaubliche 2,72 Meter. Damit ging er nicht nur als der größte je gemessene Mensch ins Guinness Buch der Rekorde ein, er hält auch den Rekord für die größten Hände (32,3 cm vom Handgelenk bis zum Mittelfinger) und größten Füße (Schuhgröße 76).

Auch unten den Frauen gibt es Riesinnen. Akromegalie betrifft beide Geschlechter etwa gleich oft. Die derzeit größte lebende Frau ist die Chinesin Sun Fang mit einer Körpergröße von 2,21 Metern. Die größte je gemessene Frau mit 2,48 Meter war ebenfalls eine Chinesin: Zeng Jinlian. Sie wurde nur 17 Jahre alt. Noch größer als sie war jedoch angeblich die Niederländerin Pauline Maria Elisabeth Wedde, die Mitte des 17. Jahrhunderts gelebt hat: 2,55 Meter soll sie gemessen haben.

Bekannte Riesen

Einige dieser menschlichen Riesen nutzten ihre Krankheit, um beruflich Erfolg zu haben. Richard Kiel mimte als Schauspieler in zwei James-Bond-Filmen mit seiner beeindruckenden Größe und seinem furchteinflößenden Äußeren den Gegenspieler von Roger Moore. In verschiedenen Adaptionen der Horrorkomödie Addams Family spielten sogar zwei verschiedene Schauspieler mit Akromegalie: Carel Struycken und Ted Cassidy.

Andere Akromegalie-Kranke machen oder machten dank ihres wuchtigen Äußeren Karriere als Show-Wrestler, so zum Beispiel André the Giant, Paul Wight, bekannt als Big Show, oder Maurice Tillet. Tillet trug den Spitznamen der „Der Französische Engel" und war bekannt für seinen außergewöhnlich großen Kopf. Möglicherweise war er das Vorbild der Zeichentrickfigur Shrek. Bevor Tillet 1954 an Herzversagen starb, ließ er einen Gipsabdruck seines Kopfes anfertigen, der heute im International Museum of Surgical Science in Chicago steht. Auch wenn sich die Macher von Shrek nie dazu äußerten, ob Tillet tatsächlich eine Inspiration für den Oger war, ist die Ähnlichkeit zwischen den beiden doch erstaunlich: Shreks schräge Augenbrauen, die breite Nase, die auffälligen Ohren und der markante Kiefer erinnern stark an den Wrestler.

Normal groß

Viele ungewöhnliche Größenrekorde der Menschheit sind durch Akromegalie zu erklären. Fast ausnahmslos sind diese Höchstleistungen in Sachen Körpergröße, Schuhgröße oder Handgröße, wie sie zum Beispiel im „Guinness Buch der Rekorde" stehen, das Werk eines wachstumshormonproduzierenden Tumors.

Doch Patienten oder Patientinnen mit Akromegalie sind nicht automatisch besonders groß. Riesenwuchs tritt nur auf, wenn die Akromegalie, wie oben erwähnt, im Kindesalter auftritt und die Wachstumsfugen noch offen sind. Weitaus öfter aber ist die Akromegalie im Erwachsenenalter. Die Betroffenen sind dann normal groß, leiden aber an den gleichen Symptomen.

Schmerzhafte Begleiterscheinungen

Für ihren Erfolg dank ihrer Besonderheit mussten diese Menschen aber einen hohen Preis zahlen. Robert Wadlow starb mit 22 Jahren, Ted Cassidy und André The Giant mit 46, Maurice Tillet mit 50. Richard Kiel wurde 74 Jahre, litt aber die letzten Jahre seines Lebens unter starken Schmerzen und musste im Rollstuhl sitzen.

Akromegalie bedeutet chronische Schmerzen. Zum einen Gelenkschmerzen, die nicht allein durch die Körpergröße und entsprechende orthopädische Probleme verursacht werden, sondern auch durch die Wachstumshormonwirkung selbst. Sie führt dazu, dass sich die Gelenke verdicken, Kopfschmerzen und starkes Schwitzen kommen oft hinzu.

Die Betroffenen leiden als Folgekrankheiten der Akromegalie oft unter Störungen der inneren Organe und weiterer Veränderungen, die die Lebensqualität und die Lebenserwartung deutlich beeinträchtigen. Dazu zählen unter anderem Herzschwäche und die Vergrößerung des Herzens, Stoffwechselstörungen wie Diabetes, Bluthochdruck, Fettstoffwechselstörungen, ein erhöhtes Risiko für Darmpolypen, Darmtumore oder Schilddrüsenknoten.

Mit der Akromegalie geht oft auch ein Ausfall anderer Hormone einher, etwa der Geschlechtshormone, der Schilddrüsenhormone oder des Hormons Cortisol. Abgeschlagenheit, Schwäche, fehlender Sexualtrieb und Osteoporose können die Folge sein. Eine typische Begleiterscheinung sind außerdem Sehstörungen: Das wachstumshormonproduzierende Hypophysenadenom drückt auf den Sehnerven und schränkt vor allem die Sehfähigkeit in den seitlichen Gesichtsfelder ein.

Diagnose und Therapie

Früher verfügte die Medizin noch nicht über die diagnostischen und therapeutischen Möglichkeiten, wie sie heute zum Glück zur Verfügung stehen. Es gibt inzwischen eine Reihe verschiedener Therapieformen, mit denen Menschen mit Wachstumshormonüberschuss behandelt werden können. Bei rechtzeitiger Diagnosestellung und guter therapeutischer Einstellung haben Patientinnen und Patienten mit Akromegalie erfreulicherweise eine völlig normale die Lebenserwartung.

Das Problem allerdings ist, dass Akromegalie leider oft erst sehr spät als solche erkannt werden. Zum Teil wird die Diagnose erst sechs bis zehn Jahre nach dem Auftreten der ersten Symptome gestellt. Viele Betroffene haben eine wahre Odyssee an Arztbesuchen hinter sich, denn Akromegalie gehört zu einer eher seltenen Art der Hormonstörung. Da die Beschwerden sehr unspezifisch sind, suchen viele behandelnde Ärztinnen und Ärzte zuerst nach anderen Erklärungen: die Wechseljahre, Depressionen, Bluthochdruck, Diabetes oder falsche Ernährung. Nur bei wenigen wird die Erkrankung gleich beim ersten Arztbesuch erkannt. Deshalb ist weitere Aufklärung hier dringend notwendig.

Um zu wissen, ob es sich um eine Akromegalie handelt, müssen Wachstumshormone und das Folgehormon IGF1 gemessen werden. Oft gehören auch Funktionstests dazu, die den Verdacht bestätigen und gleichzeitig den Ausfall anderer Hypophysenhormone ausschließen können. Da Akromegalie in der Regel eine gutartige Vergrößerung der Hypophyse zu Grunde liegt, ist auch eine Schnittbildgebung der Hypophyse mit einer Kernspintomographie notwendig.

Steht die Akromegalie und der Tumor gefunden, kann dieser von erfahrenen Chirurgen entfernt werden. Zumeist ist die Operation sanft und mikrochirurgisch durch einen Zugang über die Nasenlöcher möglich. In den Fällen, bei denen auf diese Weise nur ein Teil des Hypophysentumors entfernt werden kann, etwa weil er zu groß ist und wichtige Strukturen ummauert, wird das verbleibende Gewebe entweder bestrahlt oder medikamentös behandelt.

Von Riesen, Sagen und Mythen

Riesen gibt es nicht nur in Märchen, sondern auch im wahren Leben. Kein Wunder aber, dass die bizarren Veränderungen der Akromegalie zu allerlei mythischen Erklärungsversuchen geführt haben. So manche Legende über Riesen hat womöglich einen wahren Kern.

Nehmen wir Goliath, den großen Philister, der am Ende von dem kleinen, aber wendigen David mit einem Stein aus einer Steinschleuder besiegt wurde. Goliath wird beschrieben als ein furchteinflößender, großer Mann mit einer riesigen Rüstung. Die Größe ist angegeben mit sechs Ellen und eine Spanne, was etwa einer Größe von 2,90 Metern entspricht.

Zwar erreichen auch die größten Menschen in den Rekordbüchern diese Größe nicht. Doch der größte tatsächlich gemessene Mensch war mit 2,71 nicht wesentlich kleiner. Denkt man noch eine gewisse Messungenauigkeit gepaart mit einer leichten erzählerischen Übertreibung hinzu, so erscheint es durchaus möglich, dass auch in der Zeit der Entstehung des Alten Testaments Menschen mit einem hypophysären Riesenwuchs existierten.

Steckt also ein wahrer Kern hinter dem beschriebenen Goliath? Wenn er tatsächlich an Akromegalie litt, war er nicht nur sehr groß und von massigem Körperbau, sondern hatte wahrscheinlich auch eine deutlich vergrößerte Hypophyse. Heute wissen wir, dass die Vergrößerung der Hypophyse auf die Sehnerven drückt und das seitliche Gesichtsfeld eingeschränkt. Hat vielleicht genau das David den entscheidenden Vorteil verschafft, weil Goliath seitlich nichts sah? In vielen historischen Darstellungen sieht man tatsächlich, dass sich David seitlich an Goliath heranschleicht und ihn von dort mit der Steinschleuder trifft. War Goliath vielleicht auch wie typischerweise Akromegalie-Patienten in seiner Erscheinung zwar groß und stark, aber durch die Nebenwirkungen auch geschwächt? Möglicherweise litt Goliath dazu unter einem Testosteronmangel, der die Knochendichte eingeschränkte und seine Knochen leichter brechen ließ. Ein schwacher Riese also?

Diese Indizien deuten darauf hin, dass hinter der alttestamentarischen, mythischen Geschichte ein wahrer Kern stecken könnte. Ein weiteres Beispiel, diesmal aus der altertümlichen Mythologie, lässt ähnliche Schlüsse zu: Der Zyklop aus der Odysseus-Sage.

Odysseus erlebt auf seiner langen Irrfahrt nach dem trojanischen Krieg viele Abenteuer, bis er schließ-lich wieder nach Hause nach Ithaka kommt. In einer der bekanntesten Szenen der Erzählung strandet er mit seinen Männern auf einer Insel und gelangt dort in die Höhle des Zyklopen, eines riesenhaften Menschen mit nur einem Auge. Die Legende beschreibt, dass der Zyklop Odysseus gefangen hält, einige seiner Gefährten sogar auffrisst und es Odysseus und seinen Männern nur dank einer List gelang, ihn zu besiegen. Sie machen ihn mit Wein betrunken und stechen ihm, als er tief und fest schläft, das Auge aus.

Dass es sich auch in dieser Erzählung um einen Riesen handelt, könnte darauf hindeuten, dass genau hier der wahre Kern der Geschichte liegt. Warum aber kamen die alten Griechen darauf, einen Riesen als einäugigen Menschen darzustellen? Das heutige Wissen um das gestörte Sehvermögen könnte die Antwort geben. Das Gesichtsfeld von Menschen mit Akromegalie ist vergleichbar mit dem von Menschen mit nur einem Auge. Möglicherweise hat sich dies bei den alten Erzählern zu dem Bild eines einäugigen Riesen zusammengefügt.

Hinweise für Akromegalie

Bei zwei oder mehr der folgenden Symptome sollte man an Akromegalie denken:

- Die Hände werden größer (alte Ringe passen nicht mehr).
- Die Füße werden größer (alte Schuhe passen nicht mehr).
- Die Gesichtszüge werden gröber, Zähne wandern auseinander und/oder die Zunge wird größer.
- starkes Schwitzen, Kopfschmerzen und/oder Gelenkschmerzen.

34

Cushing-Syndrom – die Stresshormone spielen verrückt

Inhaltsverzeichnis

Cortisol im Übermaß – 204

Symptome: Mondgesicht und Büffelnacken – 205
Wirkung auf's Gehirn – 206

Ursachen des Cushing-Syndroms – 207
Gutartige Geschwüre – 207

Diagnose und Therapie – 209
Schwierigkeit der Diagnose – 209
Aufwändige Testreihen – 209
Operation – 209

Pseudo-Cushing – das falsche Cushing-Syndrom – 210
Ähnliches Aussehen, aber kein Cushing – 210

Kurz zusammengefasst – 210

© Springer-Verlag GmbH Deutschland, ein Teil von Springer Nature 2020
H. J. Schneider et al., *Hormone – ihr Einfluss auf mein Leben*,
https://doi.org/10.1007/978-3-662-58978-6_35

► **Ein Fall aus der eigenen Praxis**

Eine 43-jährige Patientin stellte sich in meiner Praxis vor. Seit einem halben Jahr war ihre Periode ausgefallen sei und sie hatte in dieser Zeit zehn Kilogramm zugenommen. Sie berichtete noch von weiteren Veränderungen: Die Haare am Kopf fielen vermehrt aus, stattdessen habe sie mehr Haare im Gesicht bemerkt. Insgesamt fühle sie sich schlapp und müde, ihre Stimmung sei schlecht, teilweise sogar mit depressiven Phasen. Sie könne sich überhaupt nicht mehr richtig freuen.

Die Untersuchung zeigte, dass die Patientin vor allem am Bauch Fett ansammelte, nicht aber an Armen und Beinen. Nur am Nacken zeigte sich ein kleiner Fettbuckel. Ihr Gesicht erschien rundlich und leicht gerötet und zeigte eine diskret vermehrte Behaarung.

Die Blutannahme erbrachte auffällige Laborwerte: ACTH hoch, Testosteron und DHEA (ein Vorläuferhormon der Geschlechtshormone aus der Nebenniere) leicht erhöht, Cortisol nicht deutlich erhöht. Cortisol kann allerdings je nach Tageszeit und sonstigen Einflüssen stark schwanken. Eine weitere Untersuchung zeigte aber, dass mit dem Cortisol irgendetwas trotzdem nicht stimmte. Es ließ sich nicht senken und bleib immer gleich hoch, obwohl das Hormon, gemessen im Speichel, normalerweise abends sehr niedrig und morgens hoch ist. Zusätzlich stellten wir in der Praxis fest, dass die Blutzucker- und Insulinwerte der Patientin deutlich erhöht waren. Zusammen ergaben diese Ergebnisse einen starken Verdacht: Morbus Cushing. Eine MRT-Bildgebung der Hypophyse bestätigte die Diagnose: Ich entdeckte ein kleines, nur wenige Millimeter großes Knötchen, das die Quelle von zu viel ACTH sein musste.

Danach ging es schnell. Ein erfahrener Neurochirurg entfernte das Hypophysenadenom. Innerhalb kurzer Zeit nahm die Patientin fast wieder auf das Ausgangsgewicht ab, die Rötung und Rundung des Gesichts ging zurück, vor allem das Bauchfett wurde deutlich weniger und die Periode setzte wieder ein. Auch die Stimmung heiterte sich auf. Sie konnte wieder lachen und sich freuen.

Durch die Operation der Hypophyse ist die Hormonproduktion eingeschränkt, die Patientin muss seither Hydrocortison und Schilddrüsenhormone einnehmen und regelmäßige zu Kontrolle kommen. Doch insgesamt geht es ihr deutlich besser. ◄

Bei Stress ist Cortisol ein lebenswichtiges Hormon. Zumindest in der richtigen Dosis. Wenn zu viel davon im Körper umherschwirrt, kommt der Hormonhaushalt aus dem Gleichgewicht.

Beim Cushing-Syndrom passiert genau das. Eher selten zwar, offiziell sind nur etwa zwei von einer Million Menschen betroffen, aber dennoch. Allerdings wird vermutet, dass die Dunkelziffer deutlich höher ist. Denn die Diagnose ist schwierig. Benannt ist diese Erkrankung nach dem amerikanischen Neurochirurgen Harvey Cushing, der sich mit vielen Hypophysenoperationen beschäftigte und das Syndrom 1910 zum ersten Mal beschrieb.

Cortisol im Übermaß

Menschen mit Cushing-Syndrom haben zu viele Stresshormone im Blut, entweder weil ihr Körper zu viel eigenes Cortisol produziert (dann wird es als endogenes Cushing-Syndrom bezeichnet) oder weil sie zu viel Kortison über Medikamente einnehmen.

Cortisol und Kortison

Als Cortisol bezeichnet man das Stresshormon, das unser Körper selbst bildet. Glukortikoide ist der Überbegriff für alle Wirkstoffe, die cortisolähnliche Wirkungen entfalten, also am Glukokortikoidrezeptor wirken. Das können synthetische Wirkstoffe oder körpereigene Hormone sein. Synthetische Glukokortioide werden zum Beispiel bei Asthma, rheumatischen Erkrankungen, Entzündungen und Autoimmunerkrankungen verschrieben und können oft viel stärker wirken als das körpereigene Cortisol. Als Kortison oder Kortisonpräprate bezeichnet man im Volksmund häufig synthetische Glukokortikoide. Ein medizinischer Fachbegriff ist das allerdings nicht.

In der richtigen Menge ist Cortisol ein lebenswichtiges Hormon. Wir brauchen es, um angemessen auf Stress reagieren zu können. Es stellt Energie bereit, indem es den Zuckergehalt im Blut ansteigen lässt, es verengt die Gefäße, sodass das Blut die Energie besser an alle Stellen im Körper tragen kann und es beschleunigt den Herzschlag. Der Körper macht sich so bereit, Herausforderungen zu meistern. Ist das gelungen, sinkt im Normalfall der Cortisolspiegel wieder. Die Gefahr, die Aufgabe, die Bedrohung in welcher Form auch immer, ist vorbei. Die Hab-Acht-Stellung des Körpers ist nicht mehr nötig.

Bleibt der Cortisolspiegel aber langfristig erhöht, hat das deutlich negative Folgen. Sie zeigen sich im Cushing-Syndrom. Typisch ist vor allem ein dicker Bauch, während Arme und Beine normal bleiben.

Symptome: Mondgesicht und Büffelnacken

Das Cushing-Syndrom kann man an verschiedenen typischen Veränderungen des Körpers erkennen: Stammfettsucht, Vollmondgesicht (lat. Facies lunata), Plethora, Büffelnacken, Striae rubrae, Thrombosen. Hinter diesen Bezeichnungen verbergen sich recht eindeutig erkennbare Symptome, die in der Illustration bildlich dargestellt sind:

- **Dicker Bauch, dünne Beine:** Am Rumpf oder am Körperstamm lagert sich verstärkt Fett an. Denn zu viel Cortisol führt zu mehr viszeralem Fett, dem Fett, das um unsere Organe herum liegt. Nimmt es zu, steigt auch dessen Aktivität – und das ist nicht gut. Insulinresistenz, Diabetes, ein Anstieg der Blutfette und Bluthochdruck sind die Folgen. Weil viel Cortisol viel Fett anbaut, Muskeln dagegen abbaut, wächst beim Cushing-Syndrom häufig der Bauch, Arme und Beine aber werden schmaler. Auch die Knochenmasse nimmt ab, sodass Osteoporose entsteht und das Risiko von Knochenbrüchen steigt.
- **Vollmondgesicht:** Das Gesicht wird durch die Einlagerung von Fett immer runder. Man spricht von Vollmond- oder Mondgesicht.
- **Stiernacken:** Wegen der Fettansammlung im Nackenbereich entsteht ein sogenannter Büffel- oder Stiernacken.
- **Hautveränderungen:** Die Haut leidet ebenfalls unter dem Hormonüberschuss. Das Gesicht rötet sich (das wird als Plethora bezeichnet) und es entstehen rote Dehnungsstreifen, die Striae rubrae. Sie treten am Bauch, am Oberkörper, an den Oberschenkeln und am Gesäß auf und erinnern an Schwangerschaftsdehnungsstreifen. Typischerweise sind sie aber breiter, meist über einen Zentimeter und dunkelrot gefärbt. Eine gestörte Wundheilung und ein schubweises Auftreten von Akne sind ebenfalls möglich. Außerdem wird die Haut dünn wie Pergament.
- **Gefäßveränderungen:** Die Gefäßwände werden ähnlich wie die Haut ebenfalls dünner. Die Patientinnen und Patienten merken das häufig leidvoll bei einer Blutabnahme: Die Venen platzen leichter, es muss häufiger gestochen werden und es entwickeln sich Blutergüsse. Überhaupt neigen Betroffene zu Unterhauteinblutungen.
- **Blutgerinnung:** Zu viel Cortisol steigert die Blutgerinnung. Das bedeutet, dass das Risiko von Blutgerinnseln wie Thrombosen und Lungenembolien steigt.

DIE TYPISCHEN SYMPTOME DES CUSHING-SYNDROMS

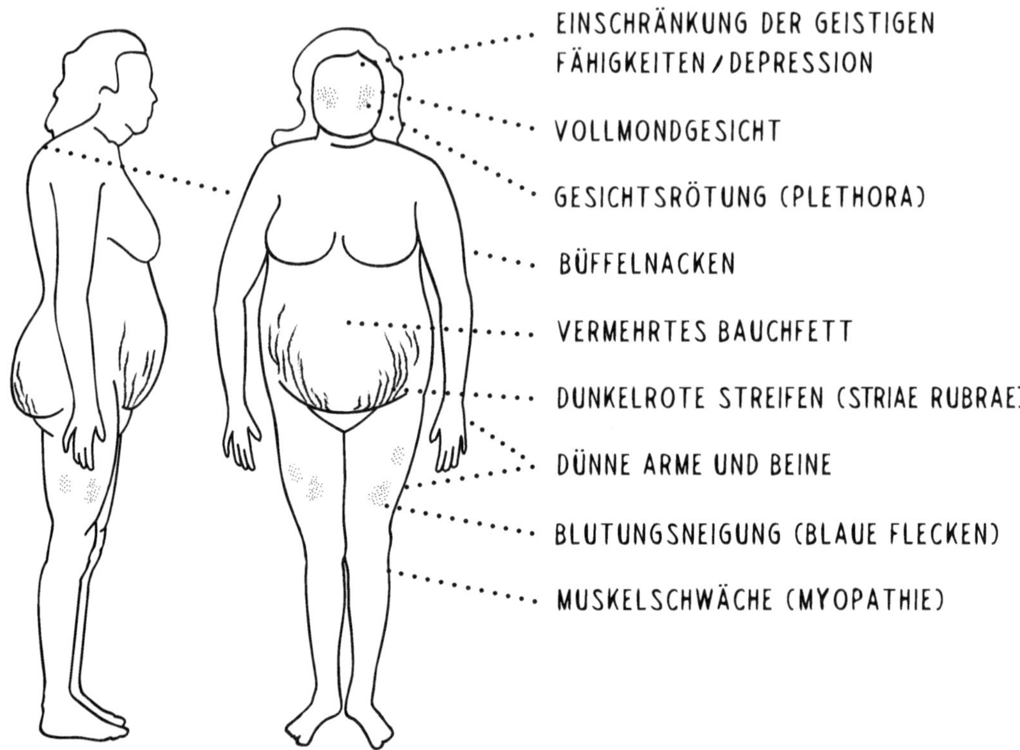

Wirkung auf's Gehirn

Der Körper leidet unter dem langandauernden Cortisolüberschuss. Auch unser Gehirn. Konzentration und Gedächtnis lassen bei vielen Betroffenen nach. Das liegt vor allem daran, das der Hippocampus wegen der ständigen Überdosis an Cortisol schrumpft. Weil dieser Teil unseres Gehirns vor allem für unsere Gedächtnisleistung wichtig ist, lässt die Leistung nach. Bis zu 80 Prozent aller Cushing-Erkrankten werden außerdem depressiv, von einer depressiven Verstimmung bis zu echten Depressionen kann alles vorkommen.

35

Ursachen des Cushing-Syndroms

Was aber läuft da falsch bei der Cortisol-Produktion im Körper? Warum produziert die Nebenniere so viel davon, wenn es doch so unangenehme Folgen hat? Irgendetwas ist nicht im Lot. In diesem Fall ist das Hormon ACTH der Grund des Übels, genauer gesagt: zu viel ACTH. Es ist dasjenige Hormon, das in der Nebennierenrinde die Produktion der Steroidhormone regelt. Und dazu gehört auch Cortisol.

Gutartige Geschwüre

Die Nebenniere steigert die Produktion von Cortisol nicht einfach so, auch die Hypophyse, in der das ACTH entsteht, bildet nicht einfach so mehr davon. Alles hat einen Grund. Verantwortlich für das Cushing-Syndrom sind fast immer Adenome. Als Adenome werden gutartige Geschwülste aus Schleimhaut oder Drüsengewebe bezeichnet, die generell jedes Organ betreffen können.

In der Hypophyse: Wenn ein ACTH-produzierendes Adenom in der Hypophyse, also der Hirnanhangsdrüse, wächst, steigt der ACTH-Spiegel und infolgedessen auch der Cortisolspiegel im Blut. In diesem Fall spricht man auch vom echten oder zentralen Morbus Cushing, also der Cushing-Erkrankung.

In der Nebenniere: Ein Cushing-Syndrom kann aber durch ein Adenom in der Nebenniere entstehen. In solchen Fällen bildet ein Knoten der Nebennierenrinde Cortisol. Anders als beim zentralen Morbus Cushing ist dann aber die ACTH-Ausschüttung erniedrigt und nur die Cortisolwerte steigen an. Die Folgen sind jedoch die gleichen, weil vor allem das Überangebot an Cortisol und nicht der Mandel an ACTH die bekannten Symptome hervorruft.

In anderen Organen: Tumore, die beispielsweise im Magen-Darm-Trakt oder in der Lunge sitzen, können auch zu einem Cushing-Syndrom führen, wenn auch eher selten. Auch sie können manchmal ACTH oder CRH bilden und die Cortisolwerte erhöhen.

Der Hormon-Regelkreis beim Cushing-Syndrom

Hypothalamus

Hypophyse

Neben-
nierenrinde

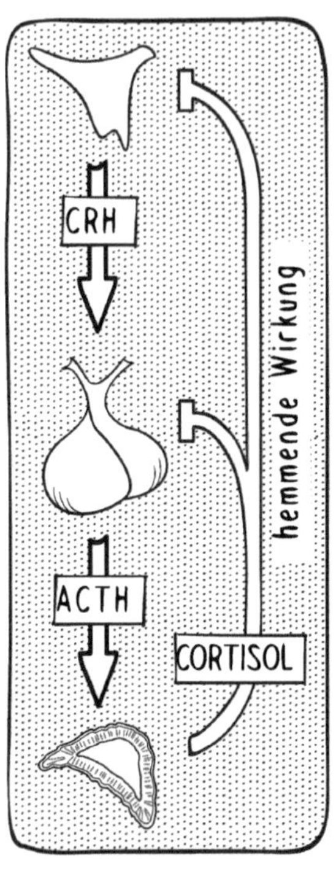

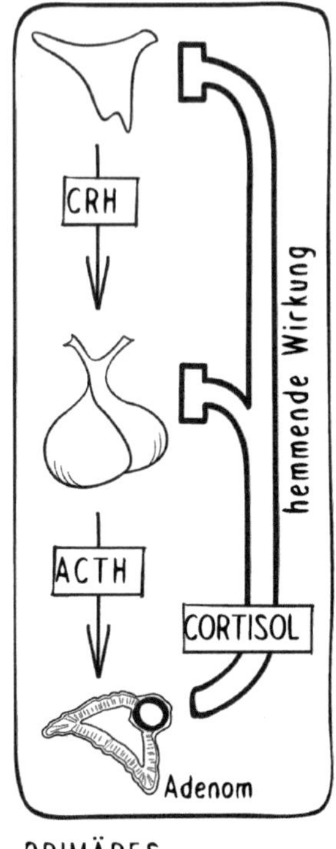

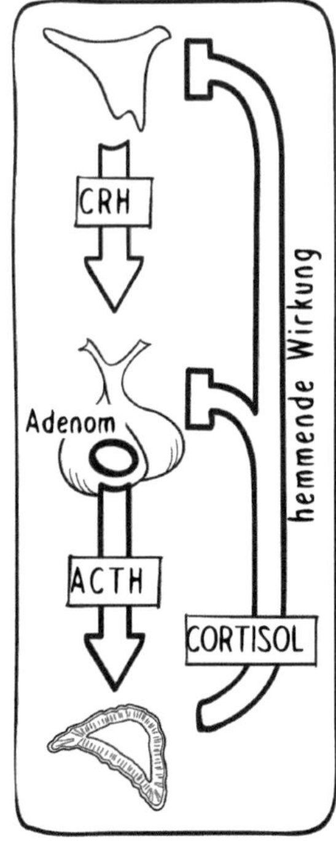

35

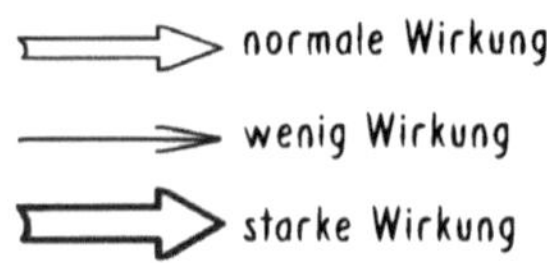

Diagnose und Therapie

Bei einem Verdacht auf Cushing-Syndrom gehört die Diagnostik am besten in die Hände von Hormonexperten. Denn diese Erkrankung wirklich eindeutig festzustellen, gehört zu den schwierigsten Aufgaben in der Medizin. Was genau aber ist denn so schwierig? Reicht es nicht zu sagen: Wenn das Cortisol im Blut erhöht ist und ACTH ebenfalls, handelt es sich um Morbus Cushing mit Ursache in der Hypophyse, wenn das Cortisol im Blut erhöht ist, ACTH aber erniedrigt, liegt ein Cushing-Syndrom vor mit Ursache in der Nebenniere?

Schwierigkeit der Diagnose

Prinzipiell ist das zwar richtig, in der Realität aber nicht so einfach. Die ACTH- und Cortisolwerte schwanken sehr stark, je nach Situation und Tageszeit. Es sind schließlich Stresshormone! Sie steigen bei Stress, Krankheit, Schmerzen oder Belastung an und sinken bei Entspannung. Auch die Tageszeit ist entscheidend. Morgens wird viel produziert, mittags bereits etwas weniger, nachmittags fällt die Sättigung weiter ab und nachts sind die Werte am niedrigsten. Eine einmalige Blutmessung reicht also nicht aus.

Aufwändige Testreihen

Die Diagnose erfolgt zu Beginn nach dem Ausschlussprinzip. Mit Suppressionstests und gegebenenfalls ergänzenden weiteren Tests wird versucht, das Cushing-Syndrom auszuschließen. Bei einem typischen Suppressionstest erhält die Person ein künstliches Kortisonpräparat, zum Beispiel abends 1 mg Dexamethason. Da die Wirkung über mehrere Stunden anhält, muss der Cortisolspiegel bei einem gesunden Menschen am nächsten Morgen unterdrückt, also niedrig, sein. Ist das der Fall, ist ein Cushing-Syndrom ausgeschlossen. Wenn nicht, ist ein Cushing-Syndrom möglich. Dann müssen weitere Tests folgen: Zum Beispiel wird im Speichel Cortisol zu verschiedenen Tageszeiten bestimmt um zu sehen, ob die Cortisol-Schwankungen im Tageszeitenverlauf der Normalkurve entsprechen oder nicht. Eine andere Möglichkeit ist, das Hormonvorkommen im Urin über 24 Stunden zu kontrollieren.

Operation

Ist die Diagnose des Cushing-Syndroms gesichert, folgen weitere Tests um zu erfahren, wo der Grund liegt. Ist es ein ACTH-abhängiges oder -unabhängiges Cushing-Syndrom? Je nach Testergebnissen werden dann Bilder der Nebenniere, der Hypophyse oder anderen Körperteilen gemacht, um die genaue Lage des Adenoms zu erkennen. In den allermeisten Fällen handelt es sich um gutartige Tumore, die in der Regel operativ entfernt werden können.

Gelingt die Operation, sind die positiven Auswirkungen verblüffend schnell zu erkennen. Innerhalb weniger Wochen oder Monate normalisieren sich Körpergewicht und Stoffwechsels, Haut und Körperform. Nur die Psyche braucht oft etwas länger um sich zu erholen.

Für diejenigen Fälle, in denen der für das Cushing-Syndrom verantwortliche Tumor schwer zu operieren oder schlecht auffindbar ist, gibt es weitere Alternativen: Entweder eine Therapie mit Medikamenten, die die Cortisolproduktion unterdrücken. Nachteil ist, dass dann dauerhaft Medikamente eingenommen werden müssen und diese manchmal auch Nebenwirkungen haben. Eine gezielte Bestrahlung des hormonproduzierenden Tumors ist ebenfalls möglich. Allerdings dauert es in der Regel einige Monate bis Jahre, bis die volle Wirkung einsetzt. Das Problem dabei: Dadurch, dass die Strahlen auch gesundes Hypophysengewebe zerstören können, kann ein Mangel an anderen Hormonen entstehen, die die Hirnanhangsdrüse normalerweise produziert. Als letzte Option bleibt eine Operation, bei der die Nebennieren entfernt werden. Fest steht: Ist die Cortisolquelle weg, verschwindet auch das Cushing-Syndrom.

Pseudo-Cushing – das falsche Cushing-Syndrom

Was aber, wenn bei den Tests kein eindeutiges Ergebnis herauskommt, wenn der erste Test Auffälligkeiten zeigt, der zweite jedoch nicht? Dann liegt es oft daran, dass andere Erkrankungen die Ergebnisse verfälschen. Beispiele dafür sind unter anderem vermehrter oder gar chronischer Alkoholkonsum oder Depressionen – beides kann die Cortisolwerte erhöhen. Weil die Symptome oft sehr ähnlich sind, spricht man in diesen Fällen von einem sogenannten Pseudo-Cushing-Syndrom.

Ähnliches Aussehen, aber kein Cushing

Viele Zeichen des Cushing-Syndroms sind sehr charakteristisch, können aber in abgeschwächter Weise auch bei Menschen auftreten, die gar kein Cushing-Syndrom haben. Die Übergänge sind fließend und genau das macht eine eindeutige Diagnose so schwer. Vor allem, wenn Übergewicht mit im Spiel ist. Übergewichtige Menschen lagern überall Fett ein. Viele haben ein sehr rundes, oft rotes Gesicht und Dehnungs-

streifen, die allerdings heller und schmaler. Cushing-Patientinnen oder -patienten sind sie also nicht.

Auf der anderen Seite gibt es wahrscheinlich gerade deshalb auch einige dicke Menschen, die nicht einfach nur zu viel Essen und sich zu wenig bewegen, sondern tatsächlich ein Cushing-Syndrom haben, aber noch keine Diagnose.

Kurz zusammengefasst

Das Stresshormon Cortisol hilft uns, mit Stress in jeglicher Form fertig zu werden. Produziert der Körper aber zu viel davon oder gelangt über Medikamente zu viel in unseren Organismus, entwickelt sich ein Cushing-Syndrom. Die typischen Symptome sind: dicker Bauch, schmale Arme und Beine, rundes Gesicht, gerötete Haut, Stiernacken und psychische Veränderung. Schuld an der Überproduktion sind gutartige Geschwüre, die sich in einer Operation meist gut entfernen lassen. Verblüffend schnell regeneriert sich dann der Körper.

Die Diagnose des Cushing-Syndroms ist jedoch schwierig, weil der Cortisolspiegel unseres Körpers je nach Situation und Tageszeit stark schwankt. Tests liefern entsprechend uneindeutige Ergebnisse und müssen oft wiederholt werden. Vor allem bei übergewichtigen Menschen kommt erschwerend hinzu, dass sich ihr Aussehen oft auf ähnliche Weise verändert wie bei Menschen mit Morbus Cushing. Das macht es umso komplizierter, die Erkrankung frühzeitig zu erkennen.

Das Conn-Syndrom

Inhaltsverzeichnis

Die Entdeckung der Krankheit – 212
Dem Kalium auf der Spur – 212

Der Blutdruck steigt – 212

Diagnose des Conn-Syndroms – 213
Der Quotiententest – 213
Kochsalzbelastungstest – 213
CT und MRT – 213
Noch mehr Diagnostik – 214

© Springer-Verlag GmbH Deutschland, ein Teil von Springer Nature 2020
H. J. Schneider et al., *Hormone – ihr Einfluss auf mein Leben*,
https://doi.org/10.1007/978-3-662-58978-6_36

Das Conn-Syndrom ist die häufigste Ursache des endokrinen, also hormonell bedingten, Bluthochdrucks. In den allermeisten Fällen hat Blutdruck allerdings keine hormonelle Ursache, nur in etwa fünf bis zehn Prozent spielen Hormone eine Rolle. Doch innerhalb dieser Gruppe ist das Conn-Syndrom die häufigste Diagnose.

Die Entdeckung der Krankheit

Michigan, USA, 1954. Der Chefarzt der Abteilung für Endokrinologie und Stoffwechsel an der Universität von Michigan, Jerome W. Conn, saß über einem rätselhaften Fall. Eine Frau, 30 Jahre alt, hatte sich in seiner Klinik mit eine Reihe verschiedener Symptome vorgestellt, die sich niemand so richtig erklären konnte. Sie berichtete über immer wieder auftretende Muskelschwächen bis hin zu Lähmungen in den Beinen und über Verkrampfungen in den Händen. Bei der Untersuchung fiel auf, dass die Frau einen stark erhöhten Blutdruck hatte. Die Kaliumwerte dagegen waren sehr niedrig, was die Krämpfe zwar erklärte, aber nicht deren Ursache. Conn überprüfte bei seiner Patientin die Hormone und stellt fest: Hier lag das Problem.

Conn, der die endokrinologische Abteilung schon seit 1943 leitete, hatte bereits Vieles gesehen, viel geforscht, viel erkannt. Während des Zweiten Krieges hatte er sich beispielsweise mit der Schweißregulation bei großer Hitze beschäftigt und damit, wie sich der Körper daran anpasst. Viele Soldaten hatten damals Probleme, sich in den heißen Tropen im südlichen Pazifik zu akklimatisieren. Seine Forschungen zeigten, dass bei extremen Temperaturen die Hormone schnell reagierten und so einem übermäßigen Kaliumverlust über die Niere und die Schweißdrüsen verhinderten. Davor hatte er außerdem die Zusammenhänge zwischen Diabetes mellitus und Adipositas untersucht und als einer der ersten erkannt, dass Übergewicht und Adipositas zur Zuckerkrankheit führen kann.

Dem Kalium auf der Spur

Auf seine Erkenntnisse zum Thema Kaliumausscheidung konnte Conn jetzt im Fall der neuen Patientin zurückgreifen, denn damit kannte er sich aus. Die üblichen Ursachen eines Kaliummangels sind zumeist auf einen starken Salzverlust zurückzuführen, zum Beispiel durch Durchfall, Erbrechen oder kaliumabsenkende Medikamente. All das traf bei seiner Patientin nicht zu. Also griff er auf Erkenntnisse von zwei Wissenschaftlern aus London zurück, Simpson und Tait. Sie hatten im Vorjahr ein Verfahren entwickelt, mit dem man die Aktivität eines bestimmten Hormons aus der Nebenniere messen konnte, das sich durch die Gabe von Kalium oder den Entzug von Natrium stimulieren ließ: Aldosteron.

Conn ließ dieses Hormon bei seiner Patientin messen und – tatsächlich – ihre Aldosteronwerte waren deutlich erhöht. Dieser Hormonmangel also war die Ursache für Blutdruckhochdruck und Kaliummangel. Im Oktober 1954 stellte er seine Erkenntnisse und Ergebnisse bei seinem Vortrag der Central Society for Clinical Research zum ersten Mal vor und veröffentlichte sie ein Jahr später in einem wissenschaftlichen Artikel. Er nannte das Syndrom „primären Hyperaldosteronismus", seitdem ist es auch als Conn-Syndrom bekannt.

Der Blutdruck steigt

Wie aber lässt ein Hormon den Blutdruck steigen? Der Blutdruck wird durch das sogenannte Renin-Angiotensin-Aldosteron-System gesteuert. Und das funktioniert so: In der Niere sitzen empfindliche Sensoren, die messen, wieviel Blut in die Niere fließt. Fließt wenig Blut, ist der Blutdruck niedrig, fließt viel Blut, ist der Blutdruck hoch. Fällt der Blutdruck ab, steigern die Nieren die Reninausschüttung. Steigt der Blutdruck, sinken die Reninwerte. Das Hormon Renin nämlich sorgt dafür, dass sich ein weiteres

Hormon bildet: Angiotensin. Dieses Angiotensin wiederum steigert die Aldosteronbildung in der Nebenniere.

So weit der Idealfall. Manchmal aber kommt es vor, dass eine Autonomie entsteht, also eine Art Eigenständigkeit. Dann entkoppeln sich einige aldosteronbildende Zellen der Nebenniere und reagieren nicht mehr auf Renin und Angeotensin. Diese Zellen wachsen und bilden weiterhin Aldosteron, obwohl die Werte der beiden anderen Hormone, die dem entgegenwirken sollen, niedrig sind. In der Medizin wird dieses Phänomen wird als primärer Hyperaldosteronismus bezeichnet, von griechisch „hyper": „über".

Wenn sich die autonomen Zellen weiter vermehren und immer mehr Aldosteron bilden, steigt als Folge zuerst der Blutdruck. Später, wenn die Krankheit über Jahre bestehen bleibt, beginnen auch die Werte des Blutsalzes Kalium zu fallen. Entsprechend weisen viele Conn-Patientinnen und Patienten heutzutage, wo viele Fälle von Conn-Syndrom bereits im frühen Stadium erkannt werden, zwar einen erhöhten Blutdruck auf, die Kaliumwerte aber sind noch normal.

Diagnose des Conn-Syndroms

Die Aldosteronwerte zu messen allein reicht nicht aus, um einen primären Hyperaldosteronismus zu bestätigen. Je nach Tageszeit können Blutdruck und Kaliumgehalt stark schwanken. Aussagekräftiger ist der Quotient aus Aldosteron und Renin, also Aldosteronwerte geteilt durch Reninwerte.

Der Quotiententest

Bei Menschen mit Conn-Syndrom ergibt sich bei dem so ermittelten Quotient typischerweise eine höhere Zahl als bei gesunden Menschen, weil Aldosteron hoch bleibt, Renin aber unterdrückt wird. Da sich auch dieser Quotient aus den gleichen Gründen

wie oben immer wieder verändert und auch verschiedene Blutdruckmedikamente die Ergebnisse verfälschen können, dient die Ermittlung des Quotienten nur als Screening Test. Sollte dieser Test also auffällig sein, muss zur Bestätigung ein anderer Test durchgeführt werden. Nach ärztlicher Absprache werden womöglich auch einige Blutdruckmedikamente ab- oder umgesetzt.

Kochsalzbelastungstest

Der zweite Test, der auf den Quotiententest folgt, ist in der Regel der Kochsalzbelastungstest. Die Betroffenen bekommen eine Infusion von zwei Litern Kochsalz über vier Stunden, vorher und nachher wird Aldosteron und Renin gemessen. Die Kochsalzlösung bewirkt, dass der Körper extrem viel Flüssigkeit aufnehmen muss – und das bedeutet Belastung. Funktioniert alles normal, wird das Aldosteron-Renin-System die Aldosteronausschüttung hemmen. Bei einem Conn-Syndrom jedoch bleibt sie unverändert.

CT und MRT

Ein weiterer wichtiger Baustein der Diagnostik beim Conn-Syndrom ist die Bildgebung. Das bedeutet, man braucht ein Bild des betroffenen Organs, in diesem Fall der Nebenniere. Bei Menschen mit Conn-Syndrom ist sie oft vergrößert. Wenn also die endokrinologischen Tests das Conn-Syndrom bestätigen – und erst dann! – wird bei der Patientin oder dem Patient ein CT (Computertomografie) oder MRT (Magnetresonanztomographie, auch Kernspin genannt) von der Nebenniere gemacht. Ursächlich für ein Conn-Syndrom ist nämlich in aller Regel ein gutartiger Tumor der Nebenniere, der zu viel Aldosteron produziert. Dieser Tumor ist in der Bildgebung als Knoten zu sehen. Solche Knoten können auch so klein sein, dass man sie gar nicht eindeutig erkennt oder die Nebenniere einfach nur verplumpt, das bedeutet verdickt, erscheint. Auf der anderen Seite bilden sich oft auch harmlose Vergrößerungen der Nebennieren, die keinerlei Einfluss auf die Hormone haben. Daher gibt die Bildgebung alleine noch keine Auskunft darüber, ob die Funktion der Nebenniere gestört ist.

Noch mehr Diagnostik

Um endgültig zu bestätigen, wo der Übeltäter steckt, ist oft noch eine zusätzliche Untersuchung mit einem sogenannten Katheter notwendig. Ein Katheter ist ein dünner Schlauch, der in den Körper eingeführt wird. Mit einem Nebennierenkatheter wird untersucht, aus welcher Nebenniere das vermehrte Aldosteron kommt. Hierfür wird der Katheter über die Leistenvene unter Röntgenkontrolle bis zur Nebenniere geführt, von dort direkt Blut entnommen und die Aldosteronwerte gemessen. Wenn der Wert auf einer Seite deutlich höher ist als auf der anderen, weiß man: Hier sitzt der aldosteronproduzierende Tumor.

Wenn feststeht, welche Nebenniere zu viel Aldosteron ausscheidet, kann der Tumor durch eine Operation entfernt werden. Die Blutdruckwerte und die Kaliumstörung normalisieren sich dann relativ schnell. Blutdrucksenkende Medikamente können danach deutlich reduziert werden. In dem meisten Fällen zumindest. Es kommt leider auch vor, dass der Bluthochdruck trotz Operation nicht vollständig verschwindet, besonders dann, wenn die Werte schon lange Zeit zu hoch sind. Die Gefäße sind dann bereits versteift und der Blutdruck liegt ähnlich wie bei älteren Menschen dann weiterhin immer etwas über den Normalwerten. Lesen Sie dazu auch ► Kap. 44. Erschwerend kommt hinzu, dass viele Menschen aus verschiedenen anderen Gründen an Bluthochdruck leiden, ganz unabhängig vom Conn-Syndrom.

Lakritz – mehr als eine harmlose Süßigkeit
In der Notaufnahme des Universitätsklinikums Lübeck stellte sich vor einigen Jahren ein Mitte fünfzigjähriger Mann mit akuten Sehstörungen vor. Die Ärzte untersuchten seine Augen und stellten fest, dass er eine schwere hypertensive Retinopathie hatte, eine durch Bluthochdruck hervorgerufene Veränderung des Augenhintergrundes. Sie war der Grund für seine Sehstörung. Weitere Checks ergaben: Der Blutdruck war mit 250/110 mmHg stark erhöht und der Kaliummangel massiv. Klar, dass diese Konstellation an ein Conn-Syndrom denken ließ. Doch die daraus folgenden Tests zeichneten zur Überraschung aller ein anderes Bild: Die Aldosteronwerte lagen nicht über den Normalwerten, sie waren sogar zu niedrig, die Reninwerte ebenfalls. Weitere endokrine Untersuchungen auf mögliche hormonelle Ursachen des Bluthochdrucks zeigten ebenfalls nichts Auffälliges.

Bei genauerem Nachfragen stellte sich heraus, dass sich der Grund für die Beschwerden des Mannes hinter seiner Liebe für Lakritz versteckte. Als er erzählte, dass er in den letzten Monaten eine Leidenschaft für Lakritz entwickelt und pro Woche mindestens drei Packungen à 300 Gramm Lakritz gegessen hatte, schrillten in der Klinik alle Alarmglocken. Die Anweisung an den Mann lautete: Sofort damit aufhören! Und siehe da: Bald konnte er die Blutdruck senkenden Medikamenten reduzieren, sein Sehvermögen verbesserte sich deutlich und der Kaliumspiegel normalisierte sich vollständig.

Was ist der Hintergrund? Lakritz enthält Glycyrrhizin. Bei dem Patienten waren über mehrere Wochen etwa ein Kilogramm Lakritz mit etwa 500 Gramm Glycyrrhizin zusammen gekommen. In höheren Dosen kann dieser Stoff unsere Hormone beeinflussen. Es hemmt die sogenannten 11ß-Hydroxysteroid-Dehydrogenase-2. Hinter diesem Wortungetüm versteckt sich ein Prozess, der dafür sorgt, dass unser körpereigenes Cortisol abgebaut wird. Funktioniert dieser Prozess nicht, wird der Körper mit aktivem Cortisol geflutet. Und wie immer hat das Auswirkungen: Cortisol bindet – in diesem Fall leider – auch am Aldosteronrezeptor. Aber warum? Die Erklärung liegt im Wirkprinzip der Hormone, die wir bereits kennen: Hormone entfalten ihre Wirkung an den Zellen unseres Körpers, indem sie wie ein Schlüssel in einem Schloss an spezifischen Rezeptoren an den Zellen andocken. In diesem Fall passt der Cortisolschlüssel auf verschiedene Schlösser: sowohl auf den Cortisol- als auch den Aldosteronrezeptor. Deswegen führt die Cortisolflut zu Bluthochdruck und Kaliumabfall. Der hohe Blutdruck und das niedrige Kalium wiederum bewirken, dass Renin und Aldosteron sinken. Und genau das ist der Grund, warum diese Werte bei dem Patienten mit seiner Schwäche für Lakritz so niedrig waren.

Vorsicht also bei der schwarzen Leckerei! Lakritz ist keine harmlose Süßigkeit, zumindest nicht in großen Mengen. Sogar die amerikanische Lebensmittel- und Arzneimittelbehörde FDA gab 2017 die Warnung heraus, dass Menschen über 40 Jahre nicht mehr als 60 Milligramm Lakritz pro Tag über einen Zeitraum von mehr als zwei Wochen vertilgen sollten. Allgemein gilt für alle Menschen allen Alters: Lakritz nur in Maßen! Und sofort aufhören zu naschen und ab zum Arzt, wenn schon nach kleinen Mengen Zeichen wie Herzrhythmusstörungen, Muskelschwäche oder Bluthochdruck auftreten.

Das Phäochromozytom

Inhaltsverzeichnis

Nebenniere und Nervengeflecht – 218

Kampf- und Fluchthormone im Überfluss – 218

Diagnose: Tests und Bilder – 219
Nachweis in Blut und Urin – 219
Klarheit durch Bilder – 219

Therapie: Medikamente und Operation – 219
Häufigkeit und Dunkelziffer – 220

© Springer-Verlag GmbH Deutschland, ein Teil von Springer Nature 2020
H. J. Schneider et al., *Hormone – ihr Einfluss auf mein Leben*,
https://doi.org/10.1007/978-3-662-58978-6_37

Mehrere Herzinfarkte, ständige Blutdruckschwankungen und eine ganze Reihe weiterer Erkrankungen – der 34. Präsident der Vereinigten Staaten Dwight D. Eisenhower hatte immer mit seiner Gesundheit zu kämpfen und wurde daher medizinisch engmaschig betreut. Seine Krankheitsgeschichte ist umfangreich dokumentiert. Und dennoch: Bei der Autopsie seines Leichnams 1969 am Walter Reed Army Hospital erlebten die Pathologen eine Überraschung: Sie fanden ein 1,5 Zentimeter großes Phäochromozytom an der linken Nebenniere. Davon wusste zu Eisenhowers Lebzeiten niemand etwas. Im Jahr 2006 unternahm eine Gruppe von Kardiologen vom St. Luke's-Roosevelt Hospital Center in New York den Versuch, retrospektiv zu klären, ob Eisenhowers Herzerkrankung und die immer wieder auftretenden Herzinfarkte durch dieses Phäochromozytom beeinflusst worden sein könnte sind. Die Antwort: Ja, sehr gut möglich. Bereits 1954 wurden laut Aufzeichnungen unregelmäßige Blutdruckwerte beschrieben, in den letzten Lebensjahren schwankte sein Blutdruck erheblich mit Werten bis zu 210/120 mmHg. Episodische Katecholamin-Freisetzungen des Nebennierentumors müssen dafür verantwortlich gewesen sein, schließen die Kardiologen. Ein solcher Überschuss an Katecholaminen könne eine ischämische Kardiomyopathie (eine Schwächung des Herzmuskels nach Herzinfarkt) hervorrufen oder eine bestehende Herzschwäche noch verschlimmern. Auch dass ein Phäochromozytom zu einer akuten Herzinsuffizienz, zu Bauchschmerzen oder einer akuten Verengung der Herzkranzgefäße führt, sei denkbar. Ob bei Eisenhower zuerst das Phäochromozytom da war oder zuerst die ischämische Kardiomyopathie, lässt sich im Nachhinein aber nicht mehr klären.

(Quelle: Thomas Meißner: Der prominente Patient, Krankheiten berühmter Persönlichkeiten, Springer Verlag, 2019) ◄

Wenn Adrenalin den Körper durchflutet, muss irgendetwas Besonderes passiert sein. Ein Schreck, Angst, Aufregung, Anstrengung. Die Haare stellen sich auf, das Herz schlägt schneller. Es herrscht Ausnahmezustand im Körper. Wenn ein Tumor im Nebennierenmark oder im Nervengeflecht entlang der Wirbelsäule ununterbrochen Adrenalin produziert, wird aus der Ausnahme ein Dauerzustand. Und der kann manchmal gefährlich sein.

Nebenniere und Nervengeflecht

Die Kampf-und Fluchthormone Adrenalin ebenso wie Noradrenalin und Dopamin werden Katecholamine genannt. Sie sind eigentlich Zwitter: In der Blutbahn zirkulieren sie als Hormone, gleichzeitig sind sie aber auch Neurotransmitter, die in unserem Nervensystem ihre Wirkung zwischen den Nervenendigungen entfalten. Wer Genaueres zum Unterschied zwischen Hormonen und Neutransmittern wissen möchte, kann im ► Kap. 3 nachlesen.

Diese Katecholamine werden in den Nebennieren und im sogenannten Grenzstrang gebildet, einem Nervengeflecht, das sich entlang der Wirbelsäule von der Brust bis in den unteren Bauchraum zieht. Hat sich an einer diesen beiden Stellen ein Tumor eingenistet, ist die Produktion der Neurotransmitter gestört. Solche Tumore heißen Phäochromozytome . Der Name leitet sich aus dem Griechischen ab und bezeichnet unter anderem das typische Anfärben von Tumorzellen mit Chromatbraun. Diese Farbe hieß in der ersten Beschreibung des Verfahrens Phäochrom von griechisch: „phaios" für dunkel, „Chroma" für Farbe. „Zytos" bedeutet Zelle, „om" Tumor.

Kampf- und Fluchthormone im Überfluss

Phäochromozytome entstehen, wenn sich im Grenzstrang oder im Nebennierenmark Knoten bilden und diese Knoten wachsen. Meist sind diese Tumore gutartig, aber leider nicht immer. Dabei ist das Nebennierenmark mit etwa 85 Prozent der Fälle sehr viel häufiger betroffen als der Grenzstrang. Der Tumor produziert Katecholamine und flutet den Körper dauerhaft mit Adrenalin, Noradrenalin und Dopamin. Adrenalinstöße wie jeder sie kennt mit pochendem Herzen, aufgestellten Haaren und Schweißausbrüchen erfahren die Betroffenen dann am laufenden Band. Ihr Blutdruck ist meist anfallsweise erhöht, sie haben Herzrasen, schwitzen stark, haben Kopfschmerzen und Schwindelattacken. Manchmal können auch Ohnmachtsanfälle, Übelkeit und vermehrter Speichelfluss auftreten. Da die dauerhafte Erhöhung auch Herz und Gefäße schädigt, kann es in der Folge vermehrt zu Herz- und Kreislauferkrankungen kommen.

Allerdings schwankt der Zustand der Patientinnen und Patienten häufig und die Symptome zeigen sich phasenweise mehr oder weniger stark. Das liegt daran, dass der Spiegel der Stresshormone nicht dauerhaft gleich hoch ist.

Diagnose: Tests und Bilder

Diese Schwankungen und die Ähnlichkeit der Symptome zu anderen Erkrankungen macht die Diagnose schwierig. Bei einer Angststörung oder Panikattacken, auch bei starken Kopfschmerzen oder einer Schilddrüsenüberfunktion liegen oft ähnliche Beschwerden vor. Einen Hinweis auf ein Phäochromozytom gibt der Blutdruck. Ist er zu hoch und lässt sich nur schwer einstellen, vor allem bei jungen Menschen, sollten Untersuchungen in diese Richtung eingeleitet werden.

Nachweis in Blut und Urin

Zur Diagnostik werden die Katecholamine beziehungsweise deren Abbauprodukte gemessen. Das klingt relativ einfach, es gibt aber ein paar Fallstricke zu beachten. Eine Messung von Adrenalin, Noradrenalin oder Dopamin direkt im Blut ist nur wenig aussagekräftig, da allein der Einstich der Nadel durch den Schmerz die Werte erhöhen kann. Besser ist es, die Metanephrine im Blutplasma zu messen. Sie sind die Abbauprodukte von Katecholaminen und schwimmen wesentlich länger und unabhängig von akutem Schmerz oder Stressereignissen im Blut. Katecholamine und Metanephrine lassen sich auch im Urin nachweisen. Dort werden sie über einen längeren Zeitraum, zumeist über 24 Stunden, gecheckt, in dem der Urin über einen längeren Zeitraum gesammelt wird, um eine noch bessere Aussage zu erhalten.

Klarheit durch Bilder

Sollte sich in diesen Testungen ein Phäochromozytom bestätigen, baucht man Bilder von den Nebennieren und eventuell auch vom Grenzstrang, um die Strukturen des Tumors, seine Lage und Größe genauer zu sehen. Zeigt sich im CT oder MRT die Nebenniere vergrößert und mit typischen Zeichen eines Phäochromozytoms, ist die Diagnose relativ eindeutig. Aber nicht immer lässt sich das so klar erkennen. Bei Unklarheiten helfen andere nuklearmedizinische Verfahren weiter, bei denen bestimmte radioaktive Stoffe an den Tumorzellen binden. Mit speziellen Scanner-Verfahren werden diese Strukturen erkannt und leuchten in der Bildgebung auf. Beispiele hierfür sind die sogenannte MIBG-Szintigraphie oder das DOPA PET-CT. Auch Ultraschalluntersuchungen werden manchmal unterstützend eingesetzt.

Therapie: Medikamente und Operation

Ist die Diagnose Phäochromozytom sicher, bedeutet das in der Regel Operation. Eine Operation allerdings, die einige Vorsichtsmaßnahmen und vor allem Erfahrung erfordert. Um bestimmte Risiken zu vermeiden, erhalten Patientinnen und Patienten eine medikamentöse Vorbehandlung. Eines dieser Risiken ist eine übermäßige Ausschüttung von Katecholaminen während der Operation. Denn wenn der Tumor verletzt wird, droht ein womöglich lebensgefährlicher Blutdruckanstieg. Das Phäochromozytom wird deswegen immer als Ganzes entfernt. Die Punktionen eines Phäochromozytom vor der Operation ist aus dem gleichen Grund tabu, auch wenn die Entnahme einer Gewebeprobe die Diagnose erleichtern würde.

Häufigkeit und Dunkelziffer

Das Phäochromozytom tritt in etwa einem von 100.000 Fällen pro Jahr auf. Allerdings gibt es wahrscheinlich einige Fälle, bei denen der Tumor zum Tod geführt hat, ohne dass er vorher bekannt war. Untersuchungen haben ergeben, dass einige Menschen mit einem offenkundig mildem Phäochromozytom, von dem sie nichts wussten, daran verstorben sind.

Bei den meisten Patientinnen oder Patienten ist das Phäochromozytom eine eigenständige Krankheit und nicht die Folge anderer Erkrankungen. Es gibt aber die seltene Möglichkeit, dass ein solcher Tumor im Rahmen eines genetischen Syndroms vorkommt. Beispiele dafür sind unter anderem Morbus Recklinghausen, eine Erbkrankheit, die verschiedene Organsysteme, insbesondere aber die Haut und das Nervensystem betrifft. Oder die Multiple Endokrine Neoplasie 2, ebenfalls eine Erbkrankheit, die besonders die hormonproduzierenden Organe betrifft. Sollte also ein Phäochromo-

zytom vorliegen, empfiehlt es sich, zur sicheren Diagnose auch nach solchen genetischen Veränderungen zu suchen.

Der Mann, der beim Pinkeln Kopfschmerzen bekam

In der Universitätsklinik Frankfurt stellte sich ein gesund erscheinender, junger Mann vor, der aber über häufige Kopfschmerzen und Herzrasen berichtete. Diese Symptome lägen nicht dauernd vor, träten aber vor allem beim Pinkeln auf. Die körperliche Untersuchung und auch die routinemäßige Laboruntersuchung zeigten keine Auffälligkeiten. Die Symptomatik ließ die behandelnden Ärzte zwar an ein Phäochromozytom denken, der Blutdruck des Mannes war jedoch bei der Messung in Ruhe vollkommen normal. Er ließ sich daraufhin bei einem Magen-Darm-Spezialisten, bei einem Hals-Nasen-Ohren-Arzt sowie einem Neurologen untersuchen. Das Ergebnis: alles in Ordnung. Die Vermutung ging in Richtung psychosomatischer Probleme. Durch die Behandlung besserten sich die Beschwerden zwar ein wenig, aber ein Teil der Symptome blieb bestehen.

Weiterhin kam es beim Pinkeln zu Kopfschmerzen und Herzrasen. Also untersuchten die Ärzte den Patienten noch einmal und taten diesmal etwas, was normalerweise nicht zu medizinischer Routine gehört: Sie maßen den Blutdruck während des Pinkelns.

Und siehe da – der Blutdruck war massiv erhöht. Also erfolgte eine hormonelle Diagnostik und tatsächlich entdeckten sie, dass die Metanephrine im Urin und im Serum erhöht waren. Also doch ein Phäochromozytom, aber ein vorübergehendes? Eine weitere Bildgebung sollte Aufschluss geben, diesmal auch mit nuklearmedizinischen Verfahren. Und das tat es. An den typischen Stellen, also den Nebennieren oder dem oberen Grenzstrang, leuchtete zwar nichts auf, dafür aber im Unterbauch. Direkt neben der Blase zeigte sich eine vermehrte Aktivität. Im Ultraschall konnte man einen Tumor direkt an der Blasenwand erkennen. Der Patient wurde schließlich operiert, der Tumor der Blasenwand entfernt. Die Untersuchung des Gewebes ergab, dass es sich um ein eher seltenes Phäochromozytom des Grenzstrangs handelte. Beim Zusammenziehen der Blase beim Pinkeln drückte dieses Phäochromozytom den Tumor offenkundig aus wie einen Schwamm, sodass jedes Mal die Katecholamine und der Blutdrucks anstiegen. Dank der Operation war der Patient geheilt und konnte ab diesem Zeitpunkt wieder entspannt auf die Toilette gehen.

Morbus Addison – wenn die Nebenniere schlapp macht

Inhaltsverzeichnis

Symptome – 222
Die Haut – 223
Weitere Symptome – 224
Addison-Krise – 224

Therapie: Cortisol je nach Bedarf – 225

Kein Morbus Addison – andere Gründe für eine schwache Nebenniere – 225
Kortison in Medikamenten – 225
Andere Hormone aus der Nebenniere – 226

© Springer-Verlag GmbH Deutschland, ein Teil von Springer Nature 2020
H. J. Schneider et al., *Hormone – ihr Einfluss auf mein Leben*,
https://doi.org/10.1007/978-3-662-58978-6_38

▶ **Ein Fall aus der Praxis**

Eine 30-jährige Patientin stellte sich in meiner Praxis vor. Wegen einer seit einigen Jahren bekannten Hashimoto-Thyreoiditis nahm sie regelmäßig L-Thyroxin ein. Ihre Schilddrüsenwerte waren unauffällig. Trotzdem berichtete die Patientin, dass es ihr in den letzten Monaten zunehmend schlechter ging. Sie war müde und abgeschlagen, hatte vermehrte Erschöpfung und war nicht leistungsfähig. Schon die leichteste Anstrengung machte ihr Probleme – ein für die sonst sehr sportliche Patientin ziemlich ungewohnter Zustand. Ihr war außerdem aufgefallen, dass ihre Haut dunkler wurde, obwohl sie sie gar nicht besonders viel in der Sonne aufhielt. Auf Nachfrage gab sie an, dass sie auch einige Kilogramm abgenommen hatte.

Ich untersuchte sie eingehend: Mir fielen die dunkel gefärbten Handlinien an den Handinnenflächen auf und eine Blutuntersuchung erbrachte einen deutlich erhöhten ACTH-Wert. Bei einem Nebennierentest, der überprüfen sollte, ob die Nebenniere genügend Cortisol bilden kann, stieg das Hormon überhaupt nicht an. Es bestand also ein Nebennierenhormonmangel oder eine Nebenniereninsuffizienz. Eine Therapie mit Hydrocortison und Fludrocortison, einem künstlichen Ersatzmittel für Aldosteron, brachte in kürzester Zeit eine deutliche Besserung der Beschwerden. Die Patientin war deutlich agiler und leistungsfähiger, nahm einige Kilogramm zu und ihr Lebensmut kehrte wieder zurück.

Die Diagnose lautete Morbus Addison, eine Erkrankung, bei der das Immunsystem die Nebenniere angreift und diese dann zu wenig Hormone bildet. Die Patientin kommt in regelmäßigen Abständen zur Kontrolle in die Praxis. Dank der Therapie geht es ihr heute gut. Inzwischen ist auch ihre Haut wieder deutlich heller und der ACTH-Spiegel normal. ◀

Thomas Addison, ein englischer Chirurg und Allgemeinmediziner, beschrieb im Jahr 1855 ein neues Krankheitsbild, bei dem die Nebenniere versagt. Nach ihm benannt trägt diese Funktionsstörung heute den Namen Morbus Addison, von lateinisch „Morbus": „Krankheit".

In seinem wegweisenden Buch „Die Erkrankungen der Nebennieren und ihre Folgen" fasste er seine Beobachtungen an elf von ihm behandelnden Patienten zusammen. Sie alle zeigten eine ganze Reihe unterschiedlicher Symptome: Schwäche und Abgeschlagenheit, Magenbeschwerden, bronzefarbene, dunkle Verfärbung der Haut und der Schleimhäute und niedrigen Blutdruck. Weil es noch keine Medikamente gab, die diese schwerwiegende Krankheit hätte heilen können, starben alle diese Patienten. Addison aber wollte herausfinden, woher diese Symptome kamen und was die Krankheit auslöste. Und er fand die Erklärung. Bei der Obduktion der Toten stellte er fest, dass ein Funktionsausfall der Nebenniere Grund für dieses vielfältige Krankheitsbild war.

In der Zeit, in der Addison lebte, war dieser Ausfall der Nebenniere zumeist auf Tuberkulose zurückzuführen. Das ist heute anderes. Fälle von Tuberkulose sind seltener, entsprechend geringer ist auch die Zahl von Morbus-Addison-Kranken. Doch eine Nebenniereninsuffizienz kann auch heutzutage noch entstehen. Meist nicht mehr durch eine Tuberkulose, sondern durch eine autoimmune Erkrankung, die die Nebennieren zerstört.

Symptome

Die typischen Symptome von Morbus Addison hat Thomas Addison schon vor mehr als 150 Jahren treffend beschrieben. Sie sind bis heute unverändert geblieben. Einige sind sehr typisch, andere eher unspezifisch. Die Kombination aus allen aber ergeben oft ein recht eindeutiges Bild. Das Schwierige ist, dieses Bild frühzeitig zu erkennen. Denn die Symptomatik bei Morbus Addison beginnt häufig schleichend und langsam. Dies liegt auch daran, dass sich eine Nebenniereninsuffizienz erst bemerkbar macht, wenn mehr als 90 Prozent des funktionierenden Nebennierengewebes bereits zerstört sind.

Die Haut

Menschen mit Morbus Addison sehen für ungeschulte Augen manchmal sogar besonders gesund aus, gut gebräunt statt bleich und blass. Doch diese Verdunklung der Haut ist nicht auf viel Freizeit und viel Zeit im Freien zurückzuführen. Sie ist eines der typischen Kennzeichen der Erkrankung. Vor allem Hautstellen, die entweder der

DER HORMON-REGELKREIS BEI NEBENNIERENINSUFFIZIENZ

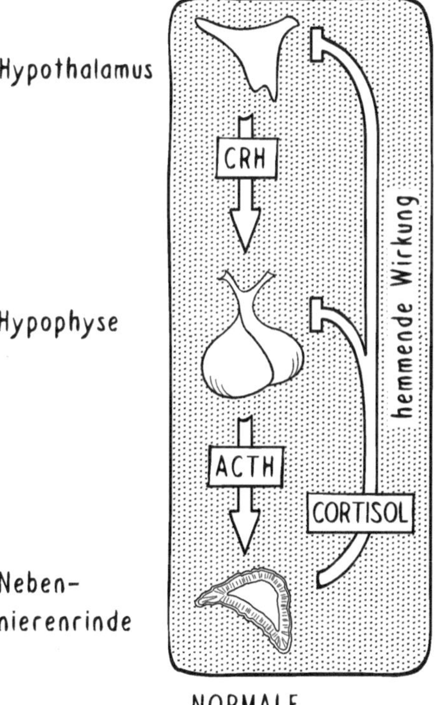

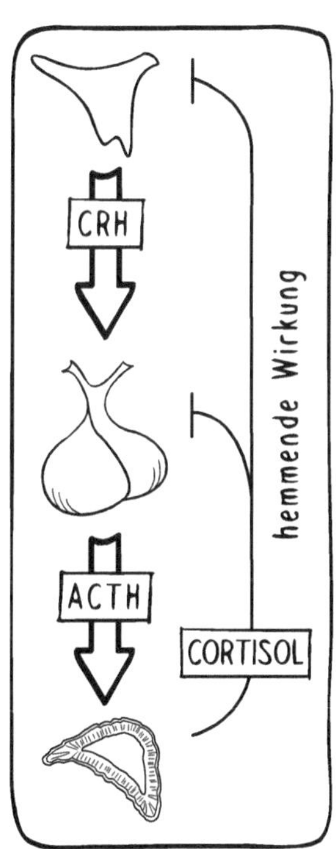

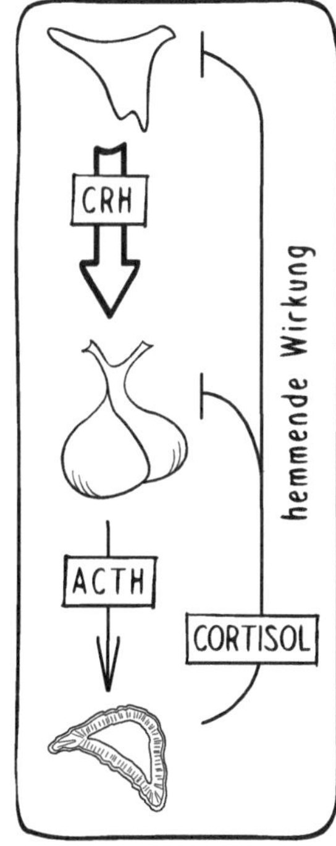

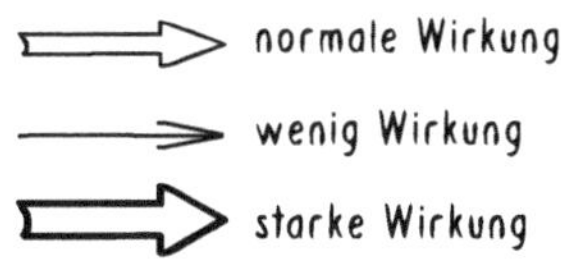

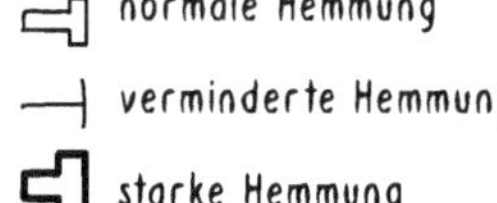

Sonne ausgesetzt sind oder oft in Kontakt mit anderen Gegenständen kommen wie zum Beispiel die Ellenbogengelenke, sind betroffen. Auffallend sind außerdem die dunkel verfärbten Handlinien.

Warum aber verfärbt sich die Haut dunkel? Grund ist der gestörte Hormonkreislauf. Weil die Nebenniere nicht mehr funktioniert, wird wenig oder kein Cortsiol mehr gebildet. Der Körper reagiert auf diesen Mangel und versucht ihn auszugleichen. Der Hypothalamus und die Hypophyse steuern gegen, indem sie vermehrt CRH und ACTH ausschütten. Dabei ist CRH das Hormon im Hypothalamus, das die Bildung von ACTH in der Hypophyse stimuliert (siehe dazu auch das ▶ Kap. 30) Der Grund für die Verfärbung der Haut liegt in diesem Schritt verborgen. Denn ACTH wird in der Hypophyse nicht direkt gebildet. Zunächst entsteht ein Vorläuferhormon, das dann in ACTH umgewandelt wird. Dieses Vorläuferhormon heißt Proopiomelanocortion (POMC). Aus POMC entstehen aber nicht nur ACTH, sondern auch verschiedene andere wirksame Hormone. Eines davon ist das Melanozytenstimulierende Hormon. Dieses regt, wie der Name schon sagt, die Melanozyten, an, diejenigen Zellen, die den Hautfarbstoff in den Hautzellen bilden und die Haut verfärbt sich dunkel.

Wegen ihres vermeintlich gesunden Teints erkennen Außenstehende, manchmal sogar auch Ärzte oft nicht, wie schwer krank diese Menschen sind. Das trifft sogar auf eine der berühmtesten Persönlichkeiten der Neuzeit zu: John F. Kennedy. Er zeigte alle Symptome von Morbus Addison, offiziell bekannt und bestätigt wurde diese Diagnose aber nie.

Weitere Symptome

Während die verfärbte Haut ziemlich eindeutig auf eine Nebenniereninsuffizienz hinweist, sind viele andere Symptome sehr unspezifisch. Addison-Kranke fühlen sich schwach und abgeschlagen, haben niedrigen Blutdruck und kaum Appetit. Häufig nehmen die Patientinnen und Patienten ab und haben unspezifische Schmerzen, zum Beispiel im Bauch oder in den Gelenken. Auch Übelkeit und Erbrechen können auftreten.

Addison-Krise

Besonders gefürchtet bei Betroffenen sind die sogenannten Addison-Krisen. Auslöser dafür sind häufig Einflüsse von außen: eine Krankheit, ein Infekt oder vermehrter Stress. Der Körper geht dann in den Krisenmodus: Blutdruck und Blutzucker fallen stark ab, was wiederum zu Bewusstseinsstörungen wie Verwirrtheit und Orientierungslosigkeit bis hin zum völligen Bewusstseinsverlust führen kann. Dann ist Eile geboten. Die Patientinnen und Patienten brauchen jetzt dringend Cortisol. Wer noch selbst reagieren kann, muss schnell die Dosis erhöhen, ansonsten gibt es Notfallspritzen oder -zäpfchen, die auch Angehörige oder Rettungspersonal verabreichen können.

J.F. Kennedy – ein Präsident unter Schmerzen

Seit seiner Kindheit und auch während seiner Zeit als Politiker und Präsident der USA war John Fitzgerald Kennedy krank. Wie krank, das erfuhr die Öffentlichkeit allerdings erst lange nach seinem tragischen Tod, als Historikern und Medizinern Einblick gewährt wurde in medizinische Unterlagen. Die Familie und er selbst hatten die Wahrheit über seine Gesundheit nie preisgegeben.

Als JFK 1960 die Präsidentschaft gegen Richard Nixon gewann, war der damals 43-Jährige schon nicht mehr in der Lage, sich ohne Hilfe Socken oder Schuhe anzuziehen. „Es ist äußerst bemerkenswert, in welchem Ausmaß Kennedy jeden Tag seiner Präsidentschaft mit Schmerzen verbrachte", berichtet Jeffrey A. Kelman, einer der Ärzte, die die Akten ausgewertet haben.

Als Kind, Jugendlicher und junger Erwachsener litt Kennedy immer wieder an phasenweise auftretenden, krampfartigen Bauchschmerzen, Verdauungsproblemen mit Erbrechen, teils blutigen Durchfällen und niedrigem Blutdruck. Den Grund dafür fanden die Ärzte allerdings nicht. Heute wird vermutet, dass er sich um Morbus Crohn, eine chronisch entzündliche Darmerkrankung, gehandelt hat.

Laut der Unterlagen wurde bei JFK 1947 eine weitere Krankheit diagnostiziert: Morbus Addison, eine Insuffizienz der Nebenniere. Ein typisches Zeichen dafür ist unterem anderem die Bronzehaut, die bei JFK aber immer als sportliche Sonnenbräune galt. Weil JFK wegen seiner Addison-Krankheit mit Kortison behandelt wurde, entwickelten sich als Nebenwirkung möglicherweise auch seine starken Rückenschmerzen.

Der Endokrinologe Lee Mandel vom Medical Corps der United States Navy in Chesapeake, kommt auf Grund der Unterlagen zu dem Schluss, dass bei Kennedy ein polyglanduläres Autoimmunsyndrom (APS) Typ 2 vorgelegen haben muss, auch bekannt als Schmidt-Syndrom. Dabei handelt es sich um mehrere nebeneinander bestehende hormonelle Störungen. Als erstes tritt dabei häufig Morbus Addison auf. Es folgen unter anderem Autoimmunthyreoiditis (Entzündung der Schilddrüse), Typ-1-Diabetes, rheumatoide Arthritis (Gelenksentzündung) und weitere Störungen. Vieles davon passt auf Kennedy. „APS 2 tritt typischerweise im frühen Erwachsenenalter auf mit einem Häufigkeitsgipfel im 30. Lebensjahr – dem exakten Alter, in dem bei John F. Kennedy der Morbus Addison diagnostiziert worden war", argumentiert Mandel. Wäre JFK nicht erschossen worden, hätte er wohl auch so nicht mehr lange gelebt, vermutet der Historiker und Kennedy-Biograf Dallek. Und er fügt eine zweite interessante Aussage hinzu: Als John und Jackie Kennedy am 22. November 1963 im offenen Wagen durch Dallas fuhren, trug John, wie immer, ein Korsett. Nach dem zweiten Schuss, der ihn von hinten traf, hielt ihn dieses in aufrechter Position. Ansonsten, meint Dallek, hätte ihn der dritte und tödliche Kopfschuss nicht getroffen.

(Quelle: Thomas Meißner: Der prominente Patient, Krankheiten berühmter Persönlichkeiten, Springer Verlag, 2019)

Therapie: Cortisol je nach Bedarf

Morbus Addison wird mit einer ausreichenden Zufuhr von Cortisol behandelt, zumeist in Form von Hydrocortison in mehreren Dosen über den Tag verteilt. Weil der Körper aber nicht immer gleich viel Cortisol braucht, ist es wichtig, die Dosis an bestimmte Situationen anzupassen. Bei Krankheit und in Stresssituationen muss die Dosis entsprechend gesteigert werden, um lebensbedrohliche Nebennieren-Krisen zu vermei-

den. Wie und wann man die Menge an Hydrocortison erhöht, sollten die Betroffenen auch selbst wissen. Schulungen können lebensrettend sein. Einen Notfallausweis bei sich zu tragen ebenfalls. Im Falle eines Unfalls oder einer Notsituation wissen die Rettungskräfte dann, wieviel Cortisol sie verabreichen müssen.

Mineralocorticoide, also aldosteronähnliche Präparate, sind die zweite Säule der Therapie. Sie wirken vor allem einem Salzverlust entgegen und verhindern, dass der Blutdruck massiv abfällt.

Kein Morbus Addison – andere Gründe für eine schwache Nebenniere

Eine Nebenniereninsuffizienz kann auch auftreten, wenn die Hypophyse nicht richtig funktioniert und zu wenig ACTH produziert. Die Symptome sind dann ähnlich. Nur die Haut wird statt dunkler meistens blasser als normal. Bei einer Nebenniereninsuffizienz durch eine Hypophysenstörung spricht man von einer sogenannten sekundären Nebenniereninsuffizienz im Gegensatz zur primären Form von Morbus Addison.

Kortison in Medikamenten

Die häufigste Ursache einer Nebenniereninsuffizienz ist aber weder eine Erkrankung der Nebennieren noch der Hypophyse, sondern zu viel Kortison von außen. Sei es in Form von Tabletten, Sprays oder flüssig. Bei vielen Erkrankungen wie Asthma, Rheuma, Hauterkrankungen oder orthopädischen Problemen wirken Kortisonpräparate sehr gut. Geschätzt haben rund ein bis drei Prozent der Weltbevölkerung schon über einen längeren Zeitraum solche Medikamente bekommen. Der Haken daran: Um die Erkrankungen wirksam zu bekämpfen, müssen die Kortisonpräparate weitaus stärker sein als das körpereigene Cortisol oder das Hydrocortison, das zum Ersatz für fehlendes körpereigenes Cortisol verwendet wird. Zur Veranschaulichung einige Beispiele: Das Mittel Prednisolon ist beispielsweise viermal, das Präparat Dexamethason sogar 20 mal wirksamer als Hydrocortison oder Cortisol! Noch dazu werden sie in Dosen gegeben, die oft eine zigfache oder gar hundertfach höhere Wirkung haben als die der körpereigenen Cortisolausschüttung.

Die Folge ist, dass die Hypophyse die Produktion von ACTH und die Nebennieren die Produktion von Cortisol komplett einstellen. Der Körper hat ja genug. Bei einer Kortisontherapie über einen kurzen Zeitraum (weniger als zwei Wochen) erholt sich die Nebenniere in der Regel. Bei längeren Zeiträumen kann es entsprechend länger dauern, bis die Nebenniere wieder selbst arbeitet. Sie braucht Zeit sich zu regenerieren. Genau das ist der Grund, warum Kortison nicht abrupt abgesetzt, sondern langsam reduziert werden muss. Im Zweifel sollte während oder nach dem Ausschleichen überprüft werden, ob die Nebenniere wieder ausreichend Hormone produziert.

Endokrinologen können das durch Stimulationstests untersuchen. Ist dies nicht der Fall, muss geklärt werden, ob es sich um eine primäre oder sekundäre Nebenniereninsuffizienz handelt, um die richtige Behandlungsmethode zu finden.

Kortison in Sprays und Salben

Kortisonpräparate, die als Asthmasprays oder Salben gegeben werden, wirken anders als Tabletten, lokal. Das heißt, ihre Wirkung beschränkt sich auf ganz bestimmte und begrenzte Regionen des Körpers. Mit Asthmasprays werden so beispielsweise gezielt die Bronchien und die Lunge behandelt. Aber je nach verwendeten Kortisonpräparat kann ein Teil auch in den Körper aufgenommen werden und die Nebennierenfunktion beeinträchtigen. Vor allem sehr stark wirksame Präparate wie zum Beisiel Beclomethason oder Fluticason sind nicht ganz ungefährlich. Auf der anderen Seite kann Kortison die Beschwerden gerade bei Asthma deutlich mindern und die Atemnot verringern. Bleibt also nur, sich dieser Nebenwirkung bewusst zu sein und Vorteile und Risiken abzuwägen.

Andere Hormone aus der Nebenniere

Die Nebenniere stellt neben Cortisol auch andere Hormone her. Geschlechtshormone, Adrenalin, Dopamin, Aldosteron und einige mehr. Wenn die Nebenniere schlapp macht, gibt es auch davon keine mehr – zumindest nicht aus der Nebenniere. Aldosteron muss dann ebenfalls ersetzt werden, weil der Mangel für einen zu niedrigen Blutdruck mitverantwortlich sein kann.

Die übrigen oben genannten Hormone werden dagegen auch in anderen Organen gebildet. Sie springen dann für die Nebenniere ein, stellen die fehlenden Hormone her und kompensieren so den Ausfall des Organs. Die Hoden und die Eierstöcken übernehmen die Produktion der Vorläufer der Geschlechtshormone, die die Nebenniere normalerweise produziert, die Herstellung von Adrenalin, Noradrenalin und Dopamin findet in den Zellen des so genannten Grenzstrangs statt, einem Geflecht aus Nerven, das parallel zur Wirbelsäule verläuft.

Infos im Netz

Weitere Informationen zur richtigen Therapie und zu Notfallsituationen findet man auf folgenden nützlichen Seiten:

▶ www.adrenals.eu (Informative Animationsfilme zum Thema von einem Zusammenschluss holländischer Experten für Patienten. Sie stehen auch auf deutsch zur Verfügung)

▶ www.endokrinologie.net (Die Homepage der Deutschen Gesellschaft für Endokrinologie)

▶ www.glandula-online.de (Die Homepage der Selbsthilfegruppe Netzwerk Hypophysen- und Nebennierenerkrankungen. Hier findet man Informationen und auch Kontakte zu anderen Betroffenen, mit denen man sich austauschen kann.)

Was Patientinnen und Patienten fragen – Häufige Themen aus der Praxis

Inhaltsverzeichnis

Kapitel 39   Ich habe Pickel und Akne – ungeliebte Mitesser – 229

Kapitel 40   Die Tage vor den Tagen – das Prämenstruelle Syndrom – 235

Kapitel 41   Meine Periode bleibt aus – 239

Kapitel 42   Ich habe Probleme beim Sex – sexuelle Funktionsstörungen – 243

Kapitel 43   Ich habe einen Männerbusen – Gynäkomastie – 247

Kapitel 44   Mein Blutdruck stimmt nicht – 251

Kapitel 45   Mein Herz rast – 257

Kapitel 46   Ich habe zu wenige Haare, ich habe zu viele Haare – 259

Kapitel 47   Ich schwitze zu viel, bin ich krank? – 263

Kapitel 48 Ich bin dauernd müde – 267

Kapitel 49 Ich nehme ständig zu – 271

Kapitel 50 Ich nehme ungewollt ab – 277

Kapitel 51 Mein Kind ist zu klein – mein Kind ist zu groß – 281

Kapitel 52 Ich habe immer Durst – 289

Kapitel 53 Blick in die Zukunft – 293

Ich habe Pickel und Akne – ungeliebte Mitesser

Inhaltsverzeichnis

Vom Mitesser zum Pickel zur Akne – 230
Der Aufbau unserer Haut – 230

Akne und Hormone – 232
Akne in der Pubertät – 232
Akne im Erwachsenenalter – 232

Was hilft bei Akne? – 232

Fazit – 233

© Springer-Verlag GmbH Deutschland, ein Teil von Springer Nature 2020
H. J. Schneider et al., *Hormone – ihr Einfluss auf mein Leben*,
https://doi.org/10.1007/978-3-662-58978-6_39

Als brächte die Pubertät nicht schon genug Probleme mit sich … Dann kommen auch noch diese lästigen Pickel hinzu – auf den Wangen, an der Nase, am Kinn, manchmal sogar am Rücken und auf der Brust. Pickel und Mitesser sind eine typische Begleiterscheinung auf dem Weg vom Jugendlichen zum Erwachsenen. Und, das ist klar, sie stören, nicht nur optisch. Denn wenn sie sich entzünden, können sie unschöne Narben hinterlassen.

Vom Mitesser zum Pickel zur Akne

Die kleinen Störenfriede entstehen in den Talgdrüsen unserer Haut. Wenn alles normal läuft, haben diese Talgdrüsen, die jede einzelne Haarwurzel umgeben, eine sehr positive Funktion: Sie halten Haut und Haare geschmeidig.

EIN BLICK UNTER DIE HAUT

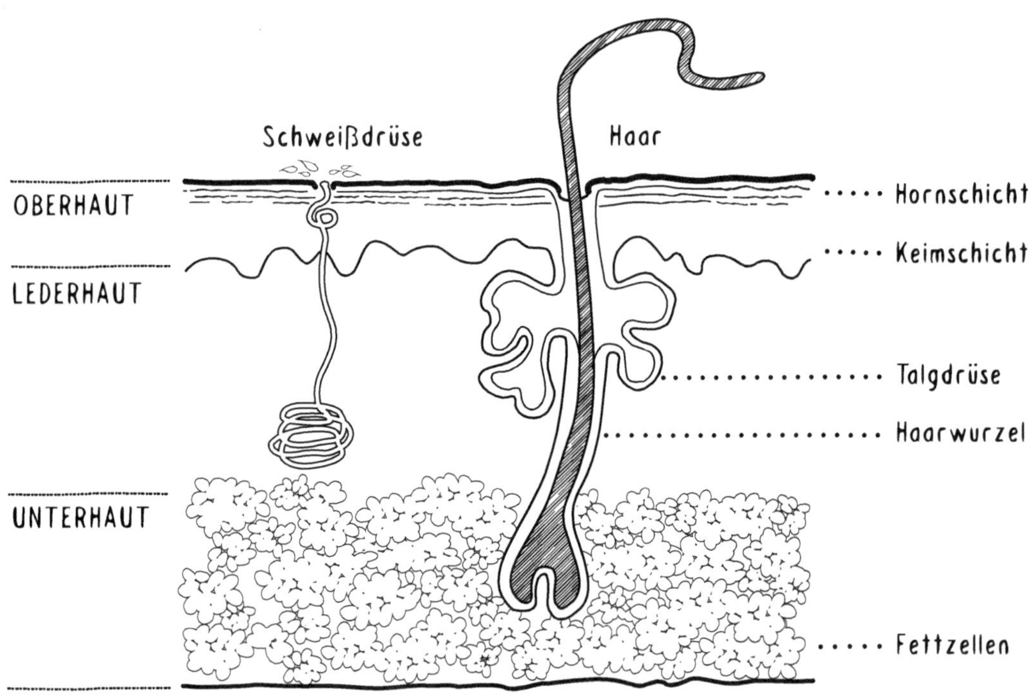

Der Aufbau unserer Haut

Unsere Haut setzt sich aus drei Schichten zusammen, der Unterhaut, der Lederhaut und der Oberhaut. Die Unterhaut enthält das Unterhautfettgewebe und Bindegewebe. Je dicker eine Hautfalte ist, die wir in der Hand halten wenn wir eine Bauchfalte anheben, desto größer ist unser Unterhautfett-

anteil. Die Lederhaut besteht aus Bindegewebsfasern und ist damit elastisch und stabil. In der Lederhaut entspringen die sogenannten Hautanhangsgebilde, also Haare und Nägel, aber auch Schweiß- und Talgdrüsen. Über der Lederhaut liegt die Oberhaut. Sie stellt die Barriere zwischen unserem Körper und der Außenwelt dar. Die Oberhaut besteht aus einem sogenannten

Plattenepithel. Sie enthält auch die Melanozyten, die den Hautfarbstoff Melanin bilden. Die Oberhautzellen wandern von innen nach außen, wo sie absterben und die Hornzellschicht bilden. Auch die Ausgänge der Talgdrüsen sind von Hornzellen umgeben.

Entstehen zu viele neue Hornzellen und produziert die Haut zusätzlich vermehrt Talg, kann es vorkommen, dass die abgestorbenen Zellen mit dem Talg verkleben und der Talg nicht mehr aus den Talgdrüsen abfließen kann. Kommt eine Entzündung dazu, entsteht ein Mitesser. Mitesser erkennt man daran, dass sie einen schwarzen Fleck in der Mitte haben, der Hautfarbstoff Melanin und oxidierte Hautfette geben ihm diese Farbe.

Löst sich die Verklebung auf und der Talg kann wieder abfließen, sind Mitesser harmlos. Problematisch wird es, wenn der Ausgang verstopft bleibt. Hier kommen dann auch die Hormone mit ins Spiel. Durch die Verstopfung bilden sich immer mehr Hornhaut und Talg und aus dem Mitesser wird ein Pickel. Vor allem deswegen, weil sich ein sonst harmloses Bakterium, Propionibacterium acnes, dazu gesellt. Es kann sich von den Hautschuppen und dem Talg bestens ernähren und vermehrt sich rapide. Die Entzündung verstärkt sich, hormonelle Veränderungen unterstützen diesen Prozess noch zusätzlich. Die Pickel werden rot, teilweise bilden sich Eiterpusteln.

EIN PICKEL ENTSTEHT...

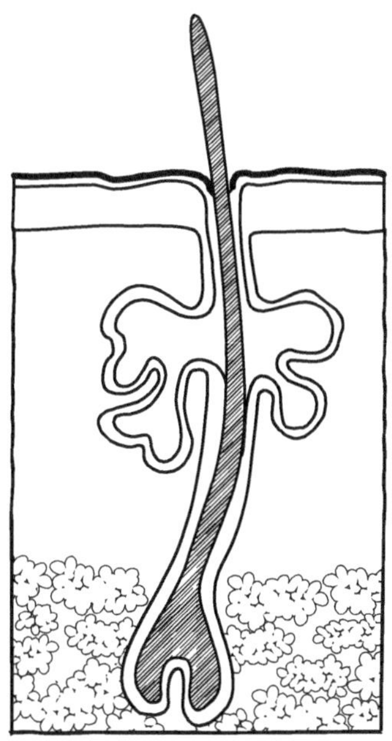
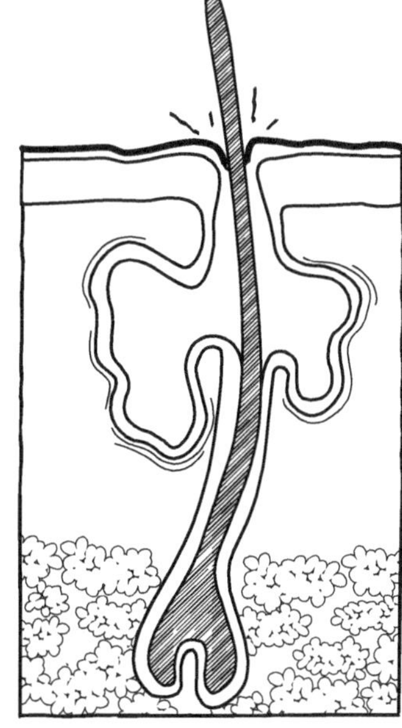
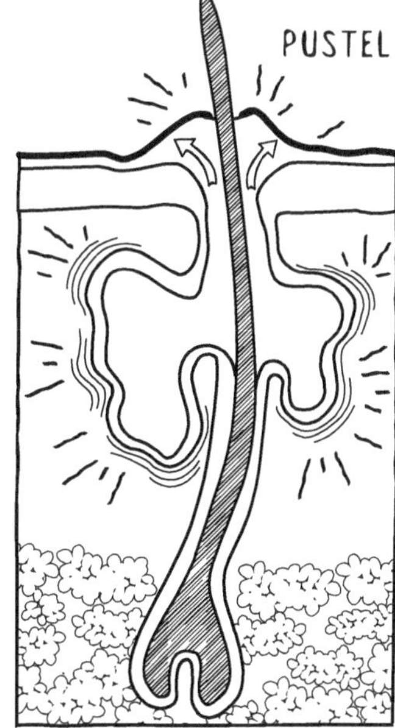

PHASE 1
Verhornung der Haut:
Die Talgdrüse verstopft.

PHASE 2
Vermehrte Produktion
von Talg in der Talgdrüse:
Bakterien siedeln sich an.

PHASE 3
Entzündung der Talgdrüse:
Eine Pustel entsteht.

Akne und Hormone

Akne in der Pubertät

Hormone haben zwar keinen direkten Einfluss auf das Wachstum von Akne-Bakterien, wohl aber darauf, wie viel Talg und Hornhaut unser Körper bildet. Männliche Hormone beispielsweise steigern die Bildung. Und genau darin liegt der Grund, warum Akne besonders häufig während der Pubertät auftritt. Denn in dieser Zeit wird sowohl bei Jungen als auch bei Mädchen die Produktion männlicher Hormone angekurbelt. Ist die Pubertät überstanden, findet der Körper in der Regel in eine neue Balance. Sie führt neben so viel anderem auch dazu, dass die lästigen Pickel wieder verschwinden. Akne ist also die Folge eines natürlichen Vorgangs, der zum Glück in den meisten Fällen vorübergehend ist.

Akne im Erwachsenenalter

Tritt Akne jedoch zu einem späteren Zeitpunkt neu auf, wenn die Pubertät längst vorbei ist, spricht man von einer späten Akne oder Acne tarda. Sie muss nicht krankhaft sein, kann aber durch verschiedene Faktoren begünstigt werden. Potentielle Ursachen können unter anderem Rauchen oder bestimmte Kosmetika sein. Doch auch die Hormone haben Einfluss darauf. Immer häufiger nehmen Freizeitsportler Dopingsubstanzen zur Leistungssteigerung ein. Die dabei häufig verwendeten männliche Hormone (Androgene) können zu teils sehr schweren Akneformen führen. Da Dopingsubstanzen nicht nur diese, sondern auch viele weitere Nebenwirkungen haben, gilt hier ganz klar: Finger weg!

Leistungssportler schlucken oft hochdosiert Vitamine der Gruppe B. Sie können Akne ebenfalls auslösen beziehungsweise verschlechtern. Und auch die Ernährung spielt eine Rolle. Bestimmte Nahrungsmittel (Milch, stark zuckerhaltige Nahrungsmittel) stehen im Verdacht, Akne in Einzelfällen zu verschlimmern. Um herauszufinden, ob dem so ist, lohnt sich ein individueller Versuch, die entsprechenden Lebensmittel für vier bis sechs Wochen aus dem Speiseplan zu streichen. Wenn sich keine Besserung zeigt, kann das Nahrungsmittel in Maßen wieder in die tägliche Ernährung integriert werden.

Bei Frauen weist eine Späte Akne unter Umständen auf zu viele männliche Hormone hin. Dem könnte einerseits ein PCO-Syndrom zugrunde liegen, bei dem die Eierstöcke vermehrt männliche Hormonen produzieren, oder andererseits ein Fehler in der Hormonbildung in den Nebennieren. In einem solchen Fall empfiehlt es sich, ärztlichen Rat einzuholen. Vor allem dann, wenn weitere Anzeichen zu beobachten sind, die auf die Wirkung männlicher Hormonen zurückzuführen sein könnten, zum Beispiel Haarausfall, vermehrte Behaarung im Gesicht oder am Körper oder eine sehr tiefe Stimme.

Was hilft bei Akne?

Erstens Pflege: Regelmäßige Hautpflege ist sehr wichtig, zu viel waschen aber schädlich! Die Haut sollte zweimal pro Tag mit PH-neutralen und parfümfreien Seifen gereinigt werden. Zu häufiges Reinigen und zu aggressive Pflege kann die Akne sogar noch verschlimmern. Fettige und ölige Pflegeprodukte eignen sich nicht, da sie die Poren nur noch mehr verstopfen.

Zweitens Sonne: Das Thema Sonne und UV-Strahlung bei Akne ist eine zweischneidige Sache. Auf der einen Seite kann UV-Strahlung manchmal gegen Akne helfen, auf der anderen Seite aber auch der Haut schaden. In Absprache mit der Dermatologin oder dem Dermatologen sollte besprochen werden, was im Einzelfall sinnvoll ist.

Drittens Ernährung: Stark zuckerhaltige Nahrungsmittel oder Nahrungsmittel mit einem hohen Anteil an gesättigten Fettsäuren können Akne verstärken. Sie begünstigen generell Entzündungen und sind dann bei einer Haut, die zu Pickeln neigt, eher nicht zu empfehlen.

In schweren Fällen gibt es die Möglichkeit, medikamentöse Therapien mit Cremes oder anderen Medikamenten (zum Beispiel Antibiotika oder Vitamin A-Präparate) einzusetzen, allerdings nur nach ärztlicher Rücksprache. Denn sie können verschiedenste Nebenwirkungen haben und sollten nur nach ärztlicher Empfehlung erfolgen. Manche Präparate verursachen sogar kindliche Missbildungen, wenn sie während der Schwangerschaft eingenommen werden Sie dürfen daher nur eingesetzt werden, wenn die Verhütung sicher ist. Die Antibabypille wird ebenso manchmal verschrieben, um den Spiegel an männlichen Hormone zu senken.

Pickel ausdrücken?

Nein! Jeder weiß das zwar, trotzdem machen es fast alle. Sollten Sie aber wirklich nicht, denn wenn Sie Pickel ausdrücken, kann der bakterienhaltige Eiter verteilt werden. Das hat zur Folge, dass nur noch mehr Pickel entstehen. Durch das Aufkratzen, verändern sich die Pickel zudem entzündlich und das Risiko von Narben steigt.

Im schlimmsten, aber auch sehr seltenen Fall, werden die Keime ins Gehirn oder in die Gefäße, die das Gehirn versorgen, verschleppt, da die Talgdrüsen mit den Gefäß- und Lymphbahnen verknüpft sind. Die Konsequenzen sind schwerwiegend und können bis hin zur Hirnhautentzündung führen. Deshalb: Lieber Finger weg von den Pickeln!

Fazit

Pickel und Akne sind eine typische Erscheinung der Pubertät. Sie nerven, sind aber meistens kein Grund zur Sorge. Wenn sich die Hormone und mit ihnen oder wegen ihnen der Körper und die Psyche der jungen Menschen verändern, betrifft das auch die Haut. Nach dieser Zeit des Erwachsenwerdens finden Mädchen und Jungen in eine neues Gleichgewicht und die Pickel verschwinden wieder. Tritt Akne bei Erwachsenen auf, muss das nicht krankhaft sein. Es sollte aber nach möglichen Ursachen geforscht werden.

Die Tage vor den Tagen – das Prämenstruelle Syndrom

Inhaltsverzeichnis

Die Ursache des prämenstruellen Syndroms – 236
Auswirkung auf bestehende Krankheiten – 236

Therapiemöglichkeiten – 237
Sanfte Heilmethoden – 237
Antibabypille – 237
Antidepressiva – 237

Fazit – 237

© Springer-Verlag GmbH Deutschland, ein Teil von Springer Nature 2020
H. J. Schneider et al., *Hormone – ihr Einfluss auf mein Leben*,
https://doi.org/10.1007/978-3-662-58978-6_40

Die Tage vor den Tagen – sie sind kein Phantom, es gibt sie wirklich. Und man ahnt es schon, es liegt an den Hormonen. Das prämenstruelle Syndrom (PMS) tritt zyklisch zwischen der Zeit des Eisprungs und dem Beginn der Periode auf. Viele Frauen klagen dann unter anderem über Völlegefühl, Brustschmerzen, Kopf- und Gelenkschmerzen. Dazu kommen – und das sind die Symptome, für die Tage vor den Tagen bekannt und berüchtigt sind – Stimmungsschwankungen, Reizbarkeit, Angst und Depressivität. Bis auf ganz wenige Frauen fühlen sich fast alle Frauen in diesen Tagen anders: Laut einer Erhebung aus Frankreich von 2009 haben 12 Prozent aller Frauen das Vollbild eines prämenstruellen Syndroms. 80 Prozent spüren während dieser Zeit zumindest eines der Symptome.

Wie sehr Frauen in den Tagen vor den Tagen leiden, ist sehr unterschiedlich. Während sich die einen Frauen nur etwas unwohl fühlen und vielleicht ein bisschen schlecht drauf sind, kann bei anderen die Stimmungslage so sehr schwanken, dass sie sogar schwer depressiv werden. In Fachkreisen spricht man dann von einer prämenstruellen Dysphorie-Störung.

Definition des prämenstruellen Syndroms

Tritt zwischen dem Eisprung und der Menstruation an fünf Tagen oder länger mindestens ein körperliches und mindestens ein seelisches Symptom auf, spricht man vom Vollbild des prämenstruellen Syndroms. Vor allem dann, wenn diese Veränderungen an Physis und Psyche bei der Arbeit oder im sozialen Umfeld zu erkennbaren Beeinträchtigung führen. Die körperlichen Symptome sind: Blähungen, Brustspannen oder Brustschwellungen, Kopfschmerzen, Gelenk- und Muskelschmerzen, Schwellungen an den Händen oder Füßen, Gewichtszunahme. Zu den seelischen Symptomen zählen: Wutausbrüche, Angst, Verwirrung, Depressivität, Reizbarkeit und sozialer Rückzug.

Die Ursache des prämenstruellen Syndroms

Die Erklärung für PMS-Beschwerden: Die Hormone sind's. In diesem Fall die Geschlechtshormone. Sie steuern den weiblichen Zyklus und sie sind verantwortlich für die Veränderungen in den Tagen vor den Tagen. Dass es so ist, ist unbestritten, nur wie genau alles zusammenhängt, versteht auch die Wissenschaft bis heute nur teilweise. Man geht davon aus, dass der Abfall von Östrogen und Progesteron einer der Hauptgründe für die Beschwerden ist. Denn Östrogen und Progesteron wirken auf die Zentren des Belohnungssystems in unserem Gehirn und beeinflussen die Freisetzung von Serotonin, Dopamin und GABA. Diese drei Stoffe sind Neurotransmitter mit einer besonders schönen Aufgabe: Sie vermitteln Wohlgefühl. Sinken die Werte, sinkt auch das Wohlgefühl.

Darüber hinaus haben Östrogene und Gestagene auch Einfluss auf das Hormonsystem der Niere und der Nebenniere. Die Hormone Renin und Aldosteron, die hier gebildet werden, steuern den Flüssigkeits- und Salzhaushalt unseres Körpers. Kommt in diesem System etwas durcheinander, kann das Schwellungen, Spannungsgefühle und Blähungen erklären.

Die Tatsache, dass die Beschwerden des Prämenstruellen Syndroms nach den Wechseljahren in der Regel aufhören und dass bei Frauen, die in den Wechseljahren wieder Hormone einnehmen, die PMS-Beschwerden zurückkommen, unterstützt die These, dass PMS hormonelle Ursachen hat. Zwar tauchen während der Wechseljahre oft ähnliche Beschwerden auf, sie sind dann nicht mehr zyklusabhängig.

Andere Faktoren, die zwar nicht direkt die Hormone betreffen, diese aber ihrerseits beeinflussen, haben nur zum Teil Auswirkungen auf das prämenstruelle Syndrom. Während das Alter einer Frau oder ihr sozialer Status kaum etwas verändert, scheinen zum Beispiel Stress und Gewichtszunahme die Entstehung eines PMS zu begünstigen.

Auswirkung auf bestehende Krankheiten

In der Zeit, in der das PMS auftritt, hat es nicht nur Auswirkungen auf den Allgemeinzustand, auf das Wohlbefinden der betroffenen Frauen, sondern auch auf bereits bestehende Erkrankungen. Eine Migräne, die Beschwerden einer Schilddrüsenunterfunktion, einer Endometriose (gutartige Wucherungen von Gewebe der Gebärmutterschleimhaut) oder auch einer Depression können sich in diesen Tagen noch verschlimmern.

Therapiemöglichkeiten

Sanfte Heilmethoden

Calcium, ein Salz mit einem stabilisierenden Effekt auf die Zellmembranen, hat sich als sehr positiv bei PMS erwiesen. Zweimal 600 mg Calciumkarbonat pro Tag können die Symptome merklich verbessern. Ebenso kann Vitamin B6 helfen. Auch pflanzliche Präparate, zum Beispiel Agnus Castus, werden häufig verwendet und können Linderung verschaffen.

Auf einer ganz anderen Ebene setzt eine Verhaltenstherapie an, in der die Frauen lernen, wie sie mit PMS umgehen können. Besonders Frauen mit vorwiegend psychiatrischen Symptomen scheint diese Art der Therapie zu helfen. Gemeinsam mit der Therapeutin oder dem Therapeuten erarbeiten sie konkrete Handlungsmöglichkeiten, die es ihnen erleichtern, die Stimmungsschwankungen in der kritischen Phase so gut wie möglich auszugleichen. Dabei geht es zum Beispiel darum, dass Patientinnen es schaffen, sich selbst zu motivieren und auch kleine Erfolge im täglichen Ablauf als positiv beurteilen.

Antibabypille

Untersuchungen haben gezeigt, dass die Pille durch die Veränderungen der Hormon-

ausschüttung, die sie bewirkt, die Symptome eines PMS verbessern kann. Hier liegt die Betonung auf „kann", denn nicht alle betroffenen Frauen sprechen darauf an. Manchen Frauen helfen besonders Präparate, die die Wirkstoffe Ethynylestradiol und Levonorgestrel enthalten, bei anderen haben sich Drospirenon-haltigen Pille als besonders wirksam erwiesen.

Antidepressiva

Bei Frauen mit starken, vorwiegend psychiatrischen Symptomen kann man einen Therapieversuch mit Antidepressiva erwägen. In verschiedenen Studien haben Medikamente wie Sertralin, Paroxetin, Escitalopram, Venlafaxin oder Fluoxetin eine Verbesserung ergeben. Frauen, bei denen in den Tagen des PMS vor allem unter Angstzuständen leiden, können mit Quetiapin, einem Medikament gegen Psychosen, behandelt werden. Diese Behandlungsmöglichkeiten kommen dann in Betracht, wenn die Beschwerden sehr ausgeprägt sind, die Frauen extrem leiden und andere Methoden keine Erfolge zeigen.

Fazit

Das PMS ist eine Reaktion des Körpers auf eine natürliche und wiederkehrende Veränderung der Hormone. Eine krankhafte Störung ist es nicht. Wenn jedoch die Beschwerden das Leben in diesen Tagen erheblich beeinträchtigen, können Frauen in Absprache mit ihrer Ärztin oder ihrem Arzt verschiedenen Therapien versuchen, von sanften, natürlichen Heilmitteln bis hin zu Medikamenten.

Meine Periode bleibt aus

Inhaltsverzeichnis

Ursachen für einen gestörten Zyklus – 240
Einflüsse von außen – 240
Stress, Anstrengung, Untergewicht – 240

Unerfüllter Kinderwunsch – 241
Folgen der ausbleibenden Periode – 241

Hormonelle Störungen – 241

Andere Ursachen – 241

Fazit – 242

© Springer-Verlag GmbH Deutschland, ein Teil von Springer Nature 2020
H. J. Schneider et al., *Hormone – ihr Einfluss auf mein Leben*,
https://doi.org/10.1007/978-3-662-58978-6_41

41

Im Rhythmus von 25, 30, manchmal auch 35 Tagen, durchschnittlich nach 28 Tagen, herrscht bei vielen Frauen Ausnahmezustand: Die Periode setzt ein. Damit die Monatsblutungen regelmäßig kommen, müssen die Hormone in der Balance sein, muss das Orchester der Hormone gut eingespielt sein. Schon kleine Veränderungen können diese Balance stören. Eine mögliche Folge: Unregelmäßigkeiten bei der Regelblutung. Bleibt die Periode aus, gibt es verschiedene Erklärungen: Hormonelle Erkrankungen können ebenso der Grund dafür sein wie Umwelteinflüsse oder Stress.

Die Periode – Was ist normal?

Normalerweise setzt die Periode in der Pubertät ein. Fast überall auf der Welt haben Mädchen durchschnittlich im Alter zwischen etwa 12 und 13,5 Jahren zum ersten Mal ihre Regel, manche aber auch schon früher, andere später.

Im Durchschnitt dauert der Zyklus 28 Tage. Alles zwischen 25 und 35 Tagen gilt jedoch als normal. Gerechnet wird dabei vom ersten Tag der Periode bis zum Beginn der nächsten. Überschreitet die Zyklusdauer 35 Tage, spricht man von einer sogenannten Oligomenorrhoe (von von griech. „oligos": „wenig", „menos": „Monat", „rhoe": „Fluss"), also einer zu seltenen Periode. Bleibt die Periode länger als sechs Monate aus, spricht man von Amenorrhoe („a": „ohne"). Für einen Zyklus von 25 Tagen oder weniger heißt der Fachbegriff Polymenorrhoe, abgeleitet vom griechischen Wort „poly": „viel".

Mit der Menopause, die im Durchschnitt im Alter von 51 Jahren eintritt, hört die Periode wieder auf. Bei den einen kann das bereits mit 45 Jahren sein, bei anderen erst mit 55. Beginnen die Wechseljahre früher (vor dem 40. Geburtstag), spricht man von einer vorzeitigen Menopause.

Ursachen für einen gestörten Zyklus

Einflüsse von außen

Ist der Körper großen Belastungen ausgesetzt, reagiert er. Stress, Unterernährung oder vermehrte körperliche Anstrengung sind wichtige Faktoren, die das Ausbleiben der Periode begründen können. Unser Körper ist darauf ausgerichtet, in Zeiten des Mangels gegenzusteuern und den Energieverbrauch zu reduzieren. Hier schlägt wie so oft der Steinzeitmensch in uns durch. Sich in einer solchen Phase fortzupflanzen, macht in der Steinzeit-Logik, in der unser Körper bis heute gefangen ist, keinen Sinn. Logische Folge: Die Periode wird eingestellt, um einen Eisprung und damit auch eine Schwangerschaft zu verhindern.

Stress, Anstrengung, Untergewicht

Wenn wir also beispielsweise permanent Stress ausgesetzt sind, signalisiert der Körper: „Achtung, Notlage!" und stellt Funktionen ein, die Energie verbrauchen und nicht überlebenswichtig sind.

Ähnlich reagiert der Körper auf hohe körperliche Belastungen. Bei Sportlerinnen, die regelmäßig sehr viel und hart trainieren, ist der Zyklus häufig gestört. Durch die andauernde Mehrbelastung, oft gepaart mit niedrigem Gewicht, wird dem Körper signalisiert: Mangel.

Untergewicht erkennt unser menschlicher Mechanismus ebenfalls als Gefahr. Der Mangel an Energiereserven ist hier sogar offensichtlicher als bei Stress und körperlicher Belastung. Die Periode ausfallen zu lassen und die Anstrengungen, die eine Schwangerschaft für den Körper bedeuten würde, zu unterbinden, erscheint in diesem Fall absolut logisch und nachvollziehbar.

Unerfüllter Kinderwunsch

Das Ausbleiben der Periode wird vor allem dann zum Problem, wenn sich die betroffenen Frauen Kinder wünschen. Besonders dann ist es wichtig zu klären, ob und warum die Periode unregelmäßig ist und ob und warum der Eisprung ausbleibt.

Folgen der ausbleibenden Periode

Ohne Zyklus schüttet der Körper weniger weibliche Hormone, also weniger Östrogene und Gestagene, aus. Wie jede noch so kleine Veränderung in unserem Hormonhaushalt hat auch diese Folgen. Sind zu wenig weibliche Hormone im Umlauf, kann sich die Knochendichte verringern und Knochenbrüchigkeit erhöhen. Östrogene und Gestagene haben auch Einfluss auf den Wasserhaushalt des Körpers, weil sie das für den Wasser- und Salzhaushalt verantwortliche Renin und Aldosteron beeinflussen. Durch den Hormonmangel kann es auch in diesem Bereich zu Störungen kommen. Wassereinlagerungen auf der einen Seite, aber auch Schleimhauttrockenheit, insbesondere Scheidentrockenheit, sind die Folge.

Auch die Stimmung leidet. Denn Östrogene und Gestagene wirken wie alle Steroidhormone auf die Psyche, besonders wenn die Konzentration dieser beiden Stoffe im Blut schnell abfällt. Dann nämlich werden weniger Steroidhormone in sogenannte neuroaktive Steroide umgewandelt und das hat negative Effekte auf das Belohnungssystem. In den Wechseljahren, aber auch bei manchen Frauen an den Tagen vor den Tagen, kann sich das durch Stimmungsschwankungen bemerkbar machen.

Hormonelle Störungen

Hormonstörungen sind ein anderer möglicher Grund für eine ausbleibende Periode.

- Schilddrüsenunterfunktion (Hypothyreose), also ein Mangel an Schilddrüsenhormonen.
- Schilddrüsenüberfunktion (Hyperthyreose), also ein Überschuss an Schilddrüsenhormonen, der allerdings seltener ist als ein Mangel.
- Erhöhte männliche Hormone: Die häufigste Ursache ist das sogenannte PCO-Syndrom (Syndrom der polyzystischen Ovarien), bei dem in den Eierstöcken zu viele männliche Hormone gebildet werden. Das PCO-Syndrom tritt häufig in Kombination mit einer Insulinresistenz, manchmal auch mit Übergewicht auf. Ein Überschuss an männlichen Hormonen äußert sich neben Zyklusstörungen auch in anderen Symptomen wie etwa Pickel und Akne, Haarausfall oder vermehrte Behaarung im Gesicht, am Körper, an Armen und Beinen.
- Enzymdefekte (das sogenannte adrenogenitale Syndrom) oder (zumeist gutartige) Tumore der Nebenniere. Sie sind allerdings seltener als das PCO-Syndrom.
- Zu viel Prolaktin, das in der Hirnanhangsdrüse gebildet wird. Grund für diese vermehrte Produktion können gutartige, prolaktinproduzierende Tumore in der Hypophyse, bestimmte Medikamente wie zum Beispiel Psychopharmaka oder – seltener – eine Störung der Hypophysenfunktion sein. Ein Prolaktinüberschuss macht sich neben dem Ausbleiben der Periode auch durch weitere Symptome bemerkbar, etwa Brustspannen oder Milcheinschuss in der Brust.
- Andere Hypophysenerkankungenen, etwa hormoninaktive Hypophysenadenome, bei denen die Bildung der Steuerungshormone LH und FSH unterdrückt wird.

Andere Ursachen

Neben all diesen Möglichkeiten liegt es bei einzelnen Patientinnen möglicherweise an ihrer Anatomie, also ihrem Körperbau, dass die

Periode ausbleibt. Anatomische Hindernisse oder Störungen der Gebärmutterschleimhaut wie zum Beispiel eine Endometriose (gutartige, meist schmerzhafte Wucherungen von Gewebe der Gebärmutterschleimhaut) oder Tumore im Gebärmutterbereich können auch eine Rolle spielen.

Zwei weitere, sehr natürliche und keineswegs krankhafte Gründe können das Ausbleiben der Blutung ebenfalls erklären: eine Schwangerschaft oder die Wechseljahre.

Fazit

Das Ausbleiben der Periode kann viele Gründe haben. Neben natürlichen Gründen, etwa der Geburt eines Babys oder den Auswirkungen des Alters, können unter anderem Stress, Untergewicht oder Hormonstörungen die Ursache dafür sein. Bleibt die Periode über einen längeren Zeitraum aus nicht erkennbaren Ursachen aus, empfiehlt es sich, die Frage ärztlich klären zu lassen.

Ich habe Probleme beim Sex – sexuelle Funktionsstörungen

Inhaltsverzeichnis

Probleme beim Mann – 244

Probleme bei der Frau – 244

Ursachen – 244
Psychische Hintergründe – 244
Organische Ursachen – 245
Hormonelle Ursachen – 245

Fazit – 246

© Springer-Verlag GmbH Deutschland, ein Teil von Springer Nature 2020
H. J. Schneider et al., *Hormone – ihr Einfluss auf mein Leben*,
https://doi.org/10.1007/978-3-662-58978-6_42

42

Wenn's beim Sex Probleme gibt, wird oft nicht darüber gesprochen. Weder mit der Partnerin oder dem Partner noch mit einer Ärztin, einem Arzt, einer Therapeutin, einem Therapeuten. Dabei sind sexuelle Funktionsstörungensowohl bei Männern als auch bei Frauen keine Seltenheit. Und sie bleiben auch nicht ohne Folge, weder körperlich noch psychisch. Für eine Partnerschaft und für die eigene Psyche werden sie zur Belastungsprobe.

Unter sexuellen Funktionsstörungen fallen einzelne oder mehrere gebündelte Symptome. Dazu gehören zum Beispiel Störungen der Libido (des sexuellen Verlangens), Schmerzen, anatomische Hindernisse, etc. Wie sich dies äußert, ist allerdings individuell sehr verschieden.

Probleme beim Mann

Manche Männer büßen – zum Teil oder ganz – die Fähigkeit ein, eine Erektion zu bekommen. Andere haben zwar eine Erektion, aber nur mit deformiertem Penis, zum Beispiel einer sehr starken Krümmung. Unter sexuelle Funktionsstörungen beim Mann fallen darüber hinaus auch eine eingeschränkte Fähigkeit zur Ejakulation oder zum Orgasmus. Die sexuelle Befriedigung bleibt aus.

Probleme bei der Frau

Das gilt auch für Frauen. Nimmt ihre Libido ab, leiden auch sie unter mangelnder sexueller Befriedigung. Erregung zu empfinden oder einen Orgasmus zu bekommen, ist oft nicht mehr möglich. Wenn außerdem schmerzhafte Vaginalverkrampfungen oder Scheidentrockenheit dazukommen, ist für diese Frauen Geschlechtsverkehr kein Vergnügen mehr, sondern schmerzhaft.

Wie viel Sex ist normal?

Normal gibt es nicht. Manche haben sehr viel Sex, andere eher wenig, ohne dass eins normaler wäre als das andere. Aber natürlich gibt es Zahlen über die sexuellen Aktivitäten der Deutschen. Im Jahr 2017 hat eine Gruppe von Forschern untersucht, wie und wie häufig sie im Durchschnitt Geschlechtsverkehr haben. Dazu haben sie über 2.500 Menschen in Deutschland mit einem Mindestalter von 14 Jahren befragt. Das Ergebnis: Die mit Abstand häufigste Art und Weise, wie Menschen in Deutschland miteinander Sex haben, war Vaginalverkehr.

Am häufigsten Geschlechtsverkehr hatten die 25 bis 29-Jährigen. Dabei waren die Männer mit durchschnittlich 40 Mal Vaginalverkehr pro Jahr, also 0,8 Mal pro Woche, etwas aktiver als die Frauen mit 32 Mal pro Jahr, also 0,6 Mal pro Woche. Die individuelle Häufigkeit variierte jedoch stark. Die Angaben der Männer in dieser Altersgruppe schwankten zwischen 30 und 52 Mal pro Jahr. Bei den Frauen lagen die Werte zwischen 26 und 39 Mal.

Mit steigendem Alter nahm die Häufigkeit des Geschlechtsverkehrs ab, bei beiden Geschlechtern. Bei Männern aber weniger stark als bei Frauen. Die 70- bis 79-jährigen Männer gaben an, dass sie durchschnittlich fast zehnmal pro Jahr Geschlechtsverkehr hatten, Frauen in der gleichen Altersgruppe dagegen nur etwa zweimal pro Jahr.

Sechs Prozent aller befragten Männer und Frauen gaben an, gar keinen Geschlechtsverkehr zu haben.

Ursachen

Psychische Hintergründe

Sexuellen Störungen liegt oft ein Gemisch aus vielfältigen Ursachen zu Grunde, von denen einige nicht selten dem psychischen Bereich angehören. Die Bandbreite ist groß, doch oft stecken in irgendeiner Art und Weise Ängste dahinter: Hemmungen oder Versagensängste, übertriebene Erwartungen (oft noch gesteigert durch die allgemeine Verfügbarkeit von Pornographie), Kontrollverlust, Angst vor einer Schwangerschaft, um nur einige wenige Möglichkeiten zu nennen. Probleme in der Partnerschaft sind ein weiterer Grund. Wut, das Gefühl von Missachtung, das Fehlen gegenseitiger Liebe, auch Depressionen können zu sexuellen Funktionsstörungen führen. Auch Menschen, die früher traumatische sexuelle Erfahrungen gemacht haben oder missbraucht worden sind, verlieren das Vertrauen in ihren Körper und ihre Sexualität.

Weit weniger dramatisch, aber dennoch ein nicht zu vernachlässigender Aspekt, ist der zunehmende Stress im Alltag, der das Sexualleben beeinträchtigen und zu ständiger Unlust führen kann.

Organische Ursachen

Neben diesen psychischen Faktoren können, wenn auch sehr viel seltener, organische Gründe vorliegen. Ejakulationsstörungen bei Männern lassen sich manchmal auf eine Fehlbildung zurückführen. Bei einer sogenannten retrograden Ejakulation wird etwa der Samen fehlgeleitet. Er tritt dann nicht an der Eichel aus der Harnröhre aus, sondern fließt zurück in die Harnblase. Dies kann infolge einer Prostatavergrößerung oder nach Operation der Prostata, aber auch bei Schwäche des inneren Blasenschließmuskels durch Medikamente oder neurologische Störungen auftreten.

Auch Erektionsstörungen können organische Ursachen haben. Durchblutungsstörungen, zum Beispiel im Rahmen von Arterienverkalkungen und -verengungen der Gefäße, die den Penis versorgen, spielen hier häufig eine Rolle. Sind die Nerven gestört, die die Geschlechtsorgane versorgen, hat das ähnliche Folgen. Dies kann beispielsweise bei multipler Sklerose, Rückenmarksverletzungen oder auch bei einem Diabetes mellitus der Fall sein. Am besten wenden Sie sich in diesem Fall an eine Urologin oder einen Urologen.

Hormonelle Ursachen

Und ja, Hormone – seien es zu viel von den einen oder zu wenig von den anderen – sind in manchen Fällen dafür verantwortlich, dass es beim Sex Probleme gibt. Die Geschlechtshormone Östrogen und Testosteron spielen eine entscheidende Rolle. Sowohl Männer als auch Frauen produzieren beides, nur in unterschiedlichen Konzentrationen: Frauen mehr Östrogene, Männer mehr Testosteron. Und genau diese Unterschiede tragen zum Erhalt einer normalen Sexualfunktion bei. Liegen sie nicht im richtigen Verhältnis vor, kann die Libido und sexuelle Erregbarkeit verloren. Geschlechtshormonrezeptoren finden sich am Penis und an der Vagina. Doch das wichtigste Geschlechtsorgan liegt nicht zwischen unseren Beinen sondern – zwischen unseren Ohren. In unserem Gehirn wimmelt es von Geschlechtshormonrezeptoren. Kommen hier zu wenige Geschlechtshormone oder Hormone im falschen Mischungsverhältnis an, tut sich nichts im Bett.

- **Hormone beim Mann**

Die klassische hormonelle Ursache beim Mann ist ein Mangel an Testosteron. Und der ist gar nicht mal so selten. Jeder dritte bis vierte Mann hat, zumindest vorübergehend, erniedrigte Testosteronwerte. Stress, Diabetes, körperliche Erkrankungen und Depressionen können unseren Testosteronspiegel in den Keller schicken. Warum und wieso das so ist, erfahren Sie im ▶ Kap. 26. Aber auch Östrogene tragen zur normalen sexuellen Funktion bei: Wenn die körpereigenen Östrogene zum Beispiel durch Medikamente bei Männern unterdrückt werden, kommt auch die Libido abhanden.

- **Hormone bei der Frau**

Bei Frauen ist ein ausreichend hoher Östrogenspiegel wichtig. Die Libido der Frau ist am höchsten in den Tagen vor und während des Eisprungs, wenn auch die Östrogenspiegel höchste Werte erreichen. Häufig klagen Frauen in und nach den Wechseljahren über verminderte Libido und manchmal auch Schmerzen beim Geschlechtsverkehr. Durch den Abfall der Östradiolspiegel in den Wechseljahren nimmt sowohl die Libido als auch die Befeuchtung der Scheide bei Erregung ab. Schmerzen und Scheidentrockenheit sind die Folge. Je nach Beschwerden können lokale Östrogensalben hilfreich sein.

Aber auch bei Frauen kann der Testosteronspiegel zu niedrig sein. Sie produzieren ebenso wie Männer Testosteron, wenn auch in geringeren Mengen. Für die sexuelle Ge-

42

sundheit der Frauen ist das männliche Geschlechtshormon ebenso wichtig. In den Wechseljahren und in der Zeit danach sind die Testosteronspiegel erniedrigt und beeinträchtigen ihre Libido zusätzlich. Leiden die Frauen darunter, kann eine geringe Gabe von Testosteron in dieser Phase das sexuelle Empfinden verbessern. Eine erst kürzlich durchgeführte Metaanalyse (eine Zusammenfassung von vielen Studien) hat das bestätigt. Vor einigen Jahren gab es sogar ein für Frauen zugelassenes Testosteronpräparat. Wegen des Verdachts eines möglichen erhöhten Brustkrebsrisikos wurde es allerdings wieder vom Markt genommen. Nun ist die Forschung gefragt, mehr zu diesem Thema herauszufinden.

■ **Prolaktin**

Neben Testosteron ist vor allem Prolaktin ein Störfaktor in Sachen Sex. Ein erhöhter Prolaktinspiegel schränkt die sexuelle Funktionen sowohl bei Männern als auch bei Frauen ein und unterdrückt die Produktion der Geschlechtshormone. Ein solcher Prolaktinüberschuss kann Folge eines Prolaktinoms sein, eines gutartigen Tumors des Hypophysenvorderlappens. Auch Medikamente wie zum Beispiel Psychopharmaka können dafür verantwortlich sein.

Fazit

Sexuelle Funktionsstörungen haben verschiedenste Ursachen. Einer der häufigsten Gründe sind Stress und psychische Belastungen. Aber auch organische und hormonelle Störungen tragen dazu bei, dass es beim Thema Sex Probleme gibt. Daher gilt: Nicht schweigen, lieber ansprechen. Reden Sie mit Ihrer Ärztin oder Ihrem Arzt.

Ich habe einen Männerbusen – Gynäkomastie

Inhaltsverzeichnis

Brustdrüsen beim Mann – 248
Brüste in der Pubertät – 248
Was noch dahinter stecken kann – 248

Risikofaktoren – 249

Zum Arzt – 249

Fazit – 249

© Springer-Verlag GmbH Deutschland, ein Teil von Springer Nature 2020
H. J. Schneider et al., *Hormone – ihr Einfluss auf mein Leben*,
https://doi.org/10.1007/978-3-662-58978-6_43

Männer mit Brüsten, die fast so groß sind wie die einer Frau? Das gib es nur bei viel zu dicken Männern? Keineswegs. Die Gynäkomastie, also die Frauenbrust beim Mann (aus dem griech. „gyné": „Frau" und „mastos": „Brust"), ist ein kein seltenes Phänomen. Etwa ein bis zwei Drittel aller erwachsenen Männer ist davon betroffen, Jungen in der Pubertät sogar noch viel öfter, nämlich zu 70 Prozent. Bei ihnen handelt es sich oft um ein vorübergehendes Phänomen mit unterschiedlich starker Ausprägung. Aber dennoch: Kein Mann, ob jung oder alt, ob nur kurzzeitig oder nicht, fühlt sich damit wohl.

Brustdrüsen beim Mann

Auch Männer haben Brustdrüsengewebe, zumindest hat jeder Mann die Anlage dazu. In der Regel aber bleibt die Anlage Anlage und das Gewebe entwickelt sich nicht weiter. Verschiedene hormonelle Einflüsse können aber dazu führen, dass doch Brüste wachsen. Entscheidend ist unter anderem das Mengenverhältnis zweier Hormone: Testosteron und Östradiol. Bei zu viel Östradiol oder zu wenig Testosteron oder bei einer Kombination aus beidem, bildet sich auch beim Mann ein Busen.

Diese beiden sind aber nicht die einzigen Hormone, die Männern Brüste wachsen lassen können. Ein drittes spielt ebenso eine Rolle: Prolaktin. Frauen brauchen Prolaktin vor allem während der Schwangerschaft, um sich auf die Stillzeit einzustellen. Prolaktin ist das Milchdrüsenhormon, das bei Frauen in dieser Zeit ansteigt, die Brüste größer werden lässt und den Milcheinschuss vorbereitet. Haben Männer zu viel Prolaktin, passiert das Gleiche: Die Brüste wachsen, manchmal tritt sogar Flüssigkeit aus den Brustwarzen aus, was für Männer äußerst unangenehm und beunruhigend sein kann.

Brüste in der Pubertät

In der Pubertät sind die Hormone in Aufruhr, vieles verändert sich, überall und generell – und natürlich auch hormonell. Die Geschlechtshormone steigen an, allen voran Testosteron, aber eben auch das weibliche Hormon Östradiol. Das ist bei allen pubertierenden Jungs so. Warum nun manche Brüste entwickeln und andere nicht, weiß tatsächlich niemand so genau. Was wir wissen ist, dass verschiedene Faktoren zu dieser sogenannten Pubertäts-Gynäkomastie beitragen und dass das Verhältnis von Östrogenen und Testosteron eine entscheidende Rolle spielt.

Nicht bei allen Jungen, die eine Gynäkomastie haben, sind die Östrogenspiegel höher als bei ihren Altersgenossen. Aber einen kleinen Unterschied scheint es doch zu geben. Unsere Hormonspiegel unterliegen im Tagesverlauf ziemlichen Schwankungen, genauso wie zum Beispiel der Blutdruck oder der Puls. Es gibt Hinweise dafür, dass bei Jungen mit Gynäkomastie zu bestimmten Tageszeiten nur die Östrogen-Spiegel erhöht sind und sie außerdem mehr Östrogenrezeptoren im Brustdrüsengewebe haben. Woran das liegt, ist unklar. Klar ist aber: Ihr Körper reagiert empfindlicher auf Östrogene – und bildet deswegen Brustgewebe aus.

Wenn die Hormone nach Abschluss der Pubertät zur Ruhe kommen und in einem neuen Gleichgewicht sind, bildet sich das Brustdrüsengewebe häufig wieder zurück. Deshalb lautet der ärztliche Rat oft: Abwarten, bis der Spuk wieder vorbei ist. Aber, großes Aber: Wenn das Brustdrüsenwachstum schmerzhaft ist oder wenn ein Junge psychisch darunter leidet, herrscht Handlungsbedarf.

Was noch dahinter stecken kann

Grundsätzlich sollte jede Art der Gynäkomastie ärztlich abgeklärt werden. Oft sind die Gründe leicht erklärbar und harmlos.

Manchmal verstecken sich dahinter aber auch gefährlichere Ursachen. Das könnten, wenn auch selten, Tumore sein: hormonproduzierende Hodentumore, andere östrogenproduzierende Tumore, prolaktinproduzierende Tumore der Hypophyse und nicht zuletzt, besonders bei einseitigem Brustdrüsenwachstum, ein Mamma-Karzinom, also ein Brustdrüsenkrebs des Mannes.

Risikofaktoren

- *Übergewicht*

Zu viel Pfunde sind ein wichtiger Faktor. Bei Übergewicht sammelt sich auch im Unterhautfettgewebe hinter den Brustwarzen vermehrt Fett an und die Brust vergrößert sich. Man spricht dann von Pseudo-Gynäkomastie Das viele Fett setzt im Körper noch einen anderen Mechanismus in Gang. Er bildet verstärkt das Umwandlungsenzym Aromatase, das vermehrt Testosteron in Östrogen umwandelt. Dann entsteht echtes Brustdrüsengewebe und Gynäkomastie kann die Folge sein. Um welche Art der Gynäkomastie es sich bei den betroffenen Männern handelt, ist oft nicht leicht zu erkennen. Eine Bildgebung mit Röntgenstrahlen (Mammographie) oder Ultraschall hilft dann weiter.

- *Lebererkrankungen*

Sie können indirekt ebenfalls zu einem Brustwachstum führen. Durch die eingeschränkte Leberfunktion werden weniger Geschlechtshormone abgebaut und mehr männliche Geschlechtshormone in Östrogene umgewandelt.

- *Schilddrüsenüberfunktion*

Sie verstärken ebenfalls die Aktivität der Aromatase, die die Östrogenproduktion in die Höhe treibt.

- *Medikamente und Drogen*

Medikamente, Psychopharmaka, Antiandrogene (zum Beispiel zur Behandlung eines Prostatakarzinoms), Anabolika zu Dopingzwecken, aber auch Drogen wie Heroin, Marihuana oder Ecstasy verstärken das Brustdrüsenwachstum. Dazu kommen Alkohol und Giftstoffe (zum Beispiel Dünger oder Pilzmittel). Sie alle tragen dazu bei – oder können zumindest – dass Männern Brüste wachsen.

Zum Arzt

Entscheidend für eine Diagnose ist also nicht nur der Hormonstatus, sondern auch die Frage nach der Einnahme von Medikamenten oder anderen Substanzen und nach Vorerkrankungen. Für mehr Informationen wird auch eine Bildgebung der Brustdrüsen und manchmal auch der Hoden gemacht. Je nach Ergebnis entscheidet sich, welche Therapie die sinnvollste ist. Grundsätzlich gilt aber, wie schon bei den Jungs: Wenn jemand unter der Gynäkomastie leidet, seien es Schmerzen, sei es ein störendes Gefühl unter der Kleidung oder aber psychische Beeinträchtigung, muss gehandelt und behandelt werden.

Es gibt vor allem zwei wesentliche Therapieansätze: Medikamente oder eine Operation. Mit bestimmten Medikamenten kann man die Östrogenwirkung hemmen. Wenn die gewünschte Wirkung ausbleibt, stehen operative Verfahren der Brustentfernung zur Verfügung.

Fazit

Wenn Männer einen Busen bekommen, ist das oft störend, aber meist nicht bedrohlich. Gerade in der Pubertät. In seltenen Fällen stecken hinter einer Gynäkomastie ernsthafte Probleme. Um eben diese auszuschließen, ist der Weg in eine ärztliche Praxis unbedingt ratsam.

Mein Blutdruck stimmt nicht

Inhaltsverzeichnis

Bluthochdruck (Hypertonie) – 252
Ursachen des Bluthochdrucks – 253
Hormonelle Ursachen für Bluthochdruck – 253

Niedriger Blutdruck (Hypotonie) – 254
Ursachen für zu niedrigen Blutdruck – 254

Fazit – 254

© Springer-Verlag GmbH Deutschland, ein Teil von Springer Nature 2020
H. J. Schneider et al., *Hormone – ihr Einfluss auf mein Leben*,
https://doi.org/10.1007/978-3-662-58978-6_44

Unter Blutdruck versteht man den Druck, mit dem das Blut durch unsere Arterien fließt. Die Arterien, in die das Blut von unserem Herz gepumpt wird, sind elastische Gefäße. Sie können sich dehnen wie Luftballons, wenn man diese mit Wasser füllt. Damit das Blut aber nicht einfach in den Gefäßen versackt, haben die Arterien Muskeln in ihren Gefäßwänden. Mit ihrer Muskelkraft können die Arterien steuern, wie stark sie sich zusammenziehen. Je nachdem wie eng oder weit die Gefäße sind, steigt oder fällt der Blutdruck. Je enger der Durchlass desto höher der Blutdruck. Je geringer die Spannung der Muskeln desto niedriger der Blutdruck. Neben den Arterien gibt es ein zweites Gefäßsystem, die Venen. Während die Arterien das Blut von unserem Herzen in den Körper transportieren, führen die Venen es wieder zurück zum Herzen. In den Venen ist der Druck deutlich niedriger. Wenn es um Erkrankungen geht, die mit Bluthochdruck zu tun haben, geht es also stets um die Arterien.

Bluthochdruck (Hypertonie)

Ist der Druck in den Arterien langfristig zu hoch, schadet das dem Körper. Bluthochdruck (Hypertonie) über einen längeren Zeitraum führt zu Ablagerungen in den Gefäßen, den Nieren, dem Herz, den Augen. Im schlimmsten Fall können Hirnschäden oder ein Herzinfarkt die Folge sein. Bluthochdruck ist heimtückisch, man nennt ihn deshalb auch einen stillen Killer. Denn er bleibt oft unbemerkt, ganz einfach deshalb, weil er kaum Beschwerden macht. Nur in schweren Fällen führt er tatsächlich zu spürbaren Symptomen, aber auch dann mit sehr unspezifischen Symptomen wie Kopfschmerzen, gerötetem Gesicht, dem Gefühl von Enge in der Brust, Luftnot oder Herzklopfen.

Obwohl Hormone immens wichtig sind für eine normale Regulation des Blutdrucks, ist ein krankhafter Bluthochdruck in den allermeisten Fällen nicht hormonell bedingt, sondern auf Alterungsprozesse und Risikofaktoren wie Übergewicht, Insulinresistenz oder Schlafstörungen zurückführen.

Welcher Blutdruck ist normal?

Unser Herz pumpt mit jedem Schlag eine neue Welle Blut über unsere Arterien in unseren Körper. Diese Druckwellen können wir spüren, wenn wir unseren Puls tasten, zum Beispiel am Handgelenk oder am Hals. Misst man diese Wellen mit einem Blutdruckmessgerät, erhält man immer zwei Werte: einen oberen, den systolischen, und einem unteren, den diastolischen. Der systolische zeigt den Druckwert der Pulswelle, wenn sie am höchsten ist, wenn also der Druck im Gefäß am größten ist. Der diastolische Wert gibt den Druckwert im entspannten Gefäß an, wenn der Druck vor der nächsten Welle am niedrigsten ist.

Gemessen wird der Blutdruck in der Einheit mmHg. Hg ist das chemische Zeichen für Quecksilber. Diese Einheit stammt aus der Zeit, als man den Blutdruck mit Hilfe einer Quecksilbersäule bestimmte. Man maß, um wieviel Millimeter das Quecksilber in der Säule durch den entsprechenden Druck angehoben wurde. Ein systolischer Wert von 120 mmHg bedeutete also, dass das Quecksilber um 120 mm gehoben wurde.

Nach der Weltgesundheitsorganisation WHO gilt ein Blutdruck ab 140/90 mmHg als erhöht, wenn er in Ruhe und am besten mehrfach gemessen wurde. Von erhöht wird auch dann gesprochen, wenn nur einer der Werte erhöht ist. Nach WHO wird der Blutdruck in verschiedene Schweregrade eingeteilt: Liegt er bei 140–159/90–99 mmHg, heißt das Bluthochdruck Stufe 1, bei 160–179/100–110 mmHg Bluthochdruck Stufe 2 und bei Werten von 180/110 oder höher Bluthochdruck Stufe 3.

Bei Menschen mit Risikofaktoren für Gefäßschädigungen wie Diabetes oder Herz-Kreislauf-Erkrankungen kann allerdings ein Blutdruck im oberen Normbereich schon schädlich sein. Sie sollten unbedingt ärztliche Rücksprache halten. Für diese Patientinnen und Patienten ist eventuell ein noch niedrigerer Blutdruck zum Beispiel von unter 120/80 mmHg erstrebenswert, um die Arterien so gut es geht zu schonen.

Ursachen des Bluthochdrucks

Mit zunehmenden Lebensalter nimmt auch die Versteifung unserer Blutgefäße zu. Sie verlieren an Flexibilität und können sich weniger stark zusammenziehen und wieder dehnen. Damit dennoch alle Organe ausreichend mit Blut versorgt werden, nimmt der Druck zu, mit dem das Blut durch die Gefäße gepumpt werden muss.

Dass die Gefäße mit steigendem Alter nicht mehr so dehnbar sind wie bei jungen Menschen, ist normal. Es gibt allerdings verschiedene Faktoren, die diese Entwicklung begünstigen. Dazu gehören zum Beispiel Übergewicht, Insulinresistenz (verminderte Insulinwirkung) oder Schlafapnoe (immer wieder kehrende Atemaussetzer während des Schlafs). Krankhafte Veränderungen der Hormone sind hier zumeist nicht dafür verantwortlich.

Hormonelle Ursachen für Bluthochdruck

Das Conn-Syndrom

Nur sehr selten, bei etwa fünf Prozent aller Fälle, ist Bluthochdruck auf eine hormonelle Störung zurückzuführen. Das sogenannte Conn-Syndrom ▶ Kap. 36 ist in diesem Fall die wahrscheinlichste Diagnose. Das Krankheitsbild wird auch als primärer Hyperaldosteronismus bezeichnet. Wie der Name schon andeutet, spielt das Hormon Aldosteron dabei die zentrale Rolle. In der Nebennierenrinde wird zu viel dieses Steroidhormons produziert, meistens als Folge von gutartigen, beidseitigen oder einseitigen Knötchen in der Nebenniere. Die erhöhten Aldosteronwerte wirken sich wiederum auf ein anderes Hormon aus: Renin. Da Renin normalerweise die Aldosteronfreisetzung steuert, jetzt aber nicht mehr benötigt wird, weil bereits genug davon vorhanden ist, sinken die Reninwerte. Zu viel Aldosteron hat in ausgeprägten Fällen eine weitere Wirkung: Es reduziert das Blutsalz Kalium. Entsprechend macht sich das Conn-Syndrom manchmal auch durch einen Kaliummangel bemerkbar.

Das Cushing-Syndrom

Zu viel des Hormons Cortisol kann ebenfalls zu Bluthochdruck führen. Quelle für das überschüssige Cortisol sind meist Tumore. Entweder ein cortisolproduzierender Tumor in der Nebenniere, ein ACTH-produzierender Tumor in der Hypophyse oder, das aber eher selten, andere Tumore, die dazu führen, dass zu viel ACTH oder CRH. gebildet wird. Eine solche krankhaft gesteigerte Produktion von Cortisol wird auch als Cushing-Syndrom bezeichnet, nach dem US-amerikanischen Neurochirurgen Harvey Williams Cushing ▶ Kap. 35. Bluthochdruck ist eines der typischen Symptome dieses Krankheitsbildes. Hinzu kommen Gewichtszunahme, besonders am Bauch, Rötungen im Gesicht, typische Streifen im Bauchbereich und Osteoporose.

Krankhaftes Nebennierenmark

Wenn die Zellen des Nebennierenmarks krankhaft wachsen, können sie Bluthochdruck verursachen. Zwar kommt dies äußerst selten vor, dennoch soll es hier erwähnt werden. Bei dieser Erkrankung werden zu viele der sogenannten Katcholamine Adrenalin, Noradrenalin oder Dopamin gebildet, als Folge eines Tumors des Nebennierenmarkes. In den meisten Fällen ist dieses sogenannte Phäochromozytom gutartig. Es kann entstehen, wenn sich am Grenzstrang, einem Teil des Nervensystems in Bauch und Brust, zu viele Knoten bilden. Ein Phäochromozytom hat neben Bluthochdruck oft weitere andere Symptome wie Herzrasen und Kopfschmerzen.

Überproduktion an Wachstumshormonen

Akromegalie wird diese Erkrankung auch genannt. Sie zeigt sich vor allem darin, dass Teile des Körpers zu groß werden, etwa Kinn, Nase, Hände und Füße. Neben vielen sehr deutlich sichtbaren Anzeichen leiden die Betroffenen auch oft an Bluthochdruck, da auch die Gefäßwände steifer werden können ▸ Kap. 34.

Schilddrüsenüberfunktion

Sie erhöht zumindest vorübergehend vor allem dem systolischen, also den oberen Blutdruckwert. Unruhe, Herzrasen und Zittern weisen darauf hin ▸ Kap. 22.

Niedriger Blutdruck (Hypotonie)

Ebenso wie Bluthochdruck kann auch ein zu niedriger Blutdruck (Hypotonie) zu gesundheitlichen Problemen führen. Sinkt der Blutdruck zu stark, fließt das Blut so langsam, dass es nicht alle Organe erreicht. Ein gefährlicher Zustand, denn ohne Blut auch kein Sauerstoff. Und ohne Sauerstoff sind unsere Organe handlungsunfähig, allen voran unser Gehirn. Der Körper versucht, dieser Gefahr entgegenzuwirken, indem er bestimmte Hormone freisetzt, die den Blutdruck erhöhen.

Normalerweise können wir nicht spüren, wie unser Blut durch den Körper zirkuliert und ob der Druck zu hoch oder zu niedrig ist. In manchen Momenten aber bekommen wir einen kleinen Einblick. Zum Beispiel,

wenn wir sehr schnell aus dem Liegen oder Sitzen aufstehen. Weil plötzlich sehr viel Blut in unseren Beine fließt und der Blutdruck dadurch absackt, kann es passieren, dass uns schwindelig wird. Nach kurzer Zeit aber ist der Schwindel im Normalfall wieder vorbei. Denn nun schalten sich die Hormone ein. Beim Aufstehen setzt unsere Nebenniere Aldosteron, Cortisol, Adrenalin und Noradrenalin frei, damit sich die Gefäße vor allem in unseren Beinen zusammenziehen und das Blut wieder nach oben pumpen. Der Blutdruck steigt wieder an, unser Hirn ist wieder versorgt und der Schwindel lässt nach.

Ursachen für zu niedrigen Blutdruck

Viele Menschen, oft schlanke junge Frauen, haben eher das Problem, dass ihr Blutdruck zu niedrig statt zu hoch ist. Ein Zeichen dafür sind die geschilderten Schwindelanfällen. Zwar ist ein niedriger Blutdruck meistens harmlos und auf lange Sicht für Herz und Blutgefäße sogar besser als Bluthochdruck, eben weil der die Gefäße angreifen kann. Wenn jedoch die Symptome stärker werden, kann von harmlos nicht mehr die Rede sein. Dann drohen ein Kollaps oder Bewusstseinsstörungen. Möglicherweise stecken Herzrhythmusstörungen, neurologische Ursachen oder eine Unterzuckerung dahinter. Selten, aber möglich ist auch, dass doch die Hormone die Schuld tragen und eine Nebennieren- oder Hypophyseninsuffizienz der Grund für die Beschwerden ist.

Fazit

Bluthochdruck ebenso wie zu niedriger Blutdruck sollten behandelt werden. Da hormonelle Ursachen nur bei Bluthochdruck in

Frage kommen und auch das sehr selten, wird vermutlich als Erstes nach anderen Gründen geforscht. Wenn sich ein erhöhter Blutdruck jedoch nicht erklären lässt und auch sonst keine Risikofaktoren wie Übergewicht oder fortgeschrittenes Alter vorliegen, sind vielleicht doch die Hormone schuld. Bei niedrigen Blutdruck können Erkrankungen des Herzens, der Nerven oder der Hormone die Ursache sein.

Mein Herz rast

Inhaltsverzeichnis

Psychische und physische Ursachen – 258

Hormonelle Ursachen – 258

Fazit – 258

© Springer-Verlag GmbH Deutschland, ein Teil von Springer Nature 2020
H. J. Schneider et al., *Hormone – ihr Einfluss auf mein Leben*,
https://doi.org/10.1007/978-3-662-58978-6_45

Bei starker Anstrengung, bei Aufregung, bei Nervosität, bei Angst klopft das Herz bis zum Anschlag. Und das ist auch gut so. In solchen Situationen könnte unser Körper nichts besseres tun, als das Herz pumpen zu lassen. Denn jetzt braucht der Mensch Energie, viel Energie – und die bekommt er übers Blut. Also muss der Herzmuskel schwer arbeiten und mehr Blut durch unsere Adern schicken. Dass das Herz anfängt, schneller zu schlagen, ist den Hormonen zu verdanken und zwar den Flucht- und Kampfhormonen, allen voran den Katecholaminen: Adrenalin, Noradrenalin und Dopamin. Sie entstehen im Nebennierenmark und im Nervengeflecht des Grenzstrangs.

Psychische und physische Ursachen

Was aber, wenn das Herz ohne erkennbaren Grund rast, ohne äußere Einflüsse? Dann sollte man nachforschen, ob vielleicht eine Krankheit dahinter steckt. Möglich ist, dass das Herz selbst krank ist, dass zum Beispiel Vorhofflimmern oder Störungen der Reizüberleitung im Herzen das Herzrasen und Herzstolpern hervorrufen. Möglich ist aber auch, dass die Ursache nicht körperlich, sondern psychisch ist und sich zum Beispiel eine Angststörung hinter solchen Herzattacken verbirgt.

Hormonelle Ursachen

In manchen Fällen löst auch eine Hormonstörung das Herzrasen aus. Es gibt verschiedene Ursachen für diese hormonelle Fehlreaktion:

Phäochromozytom: Ein zumeist gutartiger Tumor der Nebenniere oder des Grenzstrangs bildet vermehrt Adrenalin, Noradrenalin und Dopamin. Die Folge ist, dass die Pulsfrequenz plötzlich ansteigt. Ein gerötetes Gesicht, Zittern, Kopfschmerzen und zu hohe Blutdruckwerte kommen hinzu.

Schilddrüsenüberfunktion: Wenn die Schilddrüse überaktiv ist, schlägt das Herz oft schneller, sowohl in Ruhe als auch bei Belastung. Die erhöhte Dosis an Schilddrüsenhormonen lassen das Pulsschlag steigen und bewirken eine schnellere Reizüberleitung des Herzens. Weil das Herz auf diese Weise dauerhaft überarbeitet ist, ist unser Körper nicht mehr so belastbar. Weitere Symptome der Schilddrüsenüberfunktion sind Unruhe, Zittern und vermehrtes Schwitzen.

Fazit

Herzklopfen ohne Grund gibt es nicht, Gründe dafür viele: Anstrengung, Aufregung oder die Liebe. In diesen Situationen ist es gut, dass das Herz schneller schlägt. Zeigen sich diese Zustände nicht für das Herzklopfen verantwortlich, können Störungen oder Erkrankungen des Herzens, der Seele oder des Hormonhaushalts die Ursache sein – und die sollten abgeklärt werden.

Ich habe zu wenige Haare, ich habe zu viele Haare

Inhaltsverzeichnis

Haare – eine never ending story – 260

Effluvium und Alopezie – 260
Haarausfall bei Männern: die Glatze – 261
Diffuser Haarausfall – 261
Wenn die Haare nur an manchen Stellen ausfallen – 261

Therapiemöglichkeiten – 262

Fazit – 262

© Springer-Verlag GmbH Deutschland, ein Teil von Springer Nature 2020
H. J. Schneider et al., *Hormone – ihr Einfluss auf mein Leben*,
https://doi.org/10.1007/978-3-662-58978-6_46

46

▶ **Ein Fall aus der eigenen Praxis**

Eine 38-jährige Frau kam wegen Haarausfalls in meine Praxis. Bei ihrer Hautärztin war sie schon gewesen, aber dort hatten sich sonst keine Auffälligkeiten gezeigt. Sie erzählte, dass ihr seit circa drei Monaten die Haare diffus am ganzen Kopf ausfielen und ihre Friseurin bereits Alarm schlagen würde. Sie klagte, oft sehr müde und erschöpft zu sein, führte das allerdings auf die Mehrbelastung durch ihren eineinhalbjährigen Sohn zurück. Vor einem Jahr hatte sie abgestillt und ihr Zyklus war regelmäßig. Medikamente nahm sie nicht.

Die Blutuntersuchung erbrachte unauffällige weibliche und männliche Hormone. Auch ein Eisen- oder sonstiger Nährstoffmangel fand sich nicht. Auffällig waren jedoch der erhöhte TSH- und der erniedrigte FT4-Wert. Auch der Wert für die TPO-Antikörper lag deutlich über der Norm. Kurzum, die Patientin hatte das Vollbild einer Schilddrüsenunterfunktion, deren Ursache eine Hashimoto-Thyreoiditis war. Möglicherweise löste die Hormonumstellung nach der Schwangerschaft den Ausbruch dieser Autoimmunerkrankung aus.

Da die erkrankte Schilddrüse nicht mehr ausreichend Hormone produzierte, leiteten wir eine Therapie mit dem Schilddrüsenhormon L-Thyroxin ein, zunächst in der Dosis von 50 µg/Tag. Die Schilddrüsenwerte besserten sich, waren aber noch nicht ganz optimal, sodass die Dosis auf 75 µg erhöht wurde. Die Werte lagen danach wieder in der Norm, aber nicht nur das: Nach wenigen Wochen fielen ihr kaum noch Haare aus, nach drei Monaten gar nicht mehr. Zu ihrer Überraschung bemerkte die Patientin, dass auch die quälende Dauermüdigkeit verschwand und sie plötzlich wieder mehr Energie hatte. Die Schilddrüsenhormone muss die Patientin nun als Dauertherapie einnehmen und ab und zu die Schilddrüsenwerte kontrollieren lassen. ◀

oder zu viele Haare ein häufig beklagtes Problem in einer endokrinologischen Praxis sind, wundert da wohl keinen. Vor allem viele Frauen berichten von Behaarungsproblemen und – paradoxerweise – auch manchmal von zu wenigen und zu vielen gleichzeitig. An einer Stelle zu wenig, an anderen Stellen zu viel.

Unsere Haare und alles, was dazu gehört, ist etwas sehr Persönliches und Individuelles. Während die einen es kaum ertragen, sich nur wenige Zentimeter ihrer Haarpracht abschneiden zu lassen, haben andere kein Problem mit einem Radikalschnitt. Bei den einen muss die Frisur perfekt sitzen, bevor die aus dem Haus gehen, andere fahren nur einem mal der Bürste kurz durchs Haar und fühlen sich wohl. Die einen haben Locken und wollen sie nicht, die anderen lassen sich in langen Prozeduren künstlich Locken drehen. Die einen färben sich ihr blondes Haar schwarz, die anderen finden ihre Haarfarbe zu langweilig und lassen sich jeden Monat blonde Strähnchen ins Haar machen. Die Beziehung zum eigenen Haar ist eine sehr spezielle. Haare sind einfach ein Kapitel für sich.

Ebenso subjektiv empfinden unterschiedliche Menschen auch beim Thema Haarausfall. Manche leiden schon unter dem völlig natürlichen Haarverlust, der durch die ständige Erneuerung der Haare zustande kommt, andere stört das dagegen kaum.

Bei jedem Menschen erneuern sich die Haare ständig und durchlaufen dabei drei Phasen: Die Wachstumsphase, die Übergangsphase und schließlich die Ruhephase, nach der die Haare ausfallen. Bei Gesunden dauert so ein Zyklus in der Regel zwei bis sechs Jahre. Bis zu hundert Haare pro Tag zu verlieren ist normal, im Frühjahr und Herbst sogar etwas mehr. Dies ist ein Relikt unserer Entwicklung. Wir wechseln sozusagen das Fell.

Haare – eine never ending story

Das Thema Haare füllt Zeitschriften und Bücher, Tage und Abende. Dass auch zu wenige

Effluvium und Alopezie

Dermatologen sprechen von einem Haarausfall (Effluvium), wenn über einen Zeitraum von mehreren Wochen hinweg durchschnittlich mehr als hundert Haare pro Tag ausfallen. Bilden sich kahle Stellen am Kopf oder sind die Haare sichtbar ausgedünnt, spricht man von einer Alopezie.

Haarausfall bei Männern: die Glatze

Die weitaus häufigste Ursache eines Haarausfalls ist erblich bedingt und trifft vor allem Männer. Medizinisch heißt das dann Androgenetische Alopezie, Laien sagen dazu einfach Glatze. Ob und wann ein Mann eine Platte bekommt, liegt in den Genen. Wenn also Vater und Großvater zur Glatze neigen, ist die Wahrscheinlichkeit groß, dass dem Sohn und dem Enkel die Haare ebenfalls ausfallen werden. Typischerweise fängt es – und das kennen viele – mit größer werdenden Geheimratsecken an, dann ist die Stirn an der Reihe und schließlich breitet sich die Glatze über den oberen Hinterkopf und den Scheitelbereich weiter aus.

Dieses androgenetische Haarausfallmuster heißt deshalb androgenetisch, weil neben den Genen auch die Androgene beteiligt sind. An den Haarfollikeln (den Strukturen, die die Haarwurzel umgeben und dadurch das Haar in der Haut verankern) wirkt das Androgen Dihydrotestosteron, ein Abkömmling des Testosterons. Es beeinflusst übrigens auch Barthaare und Körperhaare. Ein Androgenetischer Haarausfall und eine starke Körperbehaarung treten genau aus diesem Grund gehäuft zusammen auf.

Wenn das Muster der größer werdenden Geheimratsecken und lichter werdenden Haare am Oberkopf Frauen betrifft, deutet das möglicherweise auf zu viele männliche Hormone hin. Und weil eben diese Testosteronabkömmlinge auch mit Bart und Körperhaaren zu tun haben, tritt das Phänomen ein, das oben angeklungen ist: zu wenige und zu viele Haare gleichzeitig, Haarausfall am Kopf und Mehrbehaarung im Gesicht, also Damenbart. Und nicht nur da. In

schlimmeren Fällen wachsen diesen Frauen auch Haare am Oberkörper, an den Brustwarzen, im Schambereich und vermehrt an Armen und Beinen. Medizinisch wird eine solch ungewöhnlich starke Behaarung bei Frauen als Hirsutismus bezeichnet.

Dass zu viele männliche Hormone auch andere Symptome außer Haarwachsprobleme auslösen können, etwa Zyklusstörungen und Akne, ist bekannt. Sie können dazu auch in den ▶ Kap. 41 und ▶ Kap. 39 nachlesen.

Diffuser Haarausfall

Anders ist die Lage, wenn die Haare eher diffus ausfallen, nicht an bestimmten Stellen und auch nicht immer gleich viele. Die Ursache ist dann nicht so eindeutig, es gibt verschiedene Möglichkeiten: eine Schilddrüsenunterfunktion, manchmal auch eine Schilddrüsenüberfunktion, Nährstoffmängel, insbesondere Eisenmangel. Dazu kommen noch eine ganze Reihe weiterer Auslöser: eine hormonelle Umstellung (etwa nach einer Schwangerschaft, beim Beginn oder nach der Beendigung einer hormonellen Verhütung), Stress, Infekte, entzündliche Erkrankungen, Diabetes mellitus, Mangelernährung, Chemo- oder Strahlentherapie oder bestimmte Medikamente (zum Beispiel Heparin, Betablocker oder ACE Hemmer). All das sind mögliche Ursachen für einen vorübergehenden, manchmal auch dauerhaften Haarausfall.

Wenn die Haare nur an manchen Stellen ausfallen

Die dritte Variante ist ein Haarausfall, der nur an bestimmten Stellen auftritt. Meist handelt es sich in diesen Fällen um einen sogenannten kreisrunden Haarausfall (Alopecia areata), eine Autoimmunerkrankung, bei der das Immunsystem die Haarfollikel angreift, allerdings immer nur an einer begrenzten Haarpartie. An dieser Stelle fallen dann die Haare komplett aus. Ein typisches und gut erkennbares Zeichen dafür ist, dass die haarlosen Stellen scharf abgegrenzt und tatsächlich oft kreisrund sind. Am Kopf ist der Kreisrunde Haarausfall natürlich besonders gut zu sehen, die Stellen treten aber manchmal auch wandernd auf und befallen nach und nach den ganzen Körper, also auch Augenbrauen, Körper-, Bart- oder Geschlechtsbehaarung. Die Größe der kahlen Stellen kann variieren, oft wachsen die Haare irgendwann wieder nach. Wenn die Erkrankung den gesamten Körper betrifft, spricht man von einer Alopecia totalis. Nicht selten tritt eine Alopezie gemeinsam mit anderen Autoimmunerkrankungen wie zum Beispiel einer Hashimoto-Thyreoiditis auf. Gerade deshalb lohnt sich eine hormonelle Abklärung.

Wenn nicht ein kreisrunder Haarausfall hinter solchen kahlen Stellen steckt, kommt eine andere, seltenere Form der Alopezie in Frage, zum Beispiel vernarbende Alopezien, die infolge von Verätzungen oder Hautkrankheiten auftreten können.

Wenn Sie folgende Fragen für sich beantworten, können dabei helfen, die Ursachen eines Haarausfalls einzugrenzen:
- Wie sieht der Haarausfall aus?
- Sind andere Familienmitglieder betroffen?
- Habe ich eine bekannte Grunderkrankung, die es erklären könnte?
- Könnte eine hormonelle Veränderung dazu beitragen?
- Ernähre ich mich ausgewogen?
- Kann ich Stress vermeiden?

Therapiemöglichkeiten

Um den Problemen auf den Grund zu gehen und eine entsprechende Therapie zu entwickeln, sollten Haut- und Hormonspezialis-ten eng zusammenarbeiten. Zunächst gilt es einzugrenzen, wodurch der Haarausfall bedingt ist. Bei Grunderkrankungen, Mangelerscheinungen oder Stress bessert sich der Haarausfall in der Regel, wenn dort angesetzt wird. Wenn also Erkrankungen behandelt werden, Mängel ausgeglichen und der Stress abgebaut wird. Bei genetisch bedingtem Haarausfall sind die Möglichkeiten leider begrenzt. Haarwasser oder Schaumpräparate, die Östrogene oder den haarfollikelstimulierenden Wirkstoff Minoxidil enthalten, bringen zum Teil eine gewisse Linderung. Für Männer ist der DHT-Blocker Finasterid zugelassen. Den sollte Mann aber zurückhaltend und natürlich nicht ohne ärztliche Rücksprache einsetzen. Er greift nämlich in den Hormonhaushalt ein und kann so manchmal zu Depressionen oder Potenzstörungen führen, die auch nach dem Absetzen über längere Zeiträume bestehen bleiben können. Beim Kreisrunden Haarausfall sind Cortison- oder Zinkpräparate oder Immuntherapeutika eine Möglichkeit, allerdings nur nach ärztlicher Anweisung.

Fazit

Haare sind etwas Besonderes, oft ein Zeichen von Gesundheit, Jugend und Schönheit. Auch mit dem Selbstbild haben sie viel zu tun. Gerade deshalb empfinden es Menschen als besonders bedrückend, wenn die Haare ausfallen. Frauen oft mehr als Männer. Denn bei Männern ist es normal, dass das Haar im Alter lichter wird, die Gene entscheiden, wann. Bei Frauen ist das eben nicht normal, bei ihnen ist Haarausfall ein Hinweis darauf, dass etwas nicht stimmt. Entweder ihr Körper bildet zu viele männliche Hormone oder es stecken andere Gründe dahinter.

Ich schwitze zu viel, bin ich krank?

Inhaltsverzeichnis

Ursachen – Hormone und anderes – 264
Die Wechseljahre – 264
Schilddrüsenüberfunktion – 264
Andere hormonelle Ursachen – 264
Nicht hormonelle Ursachen – 265

Zum Arzt – 265

Fazit – 265

© Springer-Verlag GmbH Deutschland, ein Teil von Springer Nature 2020
H. J. Schneider et al., *Hormone – ihr Einfluss auf mein Leben*,
https://doi.org/10.1007/978-3-662-58978-6_47

Es gibt viele Situationen, die dazu führen, dass Menschen schwitzen, die einen mehr, die anderen weniger: Hitze, Anstrengung, Angst, Schmerzen, Stress oder Aufregung. Unsere Handflächen und Achselhöhlen werden feucht, manchmal sogar der gesamte Oberkörper. Auf der Stirn, an den Schläfen, auf dem Nasenrücken bilden sich kleine Schweißtröpfchen. Kommt ein störender Geruch hinzu, kann das sehr unangenehm sein. Schweißausbrüche sind bei den meisten Menschen an solche außergewöhnlichen Situationen gebunden. Wenn jemand ungewöhnlich häufig schwitzt und sich dabei ein störender Geruch entwickelt, ist das entweder anlagebedingt oder es liegt eine Krankheit oder Hormonstörung zugrunde. In diesem Fall spricht man von Hyperhidrose.

Die Diagnostik beginnt damit herauszufinden, welche Symptome mit dem vermehrten Schwitzen auftreten, um so die möglichen Ursachen einzugrenzen.

Wann Drüsen Schweiß produzieren
Unsere Schweißdrüsen sind durch Nerven des sympathischen Nervensystems innerviert. Abgeleitet ist dieser Begriff nicht etwa von Sympathie, wie man meinen könnte, sondern von Sympathikus. Er bezeichnet einen Teil unserer sogenannten autonomen Nerven, die Körperfunktionen wie Herzschlag, Darmtätigkeit, Muskelaktivierung und eben unsere Schweißdrüsen steuern. Bei Stress, Aufregung und Angst wird der Sympathikus aktiviert. Die Folge: Wir beginnen zu schwitzen. Auch eine Erhöhung der Körpertemperatur und zu viel Flüssigkeit in unserem Körper regen die Schweißdrüsen an.

Ursachen – Hormone und anderes

Die Wechseljahre

Die häufigste hormonelle Ursache für vermehrtes Schwitzen sind die Wechseljahre der Frau. Typischerweise fällt während des Klimakteriums das Gelbkörperhormon Progesteron relativ abrupt ab, etwas später setzt der Rückgang von Östrogenen ein. Frauen im Wechsel leiden oft unter anfallsweise auftretendem Schwitzen und Hitze-

wallungen sowohl nachts als auch tagsüber. Diese klassischen Symptome werden in der Regel begleitet von weiteren Beschwerden wie Gelenkschmerzen, Schlafstörungen und Stimmungsschwankungen.

Bei Männern kann ein Mangel am männlichen Geschlechtshormon Testosteron ähnliche Symptome hervorrufen. Oft geht ein Testosteronmangel einher mit Müdigkeit, Abgeschlagenheit, eingeschränkter Libido und Erektionsstörungen. Hitzewallungen sind bei Männern dagegen eher untypisch.

Schilddrüsenüberfunktion

Auch eine Schilddrüsenüberfunktion kann Grund einer Hyperhidrose sein. In diese Richtung sollte nachgeforscht werden, wenn eine Patientin oder ein Patient zusätzlich von innerer Unruhe, Herzrasen, Herzstolpern, Zittern, Gewichtsabnahme und Konzentrationsstörungen berichtet. Wenn sich dagegen neben dem Schwitzen Symptome wie vermehrter Durst, Sehstörungen, Müdigkeit oder Bewusstseinsstörungen zeigen, könnte auch eine Zuckerkrankheit, also ein Diabetes mellitus, dahinterstecken.

Handelt es sich dagegen eher um Ausbrüche kalten Schweißes, verbunden möglicherweise mit Zittern und Heißhunger, liegt eventuell eine Unterzuckerung zugrunde. Der Körper versucht der Unterzuckerung durch die Aktivierung des sympathischen Nervensystems und durch die Freisetzung der Stresshormone Adrenalin und Noradrenalin entgegenzuwirken. Genau dies aktiviert die Schweißdrüsen. Typischerweise bessert sich die Symptomatik unmittelbar nach dem Essen.

Andere hormonelle Ursachen

In seltenen Fällen liegen einer Hyperhidrose andere hormonelle Ursachen zu Grunde:

Akromegalie, ein Überschuss an Wachstumshormonen. Bei dieser Störung verändern sich die Körperproportionen, das heißt die Hände und Füße werden größer, so dass Ringe und Schuhe nicht mehr passen. Der Unterkiefer wächst, die Haut wird dicker und fettiger, man schwitzt vermehrt. Es treten neben Kopf- und Gelenkschmerzen weitere Probleme auf, etwa Bluthochdruck oder Diabetes.

Ein *Phäochromozytom*, ein Tumor, der vermehrte Katecholamine, also mehr Adrenalin bildet. Vermehrtes Schwitzen kann neben Bluthochdruck, Herzrasen und Kopfschmerzen ein Hinweis darauf sein.

Ein *Karzinoidsyndrom*, eine Erkrankung, bei der Tumore aus dem Bauchraum oder der Lunge verschiedene Hormone produzieren. Sie rufen Symptome wie Schwitzen, Durchfälle, Herzrasen und einen „flush" hervor, eine vorübergehende Rötung und Erwärmung des Gesichts.

Nicht hormonelle Ursachen

Daneben kann Hyperhidrose eine Reihe nicht hormoneller Gründe haben, etwa verschiedene entzündliche Erkrankungen oder Infekte, Schlaganfälle, Autoimmunerkrankungen (zum Beispiel Rheuma) oder auch Tumorerkrankungen. Das gilt vor allem dann, wenn jemand nachts so stark schwitzt, dass er oder sie jede Nacht mehrfach die Wäsche wechseln muss und wenn Fieber und Gewichtsverlust hinzukommen. Auch manche Medikamente, unter anderem Blutdruckmedikamente, Antidepressiva oder Schmerzmittel, können zu vermehrtem Schwitzen führen.

Achtung scharf!

Wer dazu neigt, übermäßig zu schwitzen, sollte bei der Ernährung auf alles Schweißtreibende verzichten. Also keine scharfen und stark gewürzhaltigen Speisen! Auch Kaffee ist dann tabu.

Zum Arzt

Grundsätzlich sollten Betroffene ärztlichen Rat einholen, wenn sie aus undefinierten Gründen vermehrt schwitzen. Sind nichthormonelle Ursachen ausgeschlossen, kann eine endokrinologische Untersuchung helfen. Zunächst wird nach Begleitsymptomen und möglichen Grunderkrankungen gesucht. Nach der Diagnose erfolgt dann eine Behandlung des entsprechenden Auslösers. Kann keine Grunderkrankung diagnostiziert werden, kommen möglicherweise symptomatische Therapieversuche in Betracht, wie beispielsweise die Behandlung mit Aluniumhydrochlorid-haltigen Deorollern, oder Leitungswasser-Iontopherese (Gleichstromtherapie zur Behandlung von Hauterkrankungen) in Fragen. Erst wenn die krankhafte vermehrte Schweißproduktion nicht zu kontrollieren ist, kommen andere Therapieformen in Frage: entweder eine systemische Behandlung mittels Tabletten oder eine medikamentöse Hemmung der Nerven, die die Schweißdrüsen innervieren (zum Beispiel eine Botoxtherapie). Eine andere Möglichkeit ist eine chirurgische Behandlung.

Fazit

Schwitzen ist eine natürliche Reaktion des Körpers – auf Anstrengung, auf Angst, auf Hitze. Manchmal schwitzen wir auch wegen der Hormone, zum Beispiel in den Wechseljahren oder bei einer Schilddrüsenerkrankung. Wer jedoch ohne Grund oft stark schwitzt, sollte sich untersuchen lassen.

Ich bin dauernd müde

Inhaltsverzeichnis

Müdigkeit wegen Schlafmangels – 268
Schlafapnoe-Syndrom – 268

Müdigkeit ohne Schlafmangel – 268
Eine Schilddrüsenunterfunktion – 268
Ein Testosteronmangel beim Mann – 269
Ein Cortisolmangel – 269
Weitere Ursachen – 269

Gesund schlafen – 269
Wie viel Schlaf ist normal? – 269
Wie viel Schlaf ist gesund? – 269
Zu wenig Schlaf macht dick – 270

Fazit – 270

© Springer-Verlag GmbH Deutschland, ein Teil von Springer Nature 2020
H. J. Schneider et al., *Hormone – ihr Einfluss auf mein Leben*,
https://doi.org/10.1007/978-3-662-58978-6_48

Müdigkeit, Abgeschlagenheit, das Gefühl, ständig erschöpft und schlapp zu sein – Gründe dafür gibt es viele: Krankheit, Stress, Überlastung oder der Hormonhaushalt. Manchmal auch einfach nur zu wenig Schlaf.

Müdigkeit wegen Schlafmangels

Müdigkeit ist ein sehr unspezifisches Symptom. Um herauszufinden, was die Ursache dafür ist, muss nach möglichen weiteren Symptomen gesucht und müssen die Lebensumstände genauer unter die Lupe genommen werden.

Wenn jemand jede Nacht mehrfach aufwacht, nicht ein- und nicht durchschlafen kann, liegt der Grund für die Müdigkeit auf der Hand: Schlafmangel. Aber woher kommen diese Schlafprobleme? Die Gründe sind vielfältig. Sei es, dass ein kleines Baby nachts immer wieder schreit, sei es Stress, der einen in der Nacht nicht zur Ruhe kommen lässt, weil Sorgen und Ängste in einem weiterarbeiten und man aus dem Gedankenwirbel nicht herauskommt, seien es eine organische Ursache oder eine Depression, die zu Schlafstörungen führt.

Schlafapnoe-Syndrom

Ein immer wieder unterbrochener Schlaf kann auch auf ein sogenanntes Schlafapnoe-Syndrom zurückzuführen sein. Dabei entspannt sich während des Schlafens vor allem in Rückenlage der weiche Gaumen, fällt nach hinten und blockiert kurzfristig die Atemwege, man bekommt keine Luft und wacht auf. Da dies immer bei tieferen Schlafphasen auftritt, wird der Tiefschlaf stets unterbrochen und ein erholsamer Schlaf findet nicht statt. Lautes Schnarchen und plötzliches Aufschrecken sind typisch für ein solches Schlafapnoe-Syndrom. Oft ist es der Partner, der diese Anzeichen bemerkt.

Eine der Hauptursachen des Schlafapnoe-Syndrom ist Übergewicht. Da die Häufigkeit des Übergewichts weltweit zunimmt, leiden immer mehr Menschen unter diesem Syndrom.

Weitere Faktoren, die einem Schlafapnoe-Syndrom zu Grunde liegen können, sind ein kurzer Unterkiefer und in selteneren Fällen eine Akromegalie, eine Störung der Wachstumshormone. Durch den fehlenden, erholsamen Tiefschlaf leiden die Betroffenen deutlich häufiger an Tagesmüdigkeit. Sie neigen dazu, auch tagsüber einzuschlafen. Insbesondere im Straßenverkehr birgt das ein enormes Risiko. Darüber hinaus erhöht das Schlaf-Apnoe Syndrom die Gefahr von Bluthochdruck und Herz-Kreislauf-Erkrankungen.

Die Diagnose eines Schlafapnoe-Syndrom ist relativ einfach: Mithilfe eines mobilen Schlafmonitors wird abgeklärt, ob es sich um ein solches Syndrom handelt. Eine Schlaflaboruntersuchung kann das Ergebnis im Zweifelsfall bestätigen. Zur Behandlung wird dem Patienten eine Schlafbeatmungsmaske angepasst, die für einen dauernden positiven Druck in den Atemwegen sorgt und so die Atemwege immer offen hält.

Müdigkeit ohne Schlafmangel

Dass jemand, der zu wenig schläft, dauernd müde ist, liegt nahe. Es gibt aber auch Patienten, die ständig müde und schlapp sind, ohne dass ihr Schlaf beeinträchtigt ist. Mehrere Ursachen können dafür verantwortlich sein.

Eine Schilddrüsenunterfunktion

Bei einer Schilddrüsenunterfunktion fehlen dem Körper Schilddrüsenhormone. Die aber sind wichtig für einen geregelten Stoffwechselablauf. Funktioniert der Stoffwechsel nicht richtig, ist Müdigkeit die Folge. Die Betroffenen fühlen sich oft erschöpft, kraftlos, schlapp und träge. Symptome, die zusätzlich auf eine fehlerhafte Funktion der Schilddrüse hinweisen können, sind Haarausfall, brüchige Fingernägel, das Ausbleiben der Periode und Gewichtszunahme. Wie die Schilddrüse genau funktioniert und wie der Körper reagiert, wenn sie nicht richtig arbeitet, lesen Sie im ▶ Kap. 5.

Ein Testosteronmangel beim Mann

Auch ein Mangel an männlichen Geschlechtshormonen führt zu Abgeschlagenheit und Müdigkeit. Männer fühlen sich dann energielos und schlapp. Schlapp auch im sexuellen Sinne. Denn typischerweise verringert sich bei ihnen dann auch die Libido, also das sexuelle Verlangen. Auch ihre Erektionsfähigkeit ist oft eingeschränkt. Wie schon bei einer Schilddrüsenunterfunktion kann auch ein Testosteronmangel dazu führen, dass die Betroffenen an Gewicht zulegen. Das Körperfett nimmt zu, die körperliche Leistungsfähigkeit und die Muskelmasse nehmen ab.

Ein Cortisolmangel

Ein seltener Grund für extreme Müdigkeit und Erschöpfung ist zu wenig Cortisol. Der Mangel an diesem Leistungs- und Stresshormon, das an vielen Stoffwechselvorgängen in unserem Körper beteiligt ist, entsteht durch eine Schwäche der Nebenniere. Anzeichen dafür sind oft Gewichtsabnahme, diffuse Bauchschmerzen und schwere Erschöpfungszustände.

Weitere Ursachen

Neben hormonellen Veränderungen können natürlich auch viele andere internistische Erkrankungen dazu führen, was wir uns unnatürlich müde fühlen. Häufigste Ursache ist

die Anämie (Blutarmut). Das heißt: Der Körper hat zu wenig rote Blutkörperchen, die den Sauerstoff transportieren und damit Energie für die Zellen bereitstellen. Meist beruht die Anämie auf einem Mangel an Eisen. Wenn dann auch noch weitere Nährstoffe fehlen, etwa Vitamin B, Folsäure oder Vitamin D, kann das das Gefühl von Müdigkeit und Abgeschlagenheit noch verstärken.

Auch alle chronischen Erkrankungen, etwa der Leber, der Nieren, des Herzens oder verschiedene Formen rheumatischer Erkrankungen können mit Müdigkeit einhergehen.

Um genau herauszufinden, woher das ständige Schlafbedürfnis kommt, ist die Ärztin oder den Arzt gefragt.

Gesund schlafen

Wie viel Schlaf ist normal?

Die Menge an Schlaf, die jemand braucht, um sich fit und gut zu fühlen, kann individuell sehr variieren. Dem einen reichen fünf Stunden Schlaf, während der andere mindestens neun Stunden braucht. Dass es auch kulturelle und Länder spezifische Unterschiede gibt, haben große Studien gezeigt. In einer Studie, bei der mittels einer App Daten über Schlafzeiten in über 20 Ländern gesammelt wurden, zeigte sich beispielsweise, dass Asiaten am kürzesten schlafen. So schlafen die Menschen in Japan durchschnittlich 7,5 Stunden, in Belgien oder Australien über acht Stunden. Deutschland liegt mit 7,8 Stunden im Mittelfeld. Schlafen ist auch alters- und geschlechtsabhängig. So schlafen Frauen in der Regel etwas länger als Männer. Mit zunehmendem Alter nimmt die Schlafdauer bei beiden Geschlechtern ab.

Wie viel Schlaf ist gesund?

Internationale Fachgesellschaften empfehlen eine optimale Schlafdauer von sieben bis acht Stunden pro Tag. Es herrscht Einigkeit darüber, dass bei einer Schlafdauer unter sechs Stunden die Gesundheitsrisiken steigen. Neuere Studien zeigen auch, dass auch zu viel Schlaf von neun Stunden und mehr mit schlechterer geistiger Leistungsfähigkeit und höherer Sterblichkeit einhergehen können.

Zu wenig Schlaf macht dick

Eingeschränkter Schlaf hat viele negative Folgen: die Leistungsfähigkeit ist reduziert, das Risiko für Herz-Kreislauf-Probleme und Depressionen erhöht, das Immunsystem eingeschränkt, die Mortalität (Sterberisiko) erhöht.

Schlafmangel kann auch Übergewicht fördern, weil die Balance zwischen dem Hungerhormon Ghrelin und dem Sätti-gungshormon Leptin gestört ist. Die ungünstige Folge: Hunger und mehr Appetit – besonders auf fettes und süßes Essen. Das wiederum treibt die Kalorienaufnahme in die Höhe und steigert das Adipositasrisiko.

Fazit

Ein ausreichender Schlaf ist wichtig für die hormonelle Balance. Ein Großteil unseres Wachstumshormons, das nicht nur für das Wachstum, sondern auch für viele andere Körperfunktionen entscheidend und notwendig ist, wird zum Beispiel in den Tiefschlafphasen ausgeschüttet. Müdigkeit kommt entweder schlicht und einfach von zu wenig Schlaf. Aber auch bei Krankheiten oder wenn dem Körper Hormone oder Nährstoffe nicht in der richtigen Menge zur Verfügung stehen, ist er schlapp und kraftlos.

Ich nehme ständig zu

Inhaltsverzeichnis

Blick zurück in die Steinzeit – 272

Gründe für eine Gewichtszunahme – 272
Alter – 272
Stress – 272
Rauchen – 273
Krankheiten – 273
Der Einfluss von Medikamenten – 273

Fazit – 275

© Springer-Verlag GmbH Deutschland, ein Teil von Springer Nature 2020
H. J. Schneider et al., *Hormone – ihr Einfluss auf mein Leben*,
https://doi.org/10.1007/978-3-662-58978-6_49

Hilfe, ich bin zu dick! Ich nehme immer weiter zu, ohne dass ich übermäßig viel oder ungesund esse. Gewichtszunahme, Übergewicht und Fettleibigkeit (Adipositas) sind Phänomene, die inzwischen sehr viele Menschen betreffen. Nach Erhebungen der Weltgesundheitsorganisation hat sich die Häufigkeit der Fettleibigkeit (Body-Mass-Index von über 30) seit 1975 verdreifacht. 2016 waren weltweit 650 Millionen erwachsene Menschen fettleibig (das sind 13 Prozent der Weltbevölkerung) und 1,9 Milliarden Erwachsene (39 Prozent der Weltbevölkerung) übergewichtig (Body-Mass-Index von über 25). In westlichen Ländern liegen die Zahlen sogar noch höher. In Deutschland sind 67 Prozent der Männer und 53 Prozent der Frauen übergewichtig, in den USA sogar zwei Drittel der Bevölkerung. Und die Zahlen steigen weiter ungebremst.

Mit der steigenden Zahl an übergewichtigen Personen häufen sich auch Volkskrankheiten wie Diabetes, Herzkrankheiten und sogar Krebserkrankungen. Der Grund für die Gewichtszunahme ist in vielen Fällen nicht eine krankhafte Veränderung, sondern wir selbst – und das seit der Steinzeit fast unveränderte System, wie unser Körper mit Nahrung umgeht.

Blick zurück in die Steinzeit

Das ▶ Kap. 17 hat gezeigt, dass unser Körper bereits seit der Steinzeit und sogar noch davor drauf ausgelegt ist, Reserven für Zeiten der Not anzulegen. Verschiedene Hormone wie Leptin und Insulin büßen an Wirkung ein, wenn bereits Fettreserven vorhanden sind. Wenn also jemand schon zu viel Gewicht mit sich herumträgt, wirken Leptin und Insulin nicht mehr so stark wie bei Menschen mit Normalgewicht. Der Körper hört ihre Warnung: „Halt! Zu viel Gewicht! Bitte reduzieren!" nicht mehr. Auch das Sättigungsgefühl nach dem Essen bleibt weniger lang erhalten, weil das Hungerhormon Ghrelin weniger stark abnimmt und die Sättigungshormone GLP und PYY weniger ansteigen. Ein Teufelskreis.

Hat es jemand dennoch geschafft, Gewicht zu reduzieren, kommt nicht selten der Jo-Jo-Effekt. Die Hormone lassen unseren Körper mit aller Macht die verlorenen Kalorien zurückfordern. Und Genussstoffe wie Fette, Fruktose und Glutamat aktivieren das Belohnungssystem unseres Körpers, der sagt: „Bitte mehr davon!"

Gründe für eine Gewichtszunahme

Alter

Je älter wir werden, desto weniger Energie verbraucht der Körper. So reduziert sich der tägliche Energieverbrauch bei Frauen beispielsweise um 400 kcal zwischen dem 25. und 60. Lebensjahr. Ein riesiger Unterschied, wenn man bedenkt, dass schon 60 kcal mehr pro Tag ausreichen, um pro Jahr drei Kilogramm zuzunehmen.

Stress

Besondere Lebensbedingungen können ebenfalls dazu führen, dass wir zunehmen. Ein großes Thema, das in diesen Bereich gehört, ist Schlaf. Schläft jemand zu wenig oder schlecht, kann dies Übergewicht begünstigen. Besonders Menschen, die in Schichtarbeit arbeiten, sind gefährdet. Dieser andere, nicht natürliche Rhythmus bringt unsere tageszeitlichen Hormone durcheinander. In der Folge steigen die Stresshormone an, die wiederum eine Insulinresistenz begünstigen und zu einer Gewichtszunahme führen können.

Stress ganz allgemein, sei es wegen starker beruflicher, privater oder persönlicher Belastung, führt zur Steigerung des Stresshormons Cortisol. Mögliche Folge: Die Kilos sammeln sich an.

Rauchen

Viele ehemalige Raucher klagen darüber, dass sie nach dem Aufhören an Gewicht zugenommen haben. Das liegt daran, dass Nikotin das Hungergefühl unterdrückt beziehungsweise Raucher auf die Anzeichen von Hunger mit einer Zigarette reagieren und danach weniger Appetit verspüren. Die Gewichtszunahme sollte allerdings kein Anlass sein, wieder mit dem Rauchen zu beginnen. Nikotin schadet dem Körper mehr als ein paar zusätzliche Kilos, die mit einer entsprechenden Umstellung des Lebensstils und der Ernährung auch wieder verschwinden können.

Krankheiten

Was aber, wenn jemand ungewöhnlich schnell zunimmt, ohne dass er oder sie den Lebensstil oder die Essgewohnheiten stark verändert hat? Möglicherweise sind dann mal wieder die Hormone Schuld.

■ *Schilddrüsenunterfunktion*

Wenn die Schilddrüse zu wenig Schilddrüsenhormone bildet, verlangsamt sich der Stoffwechsel. Die Nahrung wird weniger effektiv verwertet, Fettpolster entstehen. Oft kommen bei einer Schilddrüsenunterfunktion weitere Symptome hinzu: Trägheit, Abgeschlagenheit, Müdigkeit, Haarausfall, brüchige Nägel, vermehrte Kälteempfindlichkeit und Zyklusstörungen bei der Frau. Ob die Schilddrüse gut funktioniert, lässt sich schnell und einfach abklären. Tut sie es tatsächlich nicht, können Schilddrüsenhormone sehr gut über Tabletten ersetzt werden.

■ *Cushing-Syndrom*

Eine andere, allerdings sehr seltene Erkrankung, die mit einer Gewichtszunahme einhergehen kann, ist das sogenannte Cushing-Syndrom, einer krankhaft gesteigerten Produktion des Nebennierenhormons Cortisol. Typischerweise nehmen die Betroffenen vor allem am Bauch zu, während Arme und Beine sehr schlank bleiben. Daneben gibt es weitere Symptome, die auf ein Cushing-Syndrom hinweisen: die typische Gesichtsrötung (Plethora), ein sehr rundes Gesicht (Vollmondgesicht) und ein Wulst im Nacken. Osteoporose, Wundheilungsstörungen, Diabetes und Bluthochdruck können ebenfalls auf ein Cushing-Syndrom hindeuten ▶ Kap. 35.

Der Einfluss von Medikamenten

Dass bestimmte Medikamente dazu führen, dass man zunimmt, ist weithin bekannt. Meist weisen Ärztinnen und Ärzte, wenn sie eines dieser Präparate verschreiben, auch von Anfang an auf diese Nebenwirkung hin. Kortisonpräparate sind hier ein gutes Beispiel. Dass manche Blutdruckmedikamente (zum Beispiel Betablocker) das Gewicht erhöhen können, ist weniger bekannt. Daneben gibt es auch Medikamente, die allgemein als gewichtssteigernd gelten, obwohl dies gar nicht eindeutig belegt ist.

■ **Antibabypille**

Zu genau dieser Gruppe gehört die Antibabypille. Pille nehmen heißt dicker werden, denken viele. Studien können diesen Zusammenhang allerdings nicht beweisen. 2014 untersuchte eine große Metaanalyse 49 Studien, die den Effekt von Pillenpräparaten auf das Gewicht überprüft hatten. Eine klare Gewichtszunahme bei Einnahme der Pillen kam dabei nicht heraus. Eine andere, speziellere Studie, die 22 Studien mit über 11.000 Frauen auswertete, untersuchte im Jahr 2016 nur diejenigen hormonellen Verhütungsmittel, die reine Gestagene enthielten. Das Ergebnis zeigte nur einen geringen Effekt auf das Gewicht. Im Durchschnitt nahmen die Frauen, die gestagenhaltige Präparate einnahmen, weniger als zwei Kilogramm zu.

Dennoch: Im Einzelfall kann auch die Pille dick machen. Dann ist es sinnvoll nach ärztlicher Absprache zu erwägen, die Pille abzusetzen, vor allem, wenn die Patientin sich mit ihrem Gewicht nicht wohl fühlt.

■ Kortison

Kortisonpräparate verursachen häufig eine Gewichtszunahme. Das ist bekannt und auch bestätigt. Dieser Effekt ist dosisabhängig, das heißt: Je mehr Kortison man einnimmt, desto höher kann die Gewichtszunahme sein. Kortison begünstigt vor allem den Aufbau von Bauchfett (Viszeralfett) und das geht oft einher mit einer Abnahme der Muskel- und Knochenmasse. Eine Auswertung verschiedener Studien bestätigt das: Wurden Patientinnen und Patienten mit einem gängigen Kortisonpräparate wie Prednison oder Prednisolon mindestens drei Monate lang behandelt, nahmen sie zwischen 1,5 und 8,4 Kilogramm zu. Wenn sie Kortison über ein Jahr oder länger einnahmen, wog ein Fünftel von ihnen danach sogar über zehn Kilo mehr.

■ Psychopharmaka

Psychiatrische Medikamente, besonders solche, die gegen Psychosen eingesetzt werden (zum Beispiel Olanzapin, Clozapin, Quetiapin oder Risperidon) führen ebenfalls zu einer Gewichtszunahme. Auch das ist eine Tatsache und gilt vor allem das für die Wirkstoffe Olanzapin und Clozapin. Je nach Studie kommen hier vier bis 16 Kilogramm zusätzlich zusammen.

Auch manche Antidepressiva haben eine ähnliche Nebenwirkung. Beispiele sind die sogenannten Trizyklischen Antidepressiva (zum Beispiel Amitriptylin) ebenso wie Serotonin-Wiederaufnahme-Hemmer (zum Beispiel Citalopram) und Wirkstoffe wie Mirtazapin. Andere Antidepressiva (zum Beispiel Sertralin oder Bupropion) wiederum wirken genau gegenteilig, sie führen eher dazu, dass Patienten abnehmen statt zunehmen.

■ Epileptika und Diabetes-Medikamente

Der Einfluss von Epilepsie-Medikamenten auf das Gewicht ist ebenso uneinheitlich. Valproinsäure führt eher zu mehr Gewicht, Epileptika wie Lamotrigin oder Carbamazepin eher zu weniger.

Relativ klar dagegen ist, dass bestimmte Medikamente zur Behandlung von Diabetes mellitus das Gewicht noch steigern. Eine nachteilige Konstellation – gerade weil bei Diabetes-Patienten Übergewicht ein häufiges Problem ist. Von Insulin kennt man diese Wirkung, ebenso von oralen Antidiabetika wie Pioglitazon oder Rosiglitazon. Bei einer Insulintherapie kann es immer wieder zu kurzzeitigen Unterzuckerungen kommen, die der Körper damit bekämpft, dass er Kalorien aufnimmt.

Es gibt jedoch auch Wirkstoffe, die anders ticken. Dazu zählen Metformin, die sogenannten DPP-Inhibitoren (zum Beispiel Sitagliptin oder Saxagliptin) und vor allem Liraglutide. Dieser Wirkstoff wird in der Fachsprache als Glucagon-like-Peptide 1-(GLP-1)-Agonist bezeichnet. Agonisten sind Substanz, die durch die Besetzung eines Rezeptors die Signalübertragung in der zugehörigen Zelle aktivieren. Agonisten können sowohl eine körpereigene Substanz sein (zum Beispiel ein Hormon oder ein Neurotransmitter) als auch ein nicht-körpereigener Wirkstoff, der einen bestimmten Botenstoff in seiner Wirkung imitiert oder ersetzt. Genau das ist der Fall bei Liraglutide. Es wirkt ähnlich wie das körpereigene Sättigungshormon GLP1. Wegen dieser Eigenschaften wird Liraglutide auch als reines Gewichtsabnahmemedikament verwendet.

■ Blutdruckmedikamente

Bei Präparaten, die den Blutdruck steuern, kommt es darauf an, um welche es sich handelt. Manche verursachen eine Gewichtszunahme, andere eine Abnahme. So haben Untersuchungen gezeigt, dass die recht häufig verwendeten Betablocker wie Metoprolol, Propranolol oder Atenolol bewirken, dass die Patientinnen und Patienten in sechs bis 12 Monaten bis zu 3,4 Kilogramm mehr auf die Waage bringen. Andere Blutdruckmedikamente wie ACE-Hemmer, Angiotensin-Rezeptor-Blocker oder Calciumantagonisten führen dagegen nicht zu einer Gewichtszunahme, manchmal sogar zum Gegenteil.

Fazit

Ist unklar, warum jemand schnell und ohne offensichtlichen Grund stark zunimmt – bitte einen Arzttermin vereinbaren. Dann können alle möglichen Ursachen abgeklärt werden. Vielleicht lässt sich durch ein Ab- oder Umsetzen der Medikamente oder durch die entsprechende Behandlung einer hormonellen Erkrankung das Problem relativ schnell und einfach beheben, mit den Nebeneffekt: Die Kilos purzeln wieder.

Wenn aber keine dieser Möglichkeiten der Grund ist? Wenn der Steinzeitmensch in uns die Ursache ist? Dann braucht man ein wenig mehr Geduld für eine langfristige Umstellung der Ernährung und viel Bewegung.

Ich nehme ungewollt ab

Inhaltsverzeichnis

Krankhafte Ursachen – 278
Erkrankungen des Magen-Darm-Trakts – 278
Psychische und neurologische Störungen – 278
Krebserkrankungen – 279
Hormonelle Ursachen – 279

Fazit – 279

© Springer-Verlag GmbH Deutschland, ein Teil von Springer Nature 2020
H. J. Schneider et al., *Hormone – ihr Einfluss auf mein Leben*,
https://doi.org/10.1007/978-3-662-58978-6_50

Wenn Kilos ohne erkennbaren Grund schwinden, ohne Fasten, extremen Stress oder Krankheit, sollte man nach den Ursachen forschen. Die Gründe, die dazu führen können, dass jemand Gewicht verliert, sind vielfältig. Es gibt harmlose und ernstzunehmende, physische und psychische.

Krankhafte Ursachen

Wenn ausgeschlossen ist, dass die aktuellen Lebensumstände der Grund dafür sind, dass die Waage immer weniger anzeigt, wird nach Krankheiten gesucht, die den Gewichtsverlust erklären könnten. Die Bandbreite an Möglichkeiten ist groß, sie reicht von Schwierigkeiten bei der Verdauung über Infektionskrankheiten und Tumore bis hin zu psychischen Störungen. Entzündungen wie Tuberkulose oder Sarkoidose (eine Erkrankung des Bindegewebes, als auch Morbus Boeck bezeichnet) können ebenso der Grund sein wie schwere Allgemeinerkrankungen oder Tumorerkrankungen. Auch bei Herz- oder Nierenproblemen ebenso wie bei neurologischen Erkrankungen wie etwa Parkinson kommt es vor, dass Patienten stark an Gewicht verlieren. Auch können verschiedene Medikamente, etwa zu hoch dosierte Schilddrüsenhormone, aber auch Psychopharmaka oder im Extremfall der Missbrauch von Drogen wie Alkohol, Kokain oder Amphetaminen können einen Gewichtsverlust verursachen.

Erkrankungen des Magen-Darm-Trakts

Wer Magenschmerzen hat, mag nicht essen. Dass Erkrankungen im Verdauungssystem Probleme mit dem Gewicht verursachen, erfordert kaum weitere Erklärungen. Wenn unser Körper keine Nahrung bekommt oder die Nahrung nicht gut aufnehmen kann, nehmen wir ab. Aber woher kommen die Beschwerden? Eine erste Erklärung können Schluckstörungen sein. Vor allem bei älteren Menschen werden sie zum Problem, vor allem dann, wenn die Betroffenen die Beschwerden nicht äußern – oder möglicherweise wegen einer Demenz nicht äußern können.

Die Ursachen können zweitens auch direkt im Magen oder Darm liegen. Patienten mit einem Magengeschwür oder einer Magenschleimhautentzündung, mit Bauchschmerzen und Sodbrennen sind vorsichtig beim Essen. Genauso wie Menschen mit Darmerkrankungen wie Morbus Crohn oder Colitis ulcerosa, die mit Schmerzen und häufig wiederkehrenden Durchfällen einhergehen. Genauso auch wie all diejenigen, die mit Nahrungsmittelunverträglichkeiten kämpfen, etwa mit Zöliakie (Glutenunverträglichkeit).

Psychische und neurologische Störungen

Wenn Menschen psychisch leiden, wirkt sich das sichtbar auf den Körper aus. Bei Depressionen nehmen manche ab, andere dagegen zu. Depressionen gehören zu den häufigsten Ursachen eines unklaren Gewichtsverlusts. Auch eine Demenzerkrankung kann neben Symptomen wie Vergesslichkeit und Desorientierung dazu führen, dass die Betroffenen an Gewicht verlieren.

Bei Essstörungen wie Anorexie (Magersucht) oder Bulimie (Ess-Brech-Sucht) ist der Gewichtsverlust oft extrem. Typischerweise erkennen die Betroffenen selbst meist nicht, wie unnatürlich dürr sie sind. Ihre Selbstwahrnehmung ist so stark verschoben, dass sie sich selbst bei starkem Untergewicht immer noch als zu dick empfinden und sich wünschen, noch mehr Gewicht zu verlieren. In solchen Fällen ist Experten-Rat unbedingt erforderlich, da extreme Essstörungen lebensgefährlich werden können.

Neben psychischen sind manchmal auch neurologische Störungen der Grund für einen Gewichtsverlust. Dazu gehören Erkrankungen wie Parkinson und so genannte hyperkinetische Syndrome, für die ungewollte Mehrbewegungen des Körpers typisch sind. Durch die vermehrte Bewegung und Muskelanspannung steigt bei diesen Patienten der Energieverbrauch des Körpers. Oft kommen bei diesen Krankheiten Schluckstörungen hinzu, die Patienten weniger Nahrung aufnehmen lassen und das Problem zusätzlich verstärken.

Krebserkrankungen

Dass Krebspatienten, vor allem im fortgeschrittenen Stadium, an Gewicht verlieren, ist eine Folgeerscheinung der Erkrankung, oft begleitet von weiteren Symptome wie Fieber und Nachtschweiß. Bei Krebserkrankungen und anderen schweren Allgemeinerkrankungen setzt unser Körper viele Entzündungsstoffe und Stresshormone frei, der gesamte Stoffwechselumsatz wird hochgefahren. Muskeln und Knochengewebe, aber auch Fettgewebe wird vermehrt abgebaut, Gewicht geht verloren.

Krebs ist eine von sehr vielen anderen Möglichkeiten, die erklären können, warum jemand ungewollt immer dünner wird. Nur etwa ein Drittel bis ein Viertel aller Fälle von ungewollter Gewichtsabnahme sind durch Krebserkrankungen bedingt. In den letzten Jahren hat die Behandlung von Krebserkrankungen zum Glück enorme Fortschritte gemacht, so dass heute selbst fortgeschrittene Formen oft gut behandelt werden können.

Hormonelle Ursachen

Die häufigste hormonelle Ursache einer Gewichtsabnahme ist eine Schilddrüsenüberfunktion. Werden zu viele Schilddrüsenhormone ausgeschüttet, beschleunigt sich der Stoffwechsel, der Körper verbraucht mehr Energie, man nimmt ab. Das mag für manche nach einem sehr willkommenen Nebeneffekt klingen, aber Vorsicht: Es ist eine un-

gesunde Gewichtsabnahme, bei der auch Knochen und Muskelgewebe abgebaut werden und der Körper Wasser verliert. Eine Schilddrüsenüberfunktion macht sich auch durch andere, unangenehme Symptome bemerkbar. Dazu gehören Unruhe, Zittern, Schwitzen, Herzrasen, Herzstolpern und oft vermehrte Wärmeempfindlichkeit.

Auch andere hormonelle Erkrankungen wie eine Hypophyseninsuffizienz oder eine Nebenniereninsuffizienz, also eine Fehlfunktion der Hirnanhangsdrüse beziehungsweise der Nebenniere, haben zur Folge, dass Patienten abnehmen. Bei der Nebenniereninsuffizienz kommen oft Abgeschlagenheit hinzu, Stress ist nur noch schwer zu ertragen und der Bauch, oft auch der ganze Körper, tut weh.

Fazit

Genauso wie bei einer unklaren Zunahme an Gewicht ist ein Arztbesuch auch bei einem unerwünschten Gewichtsverlust sinnvoll. Vielleicht liegt eine harmlose Ursache zugrunde, vielleicht wird so aber auch eine schwerwiegende Krankheit rechtzeitig erkannt.

Wann zum Arzt?

1. Bei sehr schnellem Gewichtsverlust: Wenn sich kein ersichtlicher Grund für den Gewichtsverlust finden lässt und vor allem, wenn jemand sehr schnell abnimmt. Die Faustregel für „schnell": mehr als fünf Prozent des Körpergewichts innerhalb von sechs bis 12 Monaten.
2. Wenn bei einem Gewichtsverlust zusätzliche Symptome wie die oben genannten auftreten.
3. Bei zusätzlichen unspezifischen Symptomen wie Müdigkeit, Appetitlosigkeit, Verdauungsstörungen, Krankheitsgefühl oder vermehrten Infekten.

Mein Kind ist zu klein – mein Kind ist zu groß

Inhaltsverzeichnis

Körpergröße – Was ist normal? – 283

Wenn ein Kind zu klein ist – 283
Die Gene als Ursache – 283
Die Hormone als Ursache – 284

Wenn ein Kind zu groß ist – 285
Die Gene als Ursache – 286
Die Hormone als Ursache – 286

Zum Arzt – 287

**Wie wächst mein Kind wieder? Wie hört es auf zu wachsen?
Die Behandlungsmöglichkeiten – 287**

Fazit – 288

© Springer-Verlag GmbH Deutschland, ein Teil von Springer Nature 2020
H. J. Schneider et al., *Hormone – ihr Einfluss auf mein Leben*,
https://doi.org/10.1007/978-3-662-58978-6_51

▶ **Ein Fall aus der Praxis**

Ein kleiner Junge stellte sich zur Abklärung eines Kleinwuchses vor. Seine Leistungsfähigkeit war ansonsten gut, er war sogar ein extrem talentierter Fußballer und kickte bereits mit vier Jahren in seiner lokalen Fußballmannschaft. Sein Talent war sogar so groß, dass man ihm eine Profikarriere zutraute. Nur, er war zu klein, viel zu klein. Mit 13 Jahren maß er immer noch nur knapp über 1,40 Meter und wog kaum 40 Kilo. Die Diagnose lautet: Mangel an Wachstumshormonen. Doch die notwendigen Medikamente konnten sich seine Eltern bald nicht mehr leisten.

Dieser Fall ist kein Fall aus meiner eigenen Praxis, sondern aus Argentinien. Es ist die Geschichte nicht irgendeines Jungen, sondern die des sechsfachen Weltfußballers Lionel Messi.

Im Jahr 2000 stellte sein Vater Jorge seinen Sohn Lionel beim FC Barcelona vor. Der Verein sah in spielen – und wollte ihn sofort haben. Dass mit seinen Wachstumshormonen etwas nicht stimmte, wussten die Verantwortlichen – und setzten dennoch auf ihn. Im ersten Vertrag, der auf einer Papierserviette entstanden sein soll, sicherte der Verein zu, nicht nur die Kosten für den Umzug des 13-Jährigen samt seiner Familie nach Barcelona zu übernehmen, sondern auch die teure Hormontherapie. Messi wurde im vereinseigenen Fußball-Internat La Masia untergebracht, über viele Jahre hinweg spritze er sich Wachstumshormone.

Die Entscheidung über die Investition war damals innerhalb des Vereins wohl sehr umstritten, doch sie hat sich gelohnt: Mit 16 Jahren lief Lionel Messi erstmals für die erste Mannschaft von Barça auf. Mit 17 schoss er sein erstes Tor in Spaniens erster Liga, der Primera División. Er wurde sechsmal Torschützenkönig der spanischen Liga, sechs Mal, so häufig wie kein anderer, zum Weltfußballer des Jahres gewählt und ist mit 70 Toren Rekordtorschütze der argentinischen Nationalmannschaft.

Dank der Therapie wuchs der Meisterdribbler auf seine heutige Größe von 1,70 Meter. Vielleicht sind es auch nur 1,69 Meter, die Angaben variieren. Darüber aber, dass er einer der begnadetsten Fußballer mit einem vollendeten Ballgefühl ist, darüber allerdings herrscht Einigkeit. „La pulga", der Floh, lautet noch immer sein Spitzname. Hätte er nicht als Jugendlicher nicht Wachstumshormone bekommen, wäre er heute wohl kein Megastar.

Übrigens: Anders als bei Messi damals werden in Deutschland bei einem nachgewiesenen Wachstumshormonmangel die Kosten für eine Wachstumshormontherapie von den Krankenkassen übernommen. ◀

Der eine misst nur 1,70 Meter, der andere über zwei Meter. Die eine reicht ihren Freundinnen gerade mal bis zur Schulter, die andere überragt sie fast um einen Kopf. All diese Variationen der Körpergröße sind zumeist völlig normal. Die Bandbreite von „normal" in Sachen Körpergröße ist recht groß. Wir werden später darauf eingehen, ab wann man von zu groß oder zu klein spricht und woran das liegen kann.

Sehr viele Faktoren haben Einfluss auf unsere Körpergröße. Allen voran die Größe der Eltern, der Großeltern oder anderer enger Familienmitglieder. Bei zwei großen Eltern kommt mit sehr großer Wahrscheinlichkeit auch ein relativ groß gewachsenes Mädchen oder ein ziemlich langer Lulatsch heraus. Der genetische Hintergrund ist der wichtigste Faktor in Sachen Körpergröße. Eine Störung der Gene kann entsprechend alles durcheinanderbringen. Aber auch andere Dinge reden mit beim Wachstum: die Ernährung zum Beispiel. Auf der einen Seite weiß man, dass unterernährte Kinder kleiner bleiben als Kinder, die ausgewogen essen. Auf der anderen Seite geht man davon aus, dass die Veränderung der Ernährung in den letzten Jahrzehnten auch etwas damit zu tun hat, dass die durchschnittliche Körpergröße der Bevölkerung stetig steigt. Natürlich tun auch die Hormone etwas zur Sache. Wenn das Zusammenspiel bestimmter Hormone nicht stimmt, funktioniert auch das Wachstum nicht mehr richtig. Die Kinder wachsen dann eben nicht mehr proportional, sie bleiben zu klein oder werden zu groß.

Körpergröße – Was ist normal?

Die Größenentwicklung ist zum größten Teil genetisch festgelegt. Viele Eltern kennen die gelben Hefte aus den Vorsorgeuntersuchungen U1 bis U9, die in der Zeit von der Geburt bis zum fünften Lebensjahr in der Klinik und in der Kinderartpraxis durchgeführt werden. Auf den letzten Seiten dieser gelben Hefte sind auch sogenannte Perzentilenkurven zu finden, in denen die Größe und das Gewicht des Kindes eingetragen werden. Diese Perzentilen geben an, ob sich das Kind entsprechend dem Durchschnitt der restlichen Bevölkerung entwickelt oder seine Entwicklung davon abweicht. Liegt die Größe eines Kindes unterhalb der dritten Perzentile, spricht man von Kleinwuchs, liegt sie oberhalb der 97. Perzentile, spricht man von Großwuchs. Was bedeutet das genau? Die dritte Perzentile bedeutet, dass drei Prozent der Bevölkerung kleiner sind und 97 Prozent größer. Entsprechend bedeutet die 97 Prozent-Perzentile, dass nur drei Prozent größer sind und 97 Prozent der Bevölkerung eben kleiner.

Die Mittelwerte sind allerdings je nach Region unterschiedlich. So sind beispielsweise Nordeuropäer im Durchschnitt einige Zentimeter größer als Südeuropäer oder Asiaten. In entsprechenden bevölkerungsspezifischen Tabellen oder Größenkurven kann man nachlesen, wo der Normbereich liegt und wo sich die dritte und die 97. Perzentile befinden. Für Deutschland gibt es hier zum Beispiel eine Erhebung des Robert Koch Instituts aus dem Jahr 2011. Diese ist unter ▶ https://www.rki.de/DE/Content/ Gesundheitsmonitoring/Gesundheitsberichterstattung/GBEDownloadsB/referenz-perzentile/koerperlaenge.pdf zu finden. Sie erbrachte folgende Werte für Kinder und Jugendliche. Für Jungen: 2 Jahre 83 bis 94 cm; 10 Jahre 130–154 cm; 18 Jahre 166–191 cm. Für Mädchen: 2 Jahre 81 bis 93 cm; 10 Jahre 129 bis 153 cm; 18 Jahre 154 bis 178 cm. Nach dieser Definition würde eine 18-jährige Frau mit einer Größe unter 166 Zentimeter als kleinwüchsig und mit einer Größe über 191 Zentimeter als großwüchsig gelten.

Faustregeln für die Größe

Um die spätere endgültige Größe eines Kindes abzuschätzen, nutzen Ärzte bestimmte Faustregeln.

Die erste: Durchschnitt der Körpergröße der Eltern (Größe des Vaters plus Größe der Mutter,) geteilt durch zwei, plus 6,5 Zentimeter bei Jungen, minus 6,5 Zentimeter bei Mädchen.

Die zweite: Bei Jungen beträgt die Endgröße im erwachsenen Alter das Doppelte seiner Größe im Alter von zwei Jahren. Bei Mädchen gilt: Die Endgröße eines Mädchens beträgt das Doppelte ihrer Größe im Alter von 18 Monaten.

Mädchen erreichen in der Regel ihre Endgröße in dem Alter von etwa 15 bis 16 Jahren, während Jungen die Endgröße erst mit 18 bis 19 Jahren, manchmal auch noch etwas später, erreichen. Es gibt Phasen besonders schnellen Wachstums. Die großen Wachstumsschübe finden in den ersten drei Lebensjahren und zu Beginn der Pubertät statt.

Wenn ein Kind zu klein ist

Geschätzt gibt es etwa 100.000 kleinwüchsige Menschen in Deutschland. Oft sind es die Gene, die dafür verantwortlich sind. Aber natürlich, wie so oft, kann es auch an den Hormonen liegen, wenn ein Kind zu klein ist. Im Gegensatz zu genetischen Defekten, die kaum oder gar nicht behandelbar sind, lassen sich hormonelle Störungen dagegen gut und meist auch relativ einfach ausgleichen.

Die Gene als Ursache

Angeborene Formen des Kleinwuchses entwickeln sich unter anderem bei sogenannten

Skelettdysplasien, also Fehlbildungen des Skeletts. Die bekannteste Form ist die Achondroplasie. Ein genetischer Defekt führt zu einer Störung der Knorpelbildung. Das hat zur Folge, dass auch die Wachstumsfugen der Röhrenknochen verknöchern und deshalb das Längenwachstum an Armen und Beinen eingeschränkt ist. So entsteht das typische Bild von kurzen Armen und Beinen, während der Rumpf und der Kopf normal groß erscheinen. Eine andere Form der Skelettdysplasie ist die Glasknochenkrankheit (Osteogenesis imperfecta). Dadurch dass der Aufbau der Kollagenfasern der Knochen gestört ist, werden die Knochen instabil und brechen leicht – wie Glas eben. Bei einer schweren Ausprägung verhindert das ein normales Wachstum.

Kleine Menschen, großer Erfolg

Dass kleine Menschen Großes leisten können, zeigen beispielhaft zwei bekannte Persönlichkeiten. Die erste: der amerikanische Schauspieler Peter Dinklage, bekannt durch seine preisgekrönte Rolle als Tyrion Lannister in der Serie „Game of Thrones". Er ist wie seine deutsche Schauspielkollegin Christine Urspruch von Achondroplasie betroffen. Urspruch glänzt regelmäßig in Münsteraner „Tatort" als Rechtsmedizinerin Silke Haller, die von ihrem Chef Professor Boerne nach dem Zwergenkönig aus der germanischen Mythologie abschätzig Alberich genannt wird.

Daneben lassen sich noch einige weitere Faktoren und Erkrankungen ausmachen, die dazu führen können, dass Kinder nicht richtig wachsen. Dazu zählen: Mangelernährung oder Störung der Nahrungsaufnahme, etwa bei chronisch entzündlichen Darmerkrankungen oder Nahrungsunverträglichkeiten, und schwere Allgemeinerkrankungen des Körpers, wie Leber-, Lungen-, Herz-, Darm- oder Nierenkrankheiten.

Darüber hinaus gibt es genetische Syndrome, die viele verschiedene Folgen haben, darunter möglicherweise auch Kleinwuchs. Das gilt zum Beispiel für das Down-Syndrom (Trisomie 21), das sogenannte Prader-Willi-Syndrom oder das Ullrich-Turner-Syndrom. Die körperlichen Veränderungen, vor allem, was den Kopf und die Körper-

proportionen angeht, sehen allerdings bei diesen Erkrankungen anders aus als bei einer Skelettdysplasie.

Die Hormone als Ursache

Natürlich haben die Hormone auch beim Thema Wachstum wieder ihre Finger im Spiel. Die Röhrenknochen unseres Skeletts – das sind die Knochen unserer Arme, Hände, Finger, Beine, Füße und Zehen – haben in ihren beiden Endigungen sogenannte Wachstumsfugen aus Knorpel. In der Kindheit und Pubertät sind sie sehr aktiv. Das merken Eltern daran, dass ihre Kinder phasenweise über Schmerzen, zum Beispiel in der Ferse klagen. Meistens dann, wenn der Sohn oder die Tochter gerade massiv wächst. Im Erwachsenenalter, wenn unser Längenwachstum abgeschlossen ist, schließen sich diese Fugen.

▪ Wachstumshormon und IGF-1

Zumindest ist das so, wenn die Hormone normal funktionieren. Zwei Hormone, das Wachstumshormon und das Hormon mit dem sperrigen Namen Insulinartiger Wachstumsfaktor-1 (engl. insulin-like growth factor-1; IGF1 Glasknochenkrankheit (Osteogenesis imperfecta)), aktivieren das Wachstum an diesen Fugen. Die beiden Moleküle stammen aber nicht aus denselben Organen. Das Wachstumshormon entsteht in der Hirnanhangsdrüse und stimuliert die Freisetzung von IGF-1 vor allem in der Leber. IGF-1 wird aber nicht nur auf diesem Wege angeregt, sondern bildet sich in fast allen anderen Körpergeweben auch direkt. In den Knorpelzellen der Wachstumsfugen wirken IGF-1 und Wachstumshormone dann zusammen. Wenn nun zu wenig Wachstumshormone von der Hirnanhangsdrüse freigesetzt werden, fehlt die stimulierende Wirkung und der Körper hat entsprechend auch zu wenig IGF-1 zur Verfügung. Das normale Wachstum ist gestört, das Kind bleibt zu klein. Ursachen für so einen Wachstumshormonmangel können (zumeist gutartige) Tumoren in der Hirnanhangsdrüse sein, die die normalen wachstumshormonproduzierenden Zellen verdrängen. Auch Verletzungen oder Bestrahlungen der Hypophyse, manchmal auch genetische Syndrome, hemmen die Bildung dieser wichtigen Stoffe.

Weil die Hypophyse eine ganze Reihe von wichtigen Hormonen steuert, bleibt ein Fehler im System leider sehr häufig nicht allein. Das gilt auch für einen Mangel an Wachstumshormonen. Er führt oft dazu, dass auch die anderen Hormone aus der Hypophyse ins Wanken kommen und zusätzliche Symptome bewirken. Im ▶ Kap. 30 gehen wir auf dieses Thema näher ein.

Es kommt tatsächlich vor, wenn auch nicht sehr oft, dass ein Wachstumshormonmangel isoliert auftritt, ohne dass andere Hormone in Mitleidenschaft gezogen werden und ohne dass eine klare Ursache zu finden ist. Dann sprechen Mediziner vom sogenannten idiopathischen Wachstumshormonmangel. In diesem Fall ist Kleinwuchs das Hauptsymptom.

Bei einem Wachstumshormonmangel wie bei Lionel Messi lässt sich Kleinwuchs durch die Gabe der fehlenden Hormone beheben. Das funktioniert aber natürlich nur, wenn die kleine Größe tatsächlich auf einem Mangel an Hormonen beruht und nicht auf anderen Tatsachen. In solchen Fällen ist eine Hormonbehandlung nicht sinnvoll.

Eine derartige, sehr seltene Erklärung für Kleinwüchsigkeit ist eine Wachstumshormon- oder IGF-1-Resistenz. In diesem Fall funktioniert die Ausschüttung von Wachstumshormon und IGF1 normal, die entsprechenden Rezeptoren aber nicht. Dadurch können diese Hormone nicht wirken – und es kommt zu Kleinwuchs.

■ **Schilddrüsenhormone**

Die Schilddrüse ist der Motor unseres Hormonsystems. Kaum verwunderlich also, dass auch die Hormone, die dort entstehen, mit im Spiel sind, wenn es um so elementare Dinge geht wie Wachstum und den Erhalt eines normalen Knochenumsatzes.

Fehlen bereits in der Kindheit oder Jugend ausreichend Schilddrüsenhormone, ist der Stoffwechselumsatz eingeschränkt. Da die Knochen auch auf ausreichende Schilddrüsenhormone angewiesen sind, wächst ein Kind dann nur eingeschränkt. In der Regel spüren diese Kinder auch die typischen anderen Symptome einer Schilddrüsenunterfunktion wie Müdigkeit, Trägheit, Haarausfall, Gewichtszunahme und einige weitere. Genauer erklärt sind diese Zusammenhänge zwischen Schilddrüse und Wachstum in den ▶ Kap. 21 und ▶ Kap. 5.

Auch ein zu viel an Cortisol, ein Hormon, das ebenfalls mit der Schilddrüse zusammenhängt, kann Schuld sein, wenn Kinder nicht richtig wachsen. Ein solcher Cortisol-Überschuss lässt sich zum Beispiel durch hochdosierte Cortison-Gaben oder durch Erkrankungen wie das Cushing-Syndrom erklären. Bestimmte typische Symptome können auf eine solche Störung hindeuten: Das Bauchfett nimmt zu, das Gesicht ist rund und gerötet, die Haut erscheint dünn und es bilden sich rote Streifen auf dem Bauch.

Wenn ein Kind zu groß ist

Von Großwuchs spricht man, wenn die Körpergröße oberhalb der 97. Perzentile liegt. Übersetzt heißt das, dass nur drei Prozent der Bevölkerung noch größer sind als das Kind, um das es geht. Die Frage, woher das kommt, dass jemand übermäßig in die Höhe schießt, lässt sich ähnlich beantworten wie die Frage, warum jemand zu klein ist: Es gibt sowohl mögliche genetische Ursachen als auch mögliche hormonelle Ursachen. Manchmal liegt es auch nur daran, dass viele Familienmitglieder sehr groß sind. Der entscheidende Punkt liegt in einer kleinen, aber feinen Unterscheidung: Ist es Kind einfach nur sehr groß oder ist es zu groß?

Die Gene als Ursache

Die häufigste für Großwuchs verantwortliche genetische Erkrankung ist das sogenannte Marfan-Syndrom. Arme und Finger erscheinen sehr lang und feingliedrig. Weil das Marfan-Syndrom oft auch mit Erkrankungen verschiedener Organe wie zum Beispiel einer krankhaften Erweiterung der Hauptschlagader (Aortendilatation), einer Wirbelsäulenfehlstellung (Skoliose) oder einer Verlagerung der Augenlinse (Linsenluxation) kombiniert ist, brauchen betroffene Kinder entsprechend fachärztliche Betreuung.

Die Hormone als Ursache

Wenn Hormone verursachen können, dass Kinder zu klein bleiben, können sie auch bewirken, dass Kinder zu groß werden. Vor allem beim Thema Wachstumshormone gilt Vieles, was für zu kleine Kinder gilt, in umgekehrter Form auch für zu große.

■ **Wachstumshormone**

Produziert ein Junge oder ein Mädchen in der Kindheit oder Jugend, wenn die Wachstumsfugen an den Knochen noch nicht geschlossen sind, einen Überschuss an Wachstumshormonen, wächst er oder sie übermäßig stark. Der medizinische Begriff dafür lautet: hypophysären Gigantismus. Hypophysär deshalb, weil Wachstumshormone aus der Hypophyse, der Hirnanhangsdrüse, stammen. Die Ursache dieser Mehrproduktion ist in den meisten Fällen ein gutartiger Tumor der Hypophyse, der Wachstumshormone produziert.

Betroffen von diesem übermäßigen Wachstum sind nicht nur Rumpf, Beine und Arme, sondern vor allem auch Hände, Füße und Gesichtszüge. Im Gesicht lässt sich das daran erkennen, dass die Kinnpartie vergrößert ist und das Kinn oft weit nach vorne steht. Was man nicht sofort sieht, ist, dass auch die inneren Organe, zum Beispiel das Herz, vergrößert sein

können. In ▶ Kap. 34 ist dieses Krankheitsbild ausführlicher erklärt.

■ **Testosteron**

Ein Hormon, dass bei Kleinwuchs keine, dafür aber bei Großwuchs eine entscheidende Rolle spielt, ist das männliche Geschlechtshormon Testosteron. Anders als beim Wachstumshormon ist nicht ein Zuviel, sondern ein Zuwenig das Problem. Dass es an Testosteron mangelt, kann entweder daher kommen, dass zu wenig davon in den Hoden direkt gebildet wird. Oder aber die Umwandlung von Testosteron in Östrogen ist gestört, man spricht dann von einer Aromatisierungstörung. Aromatisierung heißt der Prozess, bei dem winzige, Aromatase genannte, Eiweißmoleküle im Blut und im Gewebe Testosteron in Östrogene umwandeln. Genauso wie Frauen Testosteron bilden, haben auch Männer Östrogene im Blut, nur eben in geringeren Konzentrationen als Frauen. Die richtige Balance ist für Mann und Frau entscheidend. Östrogene beschleunigen die Schließung der Wachstumsfugen, ein Testosteronmangel oder eine eingeschränkte Umwandlung von Testosteron zu Östrogenen haben zur Folge, dass das Wachstum weitergeht und es so zu Großwuchs kommt.

Die Ursache für einen Testosteronmangel in der Kindheit und Jugend liegt oft in den Genen verborgen: das sogenannte Klinefelter-Syndrom. Statt 46 Chromosomen wie gesunde Menschen, haben diese Kinder 47 oder mehr Chromosomen.

Chromosomen sind kleine zusammengefaltete Moleküle in unseren Zellkernen, die unsere gesamte Erbinformation in Form von DNA enthalten. Normalerweise haben Menschen 46 Chromosomen, wovon liegen 22 Chromosomen als gleiche Paare vor. Nur ein Chromosomenpaar macht hier eine Ausnahme: die Geschlechtschromosomen, die festlegen, ob wir Mann oder Frau sind. Besteht dieses Chromosomenpaar aus einem X- und eine Y-Chromosom, ist der Mensch genetisch ein Mann. Besteht es aus zwei gleichen X-Chromosomen, ist sie eine Frau.

Beim Klinefelter-Syndrom gibt es zu viele Geschlechtschromosomen, nämlich mindestens zwei X-Chromosomen und ein Y-Chromosom, insgesamt also 47 oder mehr Chromosomen. Da auch ein Y-Chromosom vorhanden sind, sind die Betroffenen genetisch, biologisch und auch vom Erscheinungsbild her ein Mann. Nur der Testosteronspiegel liegt dann oft etwas unter dem Normbereich für Männer, aber dennoch meistens noch deutlich oberhalb des weiblichen Bereichs. Großwuchs kann ein Nebeneffekt dieser Chromosomenstörung sein. Typischerweise erscheinen dabei vor allem Arme und Beine als besonders lang im Vergleich zum Oberkörper. Im Unterschied zum Marfan-Syndrom sind sie aber nicht ausgesprochen dünn und schlacksig und auch das Bindegewebe nicht deutlich überdehnbar. Neben solchen physischen Erkennungsmerkmalen leiden betroffene Menschen zum Teil an weiteren, nicht auf den ersten Blick sichtbaren Symptomen wie Lernschwierigkeiten, Stoffwechselproblemen oder einer Insulinresistenz, die nicht alleine durch den Testosteronmangel, sondern durch die genetische Veränderung selbst bedingt sind.

Neben dem Klinefelter-Syndrom, der häufigsten Ursache eines Testosteronmangels bei Jugendlichen, hat auch eine andere genetische Erkrankung ähnliche Folgen: das Adrenogenitale Syndrom. Dabei werden in den Nebennieren zu viel Vorläuferhormone des Testosterons gebildet. Da Geschlechtshormone zunächst die Knochenreifung beschleunigen, später aber die Wachstumsfugen schließen, wachsen die Kinder in jungen Jahren übermäßig, ihre Endgröße aber ist entweder normal oder sogar zu klein.

Zum Arzt

Wenn ein Kind im Verhältnis zur Größe der Eltern deutlich kleiner oder größer ist oder unterhalb der dritten beziehungsweise oberhalb der 97. Größenperzentile liegt. Unbedingt auch dann, wenn das Mädchen oder der Junge nicht mehr prozentual wächst, das heißt, wenn das Wachstum in den Vorsorgeuntersuchungen bisher immer innerhalb des Normbereichs lag und die Kurve dann plötzlich nach unten abflacht oder nach oben ausreißt.

In der Kinderarztpraxis steht eine Reihe von diagnostischen Möglichkeiten zur Verfügung, mit denen weiter eingegrenzt werden kann, ob es sich um eine krankhafte Störung handelt oder nicht. Mittels einer Röntgenuntersuchung der linken Hand kann die Größe der Wachstumsfugen beurteilt werden. Damit kann der Arzt oder die Ärztin abschätzen, wieviel Knochenwachstum noch zu erwarten ist und sogar relativ genau errechnen, wo die Endgröße liegen könnte.

In einer Blutuntersuchung werden die Hormone gecheckt. Mithilfe spezieller Hormontests lässt sich überprüfen, ob es Hinweise auf eine Hormonstörung vorliegen, sei es Wachstumshormonmangel oder -überschuss, ein Zuwenig an Testosteron, eine Hypophyseninsuffizienz, eine Schilddrüsenstörung oder ein Cushing-Syndrom. Das Blut gibt auch Auskunft darüber, ob möglicherweise die Pubertät zu früh oder zu spät eingesetzt hat. Auch alle Organe und sonstigen Ursachen, die eine Rolle spielen könnten werden untersucht: Herz, Lunge und Darm, eine mögliche Mangelernährung oder eine Störung der Nahrungsaufnahme – und natürlich die Gene.

Wie wächst mein Kind wieder? Wie hört es auf zu wachsen? Die Behandlungsmöglichkeiten

Stellt sich bei den Tests heraus, dass der Fehler tatsächlich bei den Hormonen liegt, gibt es verschiedene Varianten von Behandlungen.

Kinder, die zu klein sind und wieder stärker wachsen sollen, bekommen die fehlenden Hormone von außen: Liegt es an einer Unterfunktion der Schilddrüse, können Tabletten eingenommen werden. Bei einem Wachstumshormonmangel werden Wachstumshormone gespritzt, Tabletten funktionieren hier leider nicht. Produziert der Körper zu viel Cortisol, ist die Behandlung ein klein wenig komplizierter, aber genauso gut möglich. Wie und in welcher Form die Cortisolproduktion gesenkt werden kann, lesen Sie im ▶ Kap. 35. Prinzipiell gilt: Je früher die Hormonstörung erkannt wird, desto besser. Zwar kann leider nicht jeder Kleinwuchs behandelt werden, aber wenn es eine Therapie gibt, dann schlägt sich umso besser an je früher sie beginnt. Das liegt vor allem daran, dass sich die Wachstumsfugen mit steigendem Alter immer weiter schließen. Je weniger offen sie sind, desto weniger Größenwachstum ist noch zu erreichen. Sind sie zu, ist es endgültig beendet.

Bei einem Wachstumshormonüberschuss wird als allererstes die Grunderkrankung ins Visier genommen. So kann etwa ein Tumor entweder operiert, bestrahlt oder mit Medikamenten behandelt und so gestoppt werden. Liegt der Ursprung eines besonders ausgeprägten Großwuchses in der Familie, kann das Wachstum verlangsamt werden, indem die Pubertät frühzeitig ausgelöst wird. Dazu nehmen Jungen Testosteron ein und Mädchen Östrogene. So schließen sich die Wachstumsfugen vorzeitig und die Kinder hören früher auf zu wachsen. Da dies natürlich auch Nebenwirkungen haben kann und eine große Körpergröße nicht immer eine Einschränkung bedeuten muss, sollte eine solche Therapie immer gut mit Eltern, Arzt und Kind besprochen werden.

Fazit

Variationen in der Körpergröße sind völlig normal. Den stärksten Einfluss darauf, ob ein Kind groß oder klein ist, hat die Körpergröße der Eltern. Wichtig ist vor allem, dass die Kinder stetig wachsen, manche eben in kleinen Schritten, andere in etwas größeren. Wenn dieses normale proportionale Wachstum stockt oder explodiert, dann stimmt möglicherweise etwas nicht.

Kleinwuchs oder Großwuchs haben entweder genetische, hormonelle oder auch ganz andere Ursachen. Anders als genetische Erkrankungen, bei denen eine Behandlung sehr schwierig und das gestörte Wachstum oft nicht zu beeinflussen ist, können hormonelle Störungen in der Regel behandelt werden. Dabei gilt: Je früher man sie erkennt, desto besser. Denn die Wachstumsfugen in unseren Knochen sind nur im Kindes-und Jugendalter offen. Sind sie geschlossen, lässt sich an der Körpergröße nichts mehr ändern.

Ich habe immer Durst

Inhaltsverzeichnis

Der Flüssigkeitshaushalt des Körpers – 290
In Ruhe und in Bewegung – 290
Bei Krankheit – 290

Diagnose – 291
Zuckertest – 291
Durstversuch – 291
ADH-Messung – 291

Fazit – 291

© Springer-Verlag GmbH Deutschland, ein Teil von Springer Nature 2020
H. J. Schneider et al., *Hormone – ihr Einfluss auf mein Leben*,
https://doi.org/10.1007/978-3-662-58978-6_52

Durst ist ein überlebenswichtiges Signal des Körpers. Viel schneller als zu wenig Nahrung ist zu wenig Flüssigkeit für Menschen, Tiere und Pflanzen lebensgefährlich. Wie so viele andere Funktionen des Körpers ist auch unser Flüssigkeitshaushalt hormonell gesteuert. Wie viel wir täglich trinken (müssen), damit unserem Körper ausreichend Flüssigkeit bereit steht, liegt dabei nicht nur an der Menge an Urin und Stuhlgang, die wir ausscheiden, sondern auch daran, wie viel wir schwitzen.

Der Flüssigkeitshaushalt des Körpers

In Ruhe und in Bewegung

Ruhen wir, schwitzen wir circa einen halben Liter Flüssigkeit pro Tag aus. Anstrengung oder Hitze steigern diese Menge aber deutlich. Bei sehr hohen Außentemperaturen oder großer körperlicher Anstrengung produziert unser Körper bis zu sechs Liter Schweiß pro Tag. Und was raus geht, muss dann wieder rein. Bei Extremsportlern, die zum Beispiel an einem Ironman teilnehmen (3,86 km Schwimmen, 180,2 km Radfahren, 42,195 km Laufen), können sogar bis zu 16 Liter Schweiß zusammen kommen.

Bei Krankheit

■ **Infekte**
Krank sein ist immer ein Ausnahmezustand und der wirkt sich natürlich auch auf den Flüssigkeitshaushalt unseres Körpers aus. Bei Durchfallerkrankungen, einer Magen-Darm-Infektion ebenso wie bei Infekten mit hohem Fieber geht mehr Flüssigkeit als sonst verloren. Entsprechend erhöht ist dann der Flüssigkeitsbedarf, heißt: Mehr trinken, am besten Wasser.

■ **Hormonstörungen**
Den Großteil der Flüssigkeit, die nicht ausgeschwitzt wird, scheiden wir über die Niere aus. Sie bildet eine sehr große Menge sogenannten Primärharns, über den viele Giftstoffe aus unserem Körper ausgeschwemmt werden. Damit nicht die gesamte Flüssigkeit des Primärharns verloren geht, bildet der Hypothalamus, eine der wichtigste Schaltzentralen unseres Körpers, das Adiuretische Hormon (ADH). Es sorgt dafür, dass ein großer Teil der Flüssigkeit aus dem Primärharn wieder resorbiert wird und so unserem Körper weiterhin zur Verfügung steht. Im ▶ Kap. 4 lesen Sie, welche Trinkmenge normal ist. Bildet unser Körper aber zu wenig ADH (etwa als Folge einer Hypophyseninsuffizienz, also einer krankhaften Störung der Hirnanhangsdrüse) oder wirkt es dieses Hormon nicht mehr an der Niere, scheidet der Körper vermehrt Flüssigkeit aus. Die Betroffenen haben ständig Durst. Diese Symptomatik wird als Diabetes insipidus bezeichnet.

■ **Diabetes mellitus**
Eine weitere krankhafte Ursache kann eine Zuckerkrankheit (Diabetes mellitus) sein. Diabetes-Kranke haben zu viel Zucker im Blut. Der Zucker bindet Wassermoleküle im Blut, dem Körper steht nicht mehr genug Flüssigkeit zur Verfügung. Vermehrte Trinkmengen und vermehrtes Durstgefühl sind die Folge.

■ **Gewohnheiten**
Zum Glück sind die oben genannten Erkrankungen nur selten die Ursache eines ständigen Durstgefühls. Oft ist der Grund, der dahinter steckt, sehr viel harmloser: Gewohnheit. Hat sich der Körper daran gewöhnt, dass er immer mehr Flüssigkeit bekommt, entsteht – einfach durch den Gewöhnungseffekt – ein dauerndes, vermehrtes Bedürfnis zu trinken. Man spricht hier auch von einer primären psychogenen Polydipsie (aus dem griechischen „polys": „viel" und „dipsa": „Durst"). Durch entsprechendes

Training lässt sich dieser Effekt aber wieder rückgängig machen.

Diagnose

Hat eine Patientin oder ein Patient ständig das Gefühl hat, trinken zu wollen, muss unterschieden werden, ob es eine krankhafte Ursache gibt oder der Körper lediglich an eine große Flüssigkeitsmenge gewöhnt ist, die nicht auf eine Krankheit zurückgeführt werden kann.

Zuckertest

Eine Zuckerkrankheit zu diagnostizieren, ist relativ einfach. Der Zucker wird im Nüchtern-Blut gemessen, gegebenenfalls zusätzlich ein Zuckerbelastungstest durchgeführt, bei dem nach Einnahme einer standardisierten Zuckerlösung der Blutzuckerverlauf über zwei Stunden gemessen wird.

Durstversuch

Ein Durstversuch wird durchgeführt, um Diabetes insipidus zu erkennen. Dabei wird überprüft, ob sich der Urin ausreichend konzentrieren lässt. Nach einer längeren Phase, in der die Patientinnen und Patienten nichts trinken dürfen (Flüssigkeitsretention), misst die Ärztin oder der Arzt die Konzentrationsfähigkeit des Urins. Lässt sich der Urin auch nach längerer Durstphase nicht konzentrieren, handelt es sich um Diabetes insipidus. Lässt er sich dagegen normal konzentrieren, lautet die Diagnose: primäre Polydipsie, Gewohnheitsdurst sozusagen.

Bei schweren Fällen von Diabetes insipidus kann ein solcher Versuch gefährlich sein, weil schon nach kurzer Zeit ein extremer Flüssigkeitsverlust droht. Es gilt von ärztlicher Seite im Vorfeld unbedingt zu entscheiden, ob der Versuch zu Hause und in der Praxis durchgeführt werden kann oder ob er aufgrund der Gefahr des Flüssigkeitsverlustes besser stationär, also im Krankenhaus stattfinden soll.

ADH-Messung

Die Konzentration des Adiuretischen Hormons ADH im Blut kann ebenfalls Hinweise auf einen Diabetes insipidus geben. Allerdings ist ADH nur schwer im Labor zu messen ist. Der Abkömmling des ADH, das Copeptin, ist jedoch stabil und entsprechend gut messbar. In neueren Verfahren wird Copeptin mit speziellen Tests stimuliert und gemessen. Steigt dabei die Copeptin-Menge nicht ausreichend an, spricht das für Diabetes insipidus. Ist das nicht der Fall, handelt es sich um eine primäre Polydipsie.

Fazit

Bei einer erhöhten Trinkmenge von über drei Litern pro Tag, die nicht durch Hitze, Schwitzen oder Durchfall zu erklären ist, empfiehlt sich eine weitere ärztliche Abklärung. Es können sich dahinter Krankheiten wie Diabetes verbergen. Manchmal ist es auch ein relativ harmloser Gewohnheitsdurst, der das ständige Verlangen nach Trinken auslöst.

Wie löscht man den Durst am besten?

Bei normalen Temperaturen ist für Erwachsene eine Trinkmenge bis zu drei Litern pro Tag normal. Der beste Durstlöscher ist Wasser. Wer auf ein bisschen Geschmack nicht verzichten möchte, trinkt Tee ohne (zu viel) Zucker oder Wasser mit Fruchtsaft gemischt. Pure Säfte und zuckerhaltige Getränke sind dagegen nicht nur Dickmacher, sie löschen den Durst auch nicht gut. Warum? Der enthaltende Zucker bindet Wassermoleküle und der Körper braucht wieder Flüssigkeit. Die Folge: Man trinkt und bleibt trotzdem durstig.

53

Blick in die Zukunft

© Springer-Verlag GmbH Deutschland, ein Teil von Springer Nature 2020
H. J. Schneider et al., *Hormone – ihr Einfluss auf mein Leben*,
https://doi.org/10.1007/978-3-662-58978-6_53

Unsere Hormone ermöglichen uns zu sein, was wir sind. Sie ermöglichen es uns zu fühlen und zu denken, uns zu lieben, uns zu vermehren, uns zu ernähren, uns zu verteidigen oder uns zu schützen, wenn wir angegriffen werden. Zu schlafen und zu essen, zu entspannen und uns anzutreiben, Muskeln aufzubauen und Knochen stabil zu halten.

Seit den ersten Botenstoffen, die Informationen zwischen zwei Urbakterien austauschten, bis zur Entstehung des Homo sapiens hat sich unser Hormonsystem immer wieder verfeinert und angepasst. Dadurch war der Mensch perfekt an die Umwelt angepasst, in der er entstanden ist. Seit dieser Zeit ist unser Hormonsystem bis auf Kleinigkeiten gleich geblieben, aber die Welt, in der wir als Homo sapiens heute leben, hat sich immens gewandelt. Unser Hormonsystem kann mit dieser rasanten Entwicklung nicht Schritt halten. Es tickt immer noch so wie vor hunderttausenden von Jahren. Es achtet darauf, dass wir uns nicht vermehren, wenn die Ressourcen knapp sind, auch wenn das heute gar nicht mehr der Fall ist. Es sorgt dafür, dass wir Reserven anlegen für schlechtere Zeiten, auch wenn es in den westlichen Ländern keine Hungerphasen mehr gibt. Die Hormone programmieren unseren Körper noch immer, morgens, wenn die Sonne aufgeht, aufzuwachen, auf Nahrungssuche zu gehen, dabei Muskeln und Knochen zu trainieren, zu essen, satt zu werden und abends, wenn die Sonne untergeht, wieder zu schlafen.

Unser Körper ist nicht darauf ausgerichtet, aufzustehen und Leistung zu bringen, wenn es noch dunkel ist, zum Kühlschrank statt auf die Jagd zu gehen und uns mit Kohlenhydraten, Fetten und Geschmacksverstärkern den Bauch voll zu schlagen statt Gemüse, Wurzeln, Nüsse und Fleisch zu essen. Der Körper ist nicht darauf ausgerichtet, mit dem Auto zu fahren und vor den Computer zu sitzen und uns den ganzen Tag nicht zu bewegen. Er ist nicht darauf ausgerichtet, dass wir permanent unter Stress

stehen und kaum mehr Ruhephasen haben, dass wir, um uns zu erholen, vor irgendeinem Bildschirm hocken und uns mit Chips, Fetten und Zucker versorgen.

Wen überrascht es da, dass unser Hormonsystem und das Gleichgewicht der fein aufeinander abgestimmten Hormone hin und wieder aus dem Takt kommt? Dass wir zu dick werden, zu viel Zucker im Blut haben, der Blutdruck zu hoch ist, sich Tumore bilden, Depressionen entstehen, die Periode ausbleibt, die Lust auf Sex verloren geht, Herz und Kreislauf leiden und die Knochen leichter brechen?

Das alles kann passieren, wenn wir nicht auf unseren Körper hören und die Misstöne im Hormonhaushalt überhören. Wir haben es selbst in der Hand, Störungen und Erkrankungen zu vermeiden und unser Hormonsystem wieder in die Balance bringen.

Wie das gehen soll? Zugegeben, es ist leichter gesagt als getan. Viele können nicht einfach immer auf unsere Hormone hören. Wir können nicht erst um 10 Uhr ins Büro gehen, damit der Melatoninspiegel nicht aus dem Lot kommt. Oder nur noch einen Termin pro Tag wahrnehmen, damit der Cortisolspiegel nicht steigt. Oder nach einer Stunde Arbeit erst mal wieder Sport machen, damit unsere Muskeln arbeiten.

Die Sache mit der richtigen Ernährung ist auch alles andere als einfach. Unser Körper und unser Belohnungssystem sind eben auf viel Bewegung und ständige Nahrungssuche eingestellt. Unsere moderne Lebenswelt ist dafür nicht gemacht. Es fällt uns sehr schwer, uns gegen den Steinzeitmenschen in uns und seine Gewohnheiten zu wehren. Dazu kommt, dass die Nahrungsindustrie fast schon perfiderweise sehr genau weiß, was unser Belohnungssystem liebt: Kohlenhydrate, Fette, Salz und Geschmacksverstärker. Zwar kämpft unser Verstand, unser Bewusstsein in der Großhirnrinde, dagegen an und sagt: Nein, das ist nicht gesund. Nimm dir lieber etwas Gesundes! Doch allzu oft gewinnt unser Belohnungssystem. Weil es einfacher und praktischer und schneller ist, ein Fertigprodukt zu kaufen, in dem alles enthalten ist.

Wir müssen es schaffen, das Belohnungssystem auf unsere Seite zu bringen, ihm zeigen, dass es Spaß macht, Essen frisch zuzubereiten und wie gut das schmeckt und dass es glücklich macht, wenn wir uns regelmäßig bewegen. Und vor allem müssen wir uns selbst zeigen, dass all das möglich ist, auch in unserer heutigen schnelllebigen Welt. Dann kommt auch unser innerer Steinzeitmensch mit unserer Welt ins Reine. Wir können Vieles tun, um unsere Hormonsystem zu unterstützen und Erkrankungen vorbeugen.

Aber nicht alle hormonellen Erkrankungen sind auf unseren Lebensstil und unsere Ernährung zurückzuführen. Tumorerkrankungen wie Cushing-Syndrom, Conn-Syndrom, Akromegalie oder Phäochromozytom ebenso wie Autoimmunerkrankungen wie Hashimoto Thyreoiditis, Morbus Basedow, Typ-1-Diabetes mellitus, Morbus Addison oder Hypoparathyreoidismus entstehen weder durch unser Verhalten noch lassen sie sich durch entsprechende Verhaltensänderungen heilen. In diesem Fall müssen andere Maßnahmen ergriffen werden.

Können wir unser Hormonsystem beeinflussen und optimieren, auch wenn gar keine Hormonstörungen vorliegen? Unsere Leistung im Sport steigern, das Altern verhindern? Manche versuchen das, nehmen diverse Hormone ein – Testosteron, Wachstumshormone, Schilddrüsenhormone, Kortison, Erythropoetin, Adrenalin –, um schneller, ausdauernder, stärker, älter zu werden. Der Preis dafür ist hoch: Herz-Kreislauf- und Lebererkrankungen, Depressionen, sexuelle Funktionsstörungen, manchmal sogar das Ende des Leben. Im Grunde ist unser Hormonsystem ziemlich perfekt und bedarf, so lange es gut funktioniert, keinerlei Optimierung.

Und wie geht es weiter? Welche Auswirkungen werden kommende Veränderungen auf unser Hormonsystem haben? Wagen wir einen Blick in die Zukunft. Eines ist sicher,

dazu brauchen wir keine Glaskugel: Unser hormonelles System wird sich nicht ändern, zumindest nicht innerhalb der nächsten 100.000 Jahre. Wohl aber ist unsere Welt in permanenter Veränderung und dieser Wandel geht immer schneller. Smartphones gibt es noch nicht sehr lange, dennoch ist für die allermeisten von uns ein Leben ohne nicht mehr denkbar. Smarte Geräte vermessen unseren Körper ständig. Sie wissen, wo wir sind, ob wir uns bewegt haben, ob und wie lange und wie gut wir geschlafen haben, sie erfassen wie viel wir wiegen und ob unser Zyklus regelmäßig ist.

Daten über Daten. Sie können uns helfen und uns schaden, sie können dazu dienen, Krankheiten früher, schneller und besser zu erkennen. Sie können aber theoretisch auch an Krankenkassen gemeldet werden, die dann unsere Beiträge erhöhen, weil wir übergewichtig sind oder Risikosportarten betreiben, rauchen oder unvorsichtig Auto fahren.

Immer mehr medizinische Apps kommen auf den Markt, die unsere Symptome, unsere Medikamenteneinnahme, unsere Therapieeinstellungen erfassen. Sie können vieles erleichtern, uns vielleicht sogar gesünder machen, aber sie müssen gut gesichert sein. Jeder muss sich fragen, ob seine Daten über chronische, möglicherweise auch stigmatisierende Erkrankungen wirklich sicher sind. Mit solchen Fragestellungen wird sich unsere Gesellschaft auseinander setzen müssen.

Künstliche Intelligenz ist zunehmend in der Lage, große Mengen an Daten zu analysieren und Muster darin zu erkennen. In manchen Bereichen der Medizin ist Künstliche Intelligenz schon im Einsatz und übertrifft den Menschen, kann beispielsweise besser erkennen, ob Hauttumore gut oder bösartig sind oder ob auf MRT-Bildern harmlose Knoten oder bösartige Tumore zu sehen sind. Künstliche Intelligenz wird in viele wenn nicht gar alle Bereiche Einzug halten und Ärztinnen und Ärzte bei der Diagnose unterstützen. Sie aber werden sich die

Frage stellen müssen, ob sie sich einerseits auf die eigene Einschätzung verlassen können und ob das, was intelligente Maschinen vorschlagen, zuverlässig ist. Die Entwicklung neuer Technologien geht voran, sie muss wachsam begleitet werden.

Neue Verfahren in der Medizin machen es immer mehr möglich, jeden Menschen individuell zu behandeln. Die Präzisionsmedizin oder personalisierte Medizin versucht für jede Patientin und jeden Patienten eine nur auf sie oder ihn zugeschnittene optimale Therapie zu erarbeiten. Neue Entwicklungen in Diagnostik und Therapie helfen dabei. Zum Beispiel die sogenannte Omik, ein ganzheitlicher, diagnostischer Ansatz, der den individuellen Besonderheiten jeder einzelnen Patientin und jedes einzelnen Patienten Rechnung trägt. Die Omik (auf Englisch „omics") leitet sich vom Indischen Sanskrit-Wort „Om" ab, was so viel bedeutet wie Vollkommenheit und Fülle.

Menschen individuell zu behandeln, ist ein großer und wichtiger Schritt zur Verbesserung der Therapieergebnisse. Durch diesen Blick für jede und jeden einzelnen und durch die Entwicklung neuer technologischer Verfahren wandeln sich die Therapiemöglichkeiten, neue Therapieoptionen entstehen – für Tumorerkrankungen, Immunerkrankungen und auch hormonelle Störungen. Noch sind sie in der Erprobungsphase, aber sie scheinen schon in wenigen Jahren möglich. Die Entwicklung geht immer weiter und wir dürfen gespannt sein.

Doch trotz aller neuen medizinischen Möglichkeiten – wir haben es zu einem sehr großen Teil selbst in der Hand, unsere Hormone im Gleichgewicht zu halten. Jede und jeder einzelne von uns auf ihre oder seine ganz eigene Weise.

53

Serviceteil

Weiterführende Literatur – 298

Stichwortverzeichnis – 305

© Springer-Verlag GmbH Deutschland, ein Teil von Springer Nature 2020
H. J. Schneider et al., *Hormone – ihr Einfluss auf mein Leben*,
https://doi.org/10.1007/978-3-662-58978-6

Weiterführende Literatur

Allgemeine Literatur

Azizi F (2016) Precision medicine for endocrinology. Int J Endocrinol Metab 14(3):e40283. https://doi.org/10.5812/ijem.40283

Böttcher HM (1963) Hormone. Die Geschichte der Hormonforschung. Kiepenheuer & Witsch, Köln

Collins FS, Varmus H (2015) A new initiative on precision medicine. N Engl J Med 372:793–795. https://doi.org/10.1056/NEJMp1500523

Deutsche Gesellschaft für Endokrinologie (2014) (Redaktion: Hendrik Lehnert). Rationelle Diagnostik und Therapie in Endokrinologie, Diabetologie und Stoffwechsel. Thieme, 4., vollst überarb. u. Ak. Aufl., Thieme, Stuttgart

Grünblatt E (2014) Was sind Omics? PSYCH up2date 8(06):343–346. https://doi.org/10.1055/s-0034-1387400

Kleine B, Rossmanith WG (2014) Hormone und Hormonsystem – Lehrbuch der Endokrinologie, 3. Aufl., Springer Spektrum, Wiesbaden

Ladenson PW (2016) Precision medicine comes to thyroidology. J Clin Endocrinol Metab 101(3):799–803. https://doi.org/10.1210/jc.2015-3695

Perez-Pascual D, Monnet V, Gardan R (2016) Bacterial cell-cell communication in the host via RRNPP peptide-binding regulators. Front Microbiol 7:706. https://doi.org/10.3389/fmicb.2016.00706. eCollection 2016

Weiss MC, Sousa FL, Mrnjavac N, Neukirchen S, Roettger M, Nelson-Sathi S, Martin WF (2016) The physiology and habitat of the last universal common ancestor. Nat Microbiol 1:16116

Web-Adressen

Arztsuche Endokrinologie. https://www.endokrinologie.net/arztsuche.php. Zugegriffen am 19.04.2020

https://www.scinexx.de/service/dossier_print_all.php?dossierID=206141. Zugegriffen am 19.04.2020

https://www.spektrum.de/thema/steinzeit/1297966. Zugegriffen am 19.04.2020

https://www.zeit.de/wissen/2016-07/evolution-ursprung-leben-mikrobiologie-luca. Zugegriffen am 19.04.2020

https://www.zeit.de/zeit-wissen/2013/04/hormone-haushalt-botenstoffe. Zugegriffen am 19.04.2020

www.deutschlandfunkkultur.de/hormonforschung-wie-die-geheimen-drahtzieher-des-koerpers. Zugegriffen am 19.04.2020

www.planet-wissen.de/natur/anatomie_des_menschen/hormone. Zugegriffen am 19.04.2020

Literatur zum Thema Hormone im Laufe des Lebens

Abreu AP, Kaiser UB (2016) Pubertal development and regulation. Lancet Diabetes Endocrinol 4(3):254–264. https://doi.org/10.1016/S2213-8587(15)00418-0

Accorroni A, Chiellini G, Origlia N (2017) Effects of thyroid hormones and their metabolites on learning and memory in normal and pathological conditions. Curr Drug Metab 18(3):225–236

Araujo AB, Wittert GA (2011) Endocrinology of the aging male. Best Pract Res Clin Endocrinol Metab 25(2):303–319. https://doi.org/10.1016/j.beem.2010.11.004

Babková Durdiaková J, Celec P, Koborová I, Sedláčková T, Minárik G, Ostatníková D (2017) How do we love? Romantic love style in men is related to lower testosterone levels. Physiol Res 66(4):695–703

Diamanti-Kandarakis E, Dattilo M, Macut D, Duntas L, Gonos ES, Goulis DG, Gantenbein CK, Kapetanou M, Koukkou E, Lambrinoudaki I, Michalaki M, Eftekhari-Nader S, Pasquali R, Peppa M, Tzanela M, Vassilatou E, Vryonidou A, COMBO ENDO TEAM: 2016 (2017) Mechanisms in endocrinology: aging and anti-aging: a combo-endocrinology overview. Eur J Endocrinol 176(6):R283–R308. https://doi.org/10.1530/EJE-16-1061

Dunkel L, Quinton R (2014) Transition in endocrinology induction of puberty. Eur J Endocrinol 170:R229–R239

Ebinger M, Sievers C, Ivan D, Schneider HJ, Stalla GK (2009) Is there a neuroendocrinological rationale for testosterone as a therapeutic option in depression? J Psychopharmacol 23(7):841–853

Girdler SS, Klatzkin R (2007) Neurosteroids in the context of stress: implications for depressive disorders. Pharmacol Ther 116(1):125–139

Haake P, Exton MS, Haverkamp J, Krämer M, Leygraf N, Hartmann U, Schedlowski M, Krueger TH (2002) Absence of orgasm-induced prolactin secretion in a healthy multi-orgasmic male subject. Int J Impot Res 14(2):133–135

Jones CM, Boelaert K (2015) The endocrinology of ageing: a mini-review. Gerontology 61(4):291–300. https://doi.org/10.1159/000367692

Karapanou O, Papadimitriou A (2010) Determinants of menarche. Reprod Biol Endocrinol 8(115). https://doi.org/10.1186/1477-7827-8-115

Krüger TH, Haake P, Haverkamp J, Krämer M, Exton MS, Saller B, Leygraf N, Hartmann U, Schedlowski M (2003) Effects of acute prolactin manipulation on sexual drive and function in males. J Endocrinol 179(3):357–365

Krüger TH, Haake P, Chereath D, Knapp W, Janssen OE, Exton MS, Schedlowski M, Hartmann U (2003) Specificity of the neuroendocrine response to orgasm during sexual arousal in men. J Endocrinol 177(1):57–64

Krüger TH, Hartmann U, Schedlowski M (2005) Prolactinergic and dopaminergic mechanisms underlying sexual arousal and orgasm in humans. World J Urol 23(2):130–138

Kruger TH, Leeners B, Naegeli E, Schmidlin S, Schedlowski M, Hartmann U, Egli M (2012) Prolactin secretory rhythm in women: immediate and long-term alterations after sexual contact. Hum Reprod 27(4):1139–1143. https://doi.org/10.1093/humrep/des003

MacKenzie G, Maguire J (2014) The role of ovarian hormone-derived neurosteroids on the regulation of GABA-A receptors in affective disorders. Psychopharmacology 231(17):3333–3332

Maguire J (2019) Neuroactive steroids and GABAergic involvement in the neuroendocrine dysfunction associated with major depressive disorder and postpartum depression. Front Cell Neurosci 13:83. https://doi.org/10.3389/fncel.2019.00083

Marazziti D, Canale D (2004) Hormonal changes when falling in love. Psychoneuroendocrinology 29(7):931–936

Motofei IG, Rowland DL (2005) The physiological basis of human sexual arousal: neuroendocrine sexual asymmetry. Int J Androl 28(2):78–87

Nickel M, Moleda D, Loew T, Rother W, Pedrosa Gil F (2007) Cabergoline treatment in men with psychogenic erectile dysfunction: a randomized, double-blind, placebo-controlled study. Int J Impot Res 19(1):104–107

Renoir T, Hasebe K, Gray L (2013) Mind and body: how the health of the body impacts on neuropsychiatry. Front Pharmacol 18. https://doi.org/10.3389/fphar.2013.00158

Scheele D, Wille A, Kendrick KM, Stoffel-Wagner B, Becker B, Güntürkün O, Maier W, Hurlemann R (2013) Oxytocin enhances brain reward system responses in men viewing the face of their female partner. Proc Natl Acad Sci U S A 110(50):20308–20313. https://doi.org/10.1073/pnas.1314190110

Schneider HJ, Pagotto U, Stalla GK (2003) Central effects of the somatotropic system. Eur J Endocrinol 149(5):377–392

Sievers C, Schneider HJ, Stalla GK (2008) Insulin-like growth factor-1 in plasma and brain: regulation in health and disease. Front Biosci 13:85–99

Tal R, Taylor HS, Burney RO, Mooney SB, Giudice LC (2000–2015) In: Feingold KR, Anawalt B, Boyce A, Chrousos G, Dungan K, Grossman A, Hershman JM, Kaltsas G, Koch C, Kopp P, Korbonits M, McLachlan R, Morley JE, New M, Perreault L, Purnell J, Rebar R, Singer F, Trence DL, Vinik A, Wilson DP (Hrsg) Endocrinology of pregnancy. Endotext [Internet]. MDText.com, Inc, South Dartmouth

Tichomirowa MA, Keck ME, Schneider HJ, Paez-Pereda M, Renner U, Holsboer F, Stalla GK (2005) Endocrine disturbances in depression. J Endocrinol Investig 28(1):89–99

Tony M (2015) Neuroendocrine control of the onset of puberty. Plant Front Neuroendocrinol 38:73–88. https://doi.org/10.1016/j.yfrne.2015.04.002

Wirth EK, Meyer F (2017) Neuronal effects of thyroid hormone metabolites. Mol Cell Endocrinol 458:136–142

Web-Adressen

Informationen der Bundeszentrale für Gesundheitliche Aufklärung zur Familienplanung und Schwangerschaft. https://www.familienplanung.de/schwangerschaft/

Literatur zum Thema Hypophyse

Ahmed SF, Farquharson C (2010) The effect of GH and IGF1 on linear growth and skeletal development and their modulation by SOCS proteins. J Endocrinol 206:249–259

Brämswig JH (2007) Kleinwuchs und Grosswuchs. Ann Nestlé [Ger] 65:119–130. https://doi.org/10.1159/000163026

Dimopoulou C, Leistner SM, Ising M, Schneider HJ, Schopohl J, Rutz S, Kosilek R, Frohner R, Stalla GK, Sievers C (2017) Body image perception in acromegaly is not associated with objective acromegalic changes but depends on depressive symptoms. Neuroendocrinology 105(2):115–122. https://doi.org/10.1159/000448519

Heinrich DA, Reinholz C, Bauer M, Tufman A, Frohner R, Schopohl J, Bidlingmaier M, Kosilek RP, Reincke M, Schneider HJ (2018) IGF-1-based screening reveals a low prevalence of acromegaly in patients with obstructive sleep apnea. Endocrine 60(2):317–322. https://doi.org/10.1007/s12020-018-1538-z

de Herder WW (2009) Acromegaly and gigantism in the medical literature. Case descriptions in the era before and the early years after the initial publication of Pierre Marie (1886). Pituitary 12(3):236–244. https://doi.org/10.1007/s11102-008-0138-y. Review

Kosilek RP, Frohner R, Würtz RP, Berr CM, Schopohl J, Reincke M, Schneider HJ (2015) Diagnostic use of facial image analysis software in endocrine and genetic disorders: review, current results and future perspectives. Eur J Endocrinol 173(4):M39–M44. https://doi.org/10.1530/EJE-15-0429

Meazza C, Gertosio C, Giacchero R, Pagani S, Bozzola M (2017) Tall stature: a difficult diagnosis? Ital J Pediatr 43:66. https://doi.org/10.1186/s13052-017-0385-5

Melmed S, Casanueva FF, Hoffman AR, Kleinberg DL, Montori VM, Schlechte JA, Wass JA (2011) Diagnosis and treatment of hyperprolactinemia: an endocrine society clinical practice guideline. Endocr Soc J Clin Endocrinol Metab 96(2):273–288. https://doi.org/10.1210/jc.2010-1692. Review

Molitch ME (2017) Diagnosis and treatment of pituitary adenomas: a review. JAMA 317(5):516–524. https://doi.org/10.1001/jama.2016.19699

Robert Koch-Institut (2013) Beiträge zur Gesundheitsberichterstattung des Bundes. Referenzperzentile für anthropometrische Maßzahlen und Blutdruck aus der Studie zur Gesundheit von Kindern und Jugendlichen in Deutschland (KiGGS). RKI-Hausdruckerei, Berlin, 2. erw. Aufl. ISBN 978-3-89606-218-5

Schneider HJ, Aimaretti G, Kreitschmann-Andermahr I, Stalla GK, Ghigo E (2007) Hypopituitarism. Lancet 369(9571):1461–1470. https://doi.org/10.1016/S0140-6736(07)60673-4

Schneider HJ, Kreitschmann-Andermahr I, Ghigo E, Stalla GK, Agha A (2007) Hypothalamopituitary dysfunction following traumatic brain injury and aneurysmal subarachnoid hemorrhage: a systematic review. JAMA 298(12):1429–1438

Schneider HJ, Sievers C, Saller B, Wittchen HU, Stalla GK (2008) High prevalence of biochemical acromegaly in primary care patients with elevated IGF-1 levels. Clin Endocrinol 69(3):432–435. https://doi.org/10.1111/j.1365-2265.2008.03221.x

Schneider HJ, Kosilek RP, Günther M, Roemmler J, Stalla GK, Sievers C, Reincke M, Schopohl J, Würtz RP (2011) A novel approach to the detection of acromegaly: accuracy of diagnosis by automatic face classification. J Clin Endocrinol Metab 96(7):2074–2080. https://doi.org/10.1210/jc.2011-0237

Schneider HJ, Buchfelder M, Wallaschofski H, Luger A, Johannsson G, Kann PH, Mattsson A (2015) Proposal of a clinical response score and predictors of clinical response to 2 years of GH replacement therapy in adult GH deficiency. Eur J Endocrinol 173(6):843–851. https://doi.org/10.1530/EJE-15-0305

Vila G (2014) Ein Hormon stellt sich vor: oxytocin. J Klin Endokrinol Stoffwechsel 7(2):67–68

Web-Adressen

Informationen der Deutschen Gesellschaft für Endokrinologie über Hypophysenerkrankungen. https://www.endokrinologie.net/krankheiten-hypophyse.php

Netdoktor über Kleinwuchs. https://www.netdoktor.de/krankheiten/kleinwuechsigkeit/. Zugegriffen am 27.11.2019

Selbsthilfegruppe Netzwerk Hypophysen- und Nebennierenerkrankungen. https://www.glandula-online.de

Literatur zum Thema Nebennieren

Boehm S, Kubista H (2002) Fine tuning of sympathetic transmitter release via ionotropic and metabotropic presynaptic receptors. Pharmacol Rev 54(1):43–99

Lang K, Reincke M (2018) Conn-Syndrom – mehr als nur Aldosteronexzess? Dtsch Med Wochenschr 143(03):143–146. https://doi.org/10.1055/s-0043-120483

Lenders JW, Duh QY, Eisenhofer G, Gimenez-Roqueplo AP, Grebe SK, Murad MH, Naruse M, Pacak K, Young WF Jr (2014) Pheochromocytoma and paraganglioma: an endocrine society clinical practice guideline. Endocr Soc J Clin Endocrinol Metab 99(6):1915–1942. https://doi.org/10.1210/jc.2014-1498

Løvås K, Husebye ES (2005) Addison's disease. Lancet 365(9476):2058–2061

Prague JK, May S, Whitelaw BC (2013) Cushing's syndrome. BMJ 346:f945. https://doi.org/10.1136/bmj.f945

Schneider HJ, Dimopoulou C, Stalla GK, Reincke M, Schopohl J (2013) Discriminatory value of signs and symptoms in Cushing's syndrome revisited: what has changed in 30 years? Clin Endocrinol 78(1):153–154. https://doi.org/10.1111/j.1365-2265.2012.04488

Schröder T, Hubold C, Muck P, Lehnert H, Haas CS (2015) A hypertensive emergency with acute visual impairment due to excessive liquorice consumption. Neth J Med 73(2):82–85

Schuchart S (2018) Thomas Addison hatte den Forscherblick. Dtsch Ärzteblatt 115(8):76

Vaidya A, Mulatero P, Baudrand R, Adler GK (2018) The expanding spectrum of primary aldosteronism: implications for diagnosis, pathogenesis, and treatment. Endocr Rev 39(6):1057–1088. https://doi.org/10.1210/er.2018-00139. Review

Web-Adressen

FDA Warnung vor Lakritz. https://www.fda.gov/consumers/consumer-updates/black-licorice-trick-or-treat. Zugegriffen am 27.11.2019

Informationen der Deutschen Gesellschaft für Endokrinologie über Nebennierenerkrankungen. https://www.endokrinologie.net/krankheiten-nebenniere.php

Informationen und animierte Filme für Betroffene und Angehörige mit Nebenniereninsuffizienz. https://adrenals.eu/de/

Schindler U: Psychologie des Harndrangs: Warum macht man sich vor Angst in die Hose? https://www.spektrum.de/frage/warum-macht-man-sich-vor-angst-in-die-hose/1619646#. Zugegriffen am 27.11.2019

Selbsthilfegruppe Netzwerk Hypophysen- und Nebennierenerkrankungen. https://www.glandula-online.de

Literatur zum Thema Schilddrüse

Caturegli P, De Remigis A, Rose NR (2014) Hashimoto thyroiditis: clinical and diagnostic criteria. Autoimmun Rev 13(4–5):391–397. https://doi.org/10.1016/j.autrev.2014.01.007

Gaitonde DY, Rowley KD, Sweeney LB (2012) Hypothyroidism: an update. Am Fam Physician 86(3):244–251. Review

Gilbert J (2017) Thyrotoxicosis – investigation and management. Clin Med (Lond) 17(3):274–277. https://doi.org/10.7861/clinmedicine.17-3-274

Hennessey JV, Espaillat R (2018) Current evidence for the treatment of hypothyroidism with levothyroxine/levotriiodothyronine combination therapy versus levothyroxine monotherapy. Int J Clin Pract 72(2). https://doi.org/10.1111/ijcp.13062

Hu S, Rayman MP (2017) Multiple nutritional factors and the risk of Hashimoto's thyroiditis. Thyroid 27(5):597–610. https://doi.org/10.1089/thy.2016.0635

Smith TJ, Hegedüs L (2016) Graves' disease. N Engl J Med 375(16):1552–1565

Vlotides G, Hönes S, Führer D, Moeller LC. 2018 Liverwurst Thyrotoxicosis. Posterpräsentation auf der Tagung der Deutschen Gesellschaft für Endokrinologie Bonn, S P03–09

Wiersinga WM (2017) Therapy of endocrine disease: T4 + T3 combination therapy: is there a true effect? Eur J Endocrinol 177(6):R287–R296. https://doi.org/10.1530/EJE-17-0645

Web-Adressen

Informationen der Deutschen Gesellschaft für Endokrinologie. www.endokrinologie.net/krankheiten.php

Selbsthilfegruppe Die Schmetterlinge e.V. – Schilddrüsenbundesverband. www.sd-bv.de

Selbsthilfegruppe Schilddrüsen-Liga Deutschland e.V. www.schilddruesenliga.de

Literatur zum Thema Geschlechtshormone

Brand JS, Rovers MM, Yeap BB, Schneider HJ, Tuomainen TP, Haring R, Corona G, Onat A, Maggio M, Bouchard C, Tong PC, Chen RY, Akishita M, Gietema JA, Gannagé-Yared MH, Undén AL, Hautanen A, Goncharov NP, Kumanov P, Chubb SA, Almeida OP, Wittchen HU, Klotsche J, Wallaschofski H, Völzke H, Kauhanen J, Salonen JT, Ferrucci L, van der Schouw YT (2014) Testosterone, sex hormone-binding globulin and the metabolic syndrome in men: an individual participant data meta-analysis of observational studies. PLoS One 9(7):e100409. https://doi.org/10.1371/journal.pone.0100409

Brown TR (1995) Human androgen insensitivity syndrome. J Androl 16(4):299–303

Hofmeister S, Bodden S (2016) Premenstrual syndrome and premenstrual dysphoric disorder. Am Fam Physician 94(3):236–240

Hughes IA, Davies JD, Bunch TI, Pasterski V, Mastroyannopoulou K, MacDougall J (2012) Androgen insensitivity syndrome. Lancet 380(9851):1419–1428. https://doi.org/10.1016/S0140-6736(12)60071-3

Jacobeit J (2008) Gynäkomastie: Diagnostik und Therapie. Dtsch Med Wochenschr. https://doi.org/10.1055/s-0028-1105855

Johnson RE, Murad MH (2009) Gynecomastia: pathophysiology, evaluation, and management. Mayo Clin Proc 84(11):1010–1015. https://doi.org/10.1016/S0025-6196(11)60671-X

Lazala C, Saenger P (2002) Pubertal gynecomastia. J Pediatr Endocrinol Metab 15(5):553–560

Nieder TO, Briken P, Richter-Appelt H (2013) Transgender, Transsexualität und Geschlechtsdysphorie: Aktuelle Entwicklungen in Diagnostik und Therapie. PSYCH up2date 7. https://doi.org/10.1055/s-0033-1349534

Rauchfleisch M (2008) Transsexualität/Transidentität. Was ist weiblich, was männlich? Dtsch Ärztebl (4):174–176

Rotterdam ESHRE/ASRM-Sponsored PCOS consensus workshop group (2004) Revised 2003 consensus on diagnostic criteria and long-term health risks related to polycystic ovary syndrome (PCOS). Hum Reprod 19(1):41–47

Schneider HJ, Pickel J, Stalla GK (2006) Typical female 2nd-4th finger length (2D:4D) ratios in male-to-female transsexuals-possible implications for prenatal androgen exposure. Psychoneuroendocrinology 31(2):265–269

Schneider HJ, Sievers C, Klotsche J, Böhler S, Pittrow D, Lehnert H, Wittchen HU, Stalla GK (2009) Prevalence of low male testosterone levels in primary care in Germany: cross-sectional results from the DETECT study. Clin Endocrinol 70(3):446–454. https://doi.org/10.1111/j.1365-2265.2008.03370.x

Web-Adressen

Apothekenumschau: Verhütung: Die Pille. Die Antibabypille schützt gut vor einer ungewollten Schwangerschaft und ist einfach anzuwenden. Wir informieren über die Wirkung, Vorteile und Nachteile der Pille aktualisiert am 12.02.2019. https://www.apotheken-umschau.de/Verhuetung/

Verhuetung-Die-Pille-52260.html. Zugegriffen am 27.11.2019

PCOS-Selbsthilfe Deutschland. https://pcos-selbsthilfe.org/

Selbsthilfeorganisation Trans.-ident. https://www.trans-ident.de

Literatur zum Thema Hormone und die Haut

Gollnick HP, Zouboulis CC (2014) Akne ist nicht gleich Acne vulgaris. Dtsch Arztebl Int 111:301–312. https://doi.org/10.3238/arztebl.2014.0301

Hashmonai M, Cameron AEP, Connery CP, Perin N, Licht PB (2017) The etiology of primary hyperhidrosis: a systematic review. Clin Auton Res 27(6):379–383. https://doi.org/10.1007/s10286-017-0456-0

Nawrocki S, Cha J (2019) The etiology, diagnosis, and management of hyperhidrosis: a comprehensive review: etiology and clinical work-up. J Am Acad Dermatol 81(3):657–666. https://doi.org/10.1016/j.jaad.2018.12.071

Schlereth T, Dieterich M, Birklein F (2009) Hyperhidrose – Ursachen und Therapie von übermäßigem Schwitzen. Dtsch Arztebl Int 106(3):32–37. https://doi.org/10.3238/arztebl.2009.0032

Vinay K, Sawatkar GU, Dogra S (2018) Hair manifestations of endocrine diseases: a brief review. Indian J Dermatol Venereol Leprol 84(5):528–538. https://doi.org/10.4103/ijdvl.IJDVL_671_17

Wolff H, Fischer TW, Blume-Peytavi U (2016) Diagnostik und Therapie von Haar- und Kopfhauterkrankungen. Dtsch Arztebl Int 113:377–386. https://doi.org/10.3238/arztebl.2016.0377

Zaenglein AL, Pathy AL, Schlosser BJ, Alikhan A, Baldwin HE, Berson DS, Bowe WP, Graber EM, Harper JC, Kang S, Keri JE, Leyden JJ, Reynolds RV, Silverberg NB, Stein Gold LF, Tollefson MM, Weiss JS, Dolan NC, Sagan AA, Stern M, Boyer KM, Bhushan R (2016) Guidelines of care for the management of acne vulgaris. J Am Acad Dermatol 74(5):945–73.e33. https://doi.org/10.1016/j.jaad.2015.12.037

Web-Adressen

Andrea Blank-Koppenleitner, aktualisiert am 08.11.2016 in der Apothekenumschau, aktualisiert am 08.11.2016: Übermäßiges Schwitzen (Hyperhidrose). https://www.apotheken-umschau.de/schwitzen. Zugegriffen am 27.11.2019

Div Autoren in der Apothekenumschau, aktualisiert am 17.04.2018 : Haarausfall: Was Männer und Frauen wissen sollten. https://www.apotheken-umschau.de/Haarausfall. Zugegriffen am 27.11.2019

Sophie Matzig in Netdoktor, aktualisiert am 2016: Akne. https://www.netdoktor.de/krankheiten/akne/. Zugegriffen am 27.11.2019

Literatur zum Thema Melatonin und Schlaf

Bubenik GA, Konturek SJ (2011) Melatonin and aging: prospects for human treatment. J Physiol Pharmacol 62(1):13–19

Claustrat B, Leston J (2015) Melatonin: physiological effects in humans. Neurochirurgie 61(2–3):77–84. https://doi.org/10.1016/j.neuchi.2015.03.002

Deng HB, Tam T, Zee BC, Chung RY, Su X, Jin L, Chan TC, Chang LY, Yeoh EK, Lao XQ (2017) Short sleep duration increases metabolic impact in healthy adults: a population-based cohort study. Sleep 40(10). https://doi.org/10.1093/sleep/zsx130

Hirshkowitz M, Whiton K, Albert SM, Alessi C, Bruni O, DonCarlos L, Hazen N, Herman J, Adams Hillard PJ, Katz ES, Kheirandish-Gozal L, Neubauer DN, O'Donnell AE, Ohayon M, Peever J, Rawding R, Sachdeva RC, Setters B, Vitiello MV, Ware JC (2015) National sleep foundation's updated sleep duration recommendations: final report. Sleep Health 1(4):233–243. https://doi.org/10.1016/j.sleh.2015.10.004

Walch OJ, Cochran A, Forger DB (2016) A global quantification of „normal" sleep schedules using smartphone data. Sci Adv 2(5):e1501705. https://doi.org/10.1126/sciadv.1501705

Wild CJ, Nichols ES, Battista ME, Stojanoski B, Owen AM (2018) Dissociable effects of self-reported daily sleep duration on high-level cognitive abilities. Sleep. https://doi.org/10.1093/sleep/zsy182

Yin J, Jin X, Shan Z, Li S, Huang H, Li P, Peng X, Peng Z, Yu K, Bao W, Yang W, Chen X, Liu L (2017) Relationship of sleep duration with all-cause mortality and cardiovascular events: a systematic review and dose-response meta-analysis of prospective cohort studies. J Am Heart Assoc 6(9). pii: e005947). https://doi.org/10.1161/JAHA.117.005947

Web-Adressen

Netdoktor über Melatonin. https://www.netdoktor.de/medikamente/melatonin/. Zugegriffen am 27.11.19

Literatur zum Thema Knochen/ Nebenschilddrüsen

Karin Amrein, Harald Dobnig. Primärer Hyperparathyreoidismus – Drei spannende Fallberichte und Neuigkeiten zu Diagnose und Therapie J Klin Endokrinol Stoffw. 2019 12:50–54. https://doi.org/10.1007/s41969-019-0063-x

Bischoff-Ferrari HA, Dawson-Hughes B, Orav EJ, Staehelin HB, Meyer OW, Theiler R, Dick W, Willett WC, Egli A (2016) Monthly high-dose vitamin D treatment for the prevention of functional decline: a randomized clinical trial. JAMA Intern

Med 176(2):175–183. https://doi.org/10.1001/jamainternmed.2015.7148

Dachverband Osteologie. Prophylaxe, Diagnostik und Therapie der Osteoporose bei postmenopausalen Frauen und bei Männern. Leitlinie des Dachverbands der Deutschsprachigen

Grimm B (1850) Kinder und Hausmärchen. Erster Band. Verlag der Dieterichschen Buchhandlung, Göttingen

Huang HK, Lin SM, Loh CH, Wang JH, Liang CC (2019) Association between cataract and risks of osteoporosis and fracture: a nationwide cohort study. J Am Geriatr Soc 67(2):254–260. https://doi.org/10.1111/jgs.15626. Epub 2018 Oct 3

Kisters K (2016) Vitamin-D-Mangel – Weit verbreitet, gut zu behandeln. Der Allgemeinarzt 38(8):42–47

Manson JE, Cook NR, Lee IM, Christen W, Bassuk SS, Mora S, Gibson H, Gordon D, Copeland T, D'Agostino D, Friedenberg G, Ridge C, Bubes V, Giovannucci EL, Willett WC, Buring JE, VITAL Research Group (2019) Vitamin D supplements and prevention of cancer and cardiovascular disease. N Engl J Med 380(1):33–44. https://doi.org/10.1056/NEJMoa1809944

Martineau AR, Jolliffe DA, Hooper RL, Greenberg L, Aloia JF, Bergman P, Dubnov-Raz G, Esposito S, Ganmaa D, Ginde AA, Goodall EC, Grant CC, Griffiths CJ, Janssens W, Laaksi I, Manaseki-Holland S, Mauger D, Murdoch DR, Neale R, Rees JR, Simpson S, Stelmach I, Kumar GT, Urashima M, Camargo CA (2017) Vitamin D supplementation to prevent acute respiratory tract infections: systematic review and meta-analysis of individual participant data. BMJ 356:i6583. (Published 15 Feb 2017)

Walker MD, Silverberg SJ (2018) Primary hyperparathyroidism. Nat Rev Endocrinol 14(2):115–125. https://doi.org/10.1038/nrendo.2017.104

Wissenschaftlichen Osteologischen Gesellschaften e.V. – Langfassung- AWMF-Register-Nr.: 183/001 2017

Yoo TK, Kim SH, Kwak J, Kim HK, Rim TH (2018) Association between osteoporosis and age-related macular degeneration: the Korea national health and nutrition examination survey. Invest Ophthalmol Vis Sci 59(4):AMD132–AMD142. https://doi.org/10.1167/iovs.18-24059

Literatur zum Thema Zucker und Körpergewicht

Bosch X, Monclús E, Escoda O, Guerra-García M, Moreno P, Guasch N et al (2017) Unintentional weight loss: clinical characteristics and outcomes in a prospective cohort of 2677 patients. PLoS One 12(4):e0175125. https://doi.org/10.1371/journal.pone.0175125

Brabant G, Christof S, von zur Mühlen A (1998) Hypoglykämien beim Erwachsenen – Nicht Diabetes-assoziierte Formen. Deutsches Ärzteblatt 95(17):A-1022. (42)

Bundesärztekammer (BÄK), Kassenärztliche Bundesvereinigung (KBV), Arbeitsgemeinschaft der Wissenschaftlichen Medizi-nischen Fachgesellschaften (AWMF). PatientenLeitlinie zur Nationalen VersorgungsLeitlinie „Therapie des Typ-2-Diabetes", 1. Aufl. Version 1. 2015 [cited: tt.mm.jjjj]. www.dm-therapie.versorgungsleitlinien.de. https://doi.org/10.6101/AZQ/000238

Coll AP, Farooqi IS, O'Rahilly S (2007) The hormonal control of food intake. Cell 129(2):251–262

Craft S, Baker LD, Montine TJ et al (2012) Intranasal insulin therapy for Alzheimer disease and amnestic mild cognitive impairment. Arch Neurol 69(1):29–38. https://doi.org/10.1001/archneurol.2011.233

Gaddey HL, Holder K (2014) Unintentional weight loss in older adults. Am Fam Physician 89(9):718–722

Hall KD, Ayuketah A, Brychta R et al (2019) Ultra-processed diets cause excess calorie intake and weight gain: an inpatient randomized controlled trial of ad libitum food intake. Cell Metab 30:67–77. https://doi.org/10.1016/j.cmet.2019.05.008

Lean ME, Malkova D (2016) Altered gut and adipose tissue hormones in overweight and obese individuals: cause or consequence? Int J Obes 40(4):622–632. https://doi.org/10.1038/ijo.2015.220

Ostendorf DM, Caldwell AE, Creasy SA, Pan Z, Lyden K, Bergouignan A, Maclean PS, Wyatt HR, Hill JO, Melanson EL, Catenacci VA (2019) Physical activity energy expenditure and total daily energy expenditure in successful weight loss maintainers. Obesity (Silver Spring) 27(3):496–504. https://doi.org/10.1002/oby.22373

Schneider HJ, Friedrich N, Klotsche J, Pieper L, Nauck M, John U, Dörr M, Felix S, Lehnert H, Pittrow D, Silber S, Völzke H, Stalla GK, Wallaschofski H, Wittchen HU (2010) The predictive value of different measures of obesity for incident cardiovascular events and mortality. J Clin Endocrinol Metab 95(4):1777–1785. https://doi.org/10.1210/jc.2009-1584

Schneider HJ, Klotsche J, Friedrich N, Schipf S, Völzke H, Silber S, März W, Nauck M, Pittrow D, Wehling M, Sievers C, Lehnert H, Stalla GK, Wittchen HU, Wallaschofski H (2012) Risk factors associated with the metabolic syndrome in abdominal obesity. Clin Obes 2(5–6):142–149. https://doi.org/10.1111/cob.12002

Seifarth C, Schehler B, Schneider HJ (2013) Effectiveness of metformin on weight loss in non-diabetic individuals with obesity. Exp Clin Endocrinol Diabetes 121(1):27–31. https://doi.org/10.1055/s-0032-1327734

Suzuki K, Jayasena CN, Bloom SR (2012) Obesity and appetite control. Exp Diabetes Res 2012:824305. https://doi.org/10.1155/2012/824305

Tiedemann LJ, Schmid SM, Hettel J, Giesen K, Francke P, Büchel C, Brassen S (2017) Central insulin modulates food valuation via mesolimbic pathways. Nat Commun 8:16052. https://doi.org/10.1038/ncomms16052

Tonnies T, Röckl S, Hoyer A, Heidemann C, Baumert J, Du Y, Scheidt-Nave C, Brinks R (2019) Projected number of people with diagnosed type 2 diabetes in Germany in 2040. Diabet Med 36:1217–1225

Wharton S, Raiber L, Serodio KJ, Lee J, Christensen RAG (2018) Medications that cause weight gain and alternatives in Canada: a narrative review. Diab Metab Syndr Obes Targets Ther 11:427–438

Web-Adressen

Adipositas-Selbsthilfe Verband Adipositashilfe Deutschland e.V. www.adipositashilfe-deutschland.de

Diabetiker Selbsthilfe-Organisation Deutscher Diabetiker Bund e.V. (DDB). www.diabetikerbund.de

Helmholtz Zentrum München. Diabetesinformationsdienst München. www.diabetesinformationsdienst-muenchen.de/index.html

Informationen der Bundeszentrale für gesundheitliche Aufklärung über Essstörungen. www.bzga-essstoerungen.de

Institut für Qualität und Wirtschaftlichkeit im Gesundheitswesen (IQWiG). Diabetes Typ 2. www.gesundheitsinformation.de/diabetes-typ-2.2486.de.html

Kassenärztliche Bundesvereinigung und Bundesärztekammer. Kurzinformationen für Patienten: Schulung bei Diabetes, Berlin 2013. www.patienten-information.de/mdb/downloads/kip/aezq-kip-schulung-diabetes.pdf

Kassenärztliche Bundesvereinigung und Bundesärztekammer. Kurzinformationen für Patienten: Typ-2-Diabetes: Was kann ich selbst für mich tun? Berlin 2012. www.patienten-information.de/mdb/downloads/kip/aezq-version-kip-diabetes-ernaehrung-bewegung.pdf

Test für Typ-II-Diabetesrisiko. www.diabetesstiftung.de/findrisk

Stichwortverzeichnis

A

Achondroplasie 284
ACTH (Adrenocorticotropes Hormon) 21, 86, 178, 207, 253
Addison, Thomas 222
Addison-Krise 224
Adenom 207
ADH (Antidiuretisches Hormon) 80, 178, 291
Adipositas 272
Adrenalin 43, 112, 218, 258
Adrenarche 73
Androgenitales Syndrom 145, 287
Akne 261
Akromegalie 254, 264, 268
Aldosteron 48, 212, 226, 253
Alopezie 261
Alter 57, 110
Alzheimer-Krankheit 111
Anämie 269
Androgen 50, 261
Androgen-Insensitivitäts-Syndrom 53
Andropause 120
Aneurysma 178
Angiotensin 213
Anorexie 278
Antibabypille 92, 145, 273
Antidepressivum 237, 274
Antidiuretisches Hormon (ADH) 22, 178
Aromatase 249
Arterie 252
Arteriosklerose 159
Auge 136
Autoimmunerkrankung 126, 160, 261
Autoimmunsyndrom, polyglanduläres 160
Autophagie 105

B

Babyblues 87
Ballaststoff 102
Bauchspeicheldrüse 36, 160, 162, 167
Befruchtung 62, 92
Betazelle 160
Bewegung 106, 172
Blutarmut 269
Blutdruck 212, 219, 222, 252, 274
– niedriger 254. *Siehe auch* Hypotonie
Blutgefäß 253
Blutgerinnung 205
Bluthochdruck 96, 116, 162, 201, 212, 252

Blutzucker 38, 158
Blutzuckerspiegel 162
Body-Maß-Index (BMI) 96
Broteinheit (BE) 161
Brust 188
Brustdrüsen 75
Büffelnacken 205
Bulimie 278

C

Calcidiol 29
Calcitriol 29
Calcium 131, 140, 172
CCK (Cholezystokinin) 99
Cholesterin 45, 162
Cholesterin-Cholesterin 179
Chromosom 286
Conn, Jerome W. 212
Conn-Syndrom 212, 253
Copeptin 291
Corticotropin-Releasing Hormon (CHR) 86
Cortisol 47, 64, 79, 86, 112, 152, 178, 201, 204, 224, 225, 253, 269, 272, 273, 285
CRH (Corticotropin Releasing Hormon) 86, 253
Cushing-Syndrom 204, 253, 273, 285

D

Damenbart 261
Demenz 278
Depression 87, 89, 244, 278
DHEA (Dehydroepiandrostendion) 73, 111
DHEAS (Dihydroepiandrosteronsulfat) 87
Diabetes 96, 111, 158, 201, 272, 274
– insipidus 290
– Diabetes mellitus 261, 274, 290
– Diabetes mellitus Typ I 160
– Diabetes mellitus Typ II 160, 162
Diät 96
Dialyse 159
Dihydroepiandrostendion (DHEA) 73
Dihydroepiandrosteronsulfat (DHEAS) 87
Dopamin 44, 188, 218, 258
Dopaminagonist 189
Down-Syndrom (Trisomie 21) 284
Drüse
– endokrine 36
– exokrine 36
Durchblutung 158
Durst 178, 290

E

Effluvium 260
Eierstöcke 50, 149
Eisprung 52, 241
Eiweiß 101
siehe auch Protein
Eizelle 52
Ektoderm 68
Embryo 68
Endometriose 94, 237, 242
Enthemmungsprolaktinämie 189
Entoderm 68
Enzyme 36
Epileptika 274
Erektionsstörung 120
Ernährung 102, 172
Essstörung 278

F

Fett 101
Fettleibigkeit 272
Fettstoffwechselstörung 116, 201
Fötus 68
Folsäure 66, 172
FSH 179
Funktionsstörung, sexuelle 244

G

GABA (Gamma-Aminobuttersäure) 87
Gamma-Aminobuttersäure (GABA) 87
Geburtshilfe 94
Gefäß 159
Gefäßwände 205
Gehirn 159, 245
Gelbkörper 52
Gelbkörperhormon 264
Geschlecht 192
– diverses 192, 193
Geschlechtsangleichung 194
Geschlechtshormon 88, 92, 114, 180, 195, 269
Geschlechtshormonmangel 148
Geschlechtsidentität 192
Geschlechtsverkehr 244
Gesichtsfeldstörung 185
Gestagen 92, 241
Gewicht 278
Ghrelin 97, 100, 270, 272
Gigantismus 286
Glasknochenkrankheit (Osteogenesis imperfecta) 284
Glatze 261
GLP1 (Glucagon-like Peptid 1) 99
Glukagon 38, 166
Glukokortikoide 47
Glukosamine 25

Glykogen 160
GnRH (Gonadotropin Releasing Hormon) 50
Gonaden 69
Gonadotropin 153
Gonadotropin Releasing Hormon (GnRH) 50
Großwuchs 285
Gynäkologie 94
Gynäkomastie 248

H

Haarausfall 180, 260
– androgenetischer 261
– kreisrunder 261
Haare 260
Hämoglobin 158
Hashimoto-Thyreoiditis 126, 128, 262
Haut 205, 222, 230
HCG (Humanes Choriongonadotropin) 62
Herz 159, 201
Herzrasen 219
Hippocampus 206
Hirnanhangsdrüse 86, 184, 198
Hirsutismus 261
Hitzewallung 114
Hoden 50, 75, 152
Hormondrüsen 68
Hormonentzugssyndrom 148
Hormonersatztherapie 116
Hormonforschung 11
Siehe Hormonersatztherapie 115
Hunger 97
Hydrocortison 225
Hyperaldosteronismus 213
Hyperhidrose 264
Hyperparathyreoidismus 31, 141
Hyperprolaktinämie 189
Hyperthyreose 134
Hypertonie 252
Hypoglykämie 162, 166
Hypoparathyreoidismus 140
Hypophyse 20, 86, 149, 178, 184, 204, 207, 224, 285, 286
Hypophysenadenom 185
Hypophysenerkrankung 241
Hypophysenhinterlappen 20
Hypophyseninsuffizienz 178, 184, 279
Hypophysenvorderlappen 20
Hypothalamus 20, 149, 188, 224
Hypothyreose 128

I

IGF1 89, 110, 201, 284
Inhibin 52
Insensitivität 53
Insulin 38, 99, 112, 160, 166, 272
Insulinom 167

Insulinresistenz 99, 144, 162, 253
Intersexualität 53, 192, 193
Intervallfasten 105
Inzidentalom 184

J

Jod 25, 66, 130
Jojo-Effekt 103, 272

K

Kalium 212, 253
Kallmann-Syndrom 153
Karzinoidsyndrom 265
Katecholamine 44, 81, 218, 253, 258
Ketonkörper 160
Kilokalorie 96, 101
Kinderwunsch 188
Kisspeptin 50
Kleinwuchs 283
Klimakterium 114
– virile 120
Klinefelter-Syndrom 153, 286
Knochen 30
Knochendichte 148, 171, 241
Knochenschwund 170
Knoten 184
– heißer 134
– kalter 134
Körperfett 100
Körpergewicht 73, 93
Körpergröße 282
Körperwachstum 199
Kohlenhydrat 101, 160, 166
Kohlenhydrateinheit (KE) 161
Koma, ketoazidotisches 160
Kortison 173, 204, 225, 273
Krebs 279
Kropf 131
Kyphose 171

L

Lakritz 214
Laktase 36
Leber 249
Lederhaut 230
Leptin 100, 270, 272
LH 50, 179
Libido 78, 244
Liebe 78, 79, 244
Lipogenese 38
Loop 162

M

Magersucht 278
Mangelernährung 284
Marfan-Syndrom 286
Melatonin 56
Menarche 73
Menopause 114, 171, 240
Mesoderm 68
Metanephrin 219, 220
Metformin 145, 163
Mikroangiopathie 159
Milchdrüsenhormon 188
Minipubertät 72
Monatsblutung 240
Morbus
– Addison 222
– Basedow 134, 135
– Cushing 204
– Parkinson 278
– Recklinghausen 220
Müdigkeit 180, 268
Multiple Endokrine Neoplasie 141, 220
Myxödem 25

N

Nebenniere 42, 68, 111, 207, 226
Nebennierenerkrankung 66
Nebenniereninsuffizienz 222, 279
Nebennierenmark 42, 218, 253, 258
Nebennierenrinde 21, 42, 45, 207
Nebenschilddrüse 140
Nervensystem 45
Neurosteroid 87
Neurotransmitter 18, 42, 87, 218
Nikotin 273
Noradrenalin 44, 218, 258

O

Oberhaut 230
Östradiol 52, 248
Östrogen 78, 92, 114, 116, 144, 194, 236, 241,
    245, 286
Orbitopathie
– endokrine 136
Orgasmus 80, 81, 244
Osteoblast 30, 170
Osteocalcin 170
Osteoklast 170
Osteoporose 32, 148, 170
Ovarien 50. *Siehe auch* Eierstöcke
Oxytocin 64, 80, 81

P

Pankreas 36
Parasympathikus 45
Parathormon (PTH) 29, 140
PCO (Polyzystische Ovarien) 144, 232, 241
Perimenopause 114
Periode 236, 240
Perzentil 283
Phäochromozytom 218, 254, 258, 265
Phosphat 140
Pickel 230
Pille 237, 273
Plazenta 62
Plethora 205
(PMS) 94, 236
      siehe auch Prämenstruelles Syndrom
Polydipsie 290
Polyneuropathie 159, 167
Polyzystische Ovarien 144
      siehe auch PCO
Postmenopause 114
PP (pankreatisches Peptid) 99
Prämenopause 114
Progesteron 52, 114, 236, 264
Prolaktin 64, 81, 82, 152, 179, 188, 241, 246, 248
Prolaktinmangel 181
Prolaktinom 65, 185, 188
Prostata 245
Protein 36, 101
Pseudo-Cushing 210
Pseudo-Gynäkomastie 249
Psyche 75, 86, 171
Psychopharmaka 274, 278
Pubarche 73
Pubertät 69, 72, 230, 240
Pubertäts-Gynäkomastie 248
PYY 99

R

Rachitis 32
Rauchen 116
Raumforderung 178, 184
Refraktärphase 82
Renin 48, 212, 253
Riesenwuchs 199
Rotterdam-Kriterien 144

S

Sättigung 97
Sarkoidose 278
Schädelhirntrauma 178
Scheidentrockenheit 244
Schilddrüse 24, 68, 126, 180, 273, 285
Schilddrüsenhormon 24, 89, 112
Schilddrüsenknoten 131
Schilddrüsenüberfunktion 65, 258, 261, 264, 279.
      Siehe auch Hyperthyreose
Schilddrüsenunterfunktion 126, 261, 268, 273, 285.
      Siehe auch Hypothyreose
Schlaf 56, 268, 272
Schlafapnoe 253
Schlafapnoe-Syndrom 268
Schlafdauer 269
Schlafmangel 268
Schwangerschaft 62, 188, 244
Schwangerschaftsdiabetes 64, 66
Schwangerschaftstest 62
Schwangerschaftsübelkeit 63
Schweiß 264
Schweißdrüse 264
Sehstörung 201
Selen 130
Sella turcica 184
Sex 81, 244
Sexualität 244
Skelett 170
Skelettdysplasie 284
Spermarche 73
Sport 174
Stammfettsucht 205
Steinzeit 104
Steroid 87
Steroidhormon 45
Stoffwechselstörung 201
Stress 240, 261, 268, 272, 278
Stresshormon 86
Striae rubrae 205
Subarachnoidalblutung 178
Sympathikus 45, 264
Syndrom, adrenogenitales 145, 193
Syndrom, metabolisches 162
systolisch 252

T

Talg 231
Tanner-Stadien 75
Testosteron 50, 78, 79, 120, 144, 152, 194, 245, 248, 286
Testosteronmangel 152
Testosteronspiegel 120
Tetrajodthyronin 24
Thelarche 73
Thrombose 92, 116, 205
Thyreoidea-stimulierendes Hormon (TSH) 21
Thyreoiditis de Quervain 135
Thyroxin 24, 129
TRAK (TSH-Rezeptor-Antikörper) 134, 137
Transfrau 194
Transgender 192, 193
Transmann 194

Transsexualität 192, 195
Transvestit 192, 193
Trijodthyronin 24
TSH (Thyreoidea-stimulierendes Hormon) 135
TSH-Spiegel 130
Tuberkulose 278
Turnersyndrom 193

U

Übergewicht 73, 96, 162, 249, 253, 268, 270, 272
Untergewicht 73, 240, 278
Unterhaut 230
Unterzuckerung 158, 166, 264
Urin 158, 290, 291

V

Vasopressin 80, 81
Vene 252
Verhütung 92, 93
Verschlusskrankheit 159
Vitamin
– B12 128, 172
– D 28, 140, 172
Vollmondgesicht 205
Vorpubertät 75

W

Wachstum 282
Wachstumsfuge 200
Wachstumshormon 21, 64, 69, 89, 110, 179, 201, 268, 284
Wachstumshormonüberschuss 198
Wechseljahrbeschwerden 115
Wechseljahre 110, 114, 148, 170, 240, 264
Wert
– diastolischer 252
– systolischer 252
Whipple-Trias 167
Wochenbettdepression 87

Z

Zellwachstum 38
Zirbeldrüse 56
Zucker 37, 158, 166, 291
Zuckerbelastungstest 291
Zuckererkrankung 159
Zuckerkrankheit 290
Zyklus 52, 148, 236, 240
Zyklusstörung 180